出題基準対応

公認心理師
のための
基礎心理学

子安増生
KOYASU Masuo

Kinpodo

はじめに

　地震・津波や台風・雨などの自然災害は，地域のインフラや土地・家屋などの物的被害だけでなく，被災した人びとの心にも多くの爪痕を残す。戦争・紛争やテロ・犯罪，職場におけるコンフリクトやハラスメント，学校におけるいじめや暴力，家庭におけるDVや虐待などの人災的被害に直面すれば，そのできごとの間だけでなく，その後のトラウマが被害者にとって大きな心の傷となる。けがや病気や障害もまた，さまざまな悩みや苦しみをもたらす。このような心の傷や悩みや苦しみをかかえる人のことを当事者と呼ぶとすれば，当事者本人だけでなくその周囲の人びとも含め，心のケアやサポートが必要となる場面は多い。

　公認心理師法は，2015年9月に国会で成立し，2017年9月に施行されたが，その目的は，心理学の知識と技能を用いて，当事者がどのような心の状態でどのようなケアやサポートを必要としているかを的確に判断し，当事者に相談・助言・指導などの心理的支援を行い，必要に応じて当事者の周囲の人びとにも同様の心理的支援を行い，心の健康についての知識の普及に尽くすことができる専門家としての公認心理師を国家が養成することにある。

　各大学の公認心理師養成プログラムが2018年4月からスタートし，法施行から5年間の経過措置にもとづく現任者などを対象とする第1回の公認心理師国家試験が同年9月9日に行われた。他方，新たに大学に入学して公認心理師を目指す者は，学部等で所定の25科目を修得し，大学院修士課程に進んでさらに所定の10科目を修得するか，あるいは学部卒業後に指定された機関に就職して2年以上（標準的には3年）の実務経験を積むことが求められ，その上で国家試験に合格しなければならない。

　公認心理師は，保健医療，福祉，教育，司法・犯罪，産業・労働の五分野で働くことができる汎用的資格を目標としており，そのためには心理学の幅広い知識が必要となる。国家試験においては，公認心理師出題基準で24の大項目が示されているが，その付属のブループリントの出題割合の表では，基礎心理学と考えられる内容が4割強となっている。

　実践家を目指す者は，基礎心理学の科目は苦手であったり，敬遠したくなったりする傾向があることが夙に指摘されている。しかし，上述のように，公認心理師を目指すには基礎心理学の学びを避けて通ることはできない。この問題に対処するには，基礎心理学の内容を分かりやすく説明するだけでなく，基礎が実践にどのようにつなが

るかを明確に示すテキストが必要であり，それが本書の目指すところである。

「基礎と実践の往還」という言葉があるが，基礎の知識が実践の土台になるだけでなく，実践の知見が基礎の研究を発展させてきたのであり，両者は本来不可分のものである。このことは「科学者－実践家モデル」と呼ばれている。基礎心理学は，科学としての心理学を探求するものであり，日進月歩で発展を遂げてきた。しかし，最先端の知見は，定説になるまでに長い時間がかかる。まずは，既に定説となっている事柄をその根拠と共に理解することが大切である。

筆者は，2016年に京都大学大学院教育学研究科を定年退職後，甲南大学文学部の特任教授として発達心理学，認知心理学，心理学研究法，及び心理学史の講義を担当している。そのうちの最初の3科目は，公認心理師養成科目にも指定されている。このような授業を行うことは，筆者にとって心理学の幅広い分野の知識を改めて整理するよい機会となった。他方，公認心理師法の成立を推進した三団体の一つの（社）日本心理学諸学会連合の理事長や，公認心理師試験の指定試験・登録機関の（財）日本心理研修センターの副理事長などの職務を私が経験してきたことは，公認心理師という仕事について深く理解する恰好の機会となった。この両方の成果を本書の随所に盛り込んだつもりである。

本書のような範囲の広い領域のテーマを筆者一人で書き下ろすことは，まことに不遜なことであるかもしれないが，筆者は京都大学教育学部と同大学院教育研究科において，指導教授であった梅本堯夫（認知心理学）のほか，苧阪良二（知覚心理学），坂野登（生理心理学），田中昌人（障害児心理学），河合隼雄（臨床心理学）の各先生から学んだうえに，文学部の園原太郎（発達心理学），旧教養部の中島誠（言語発達心理学），木下冨雄（社会心理学）といった多くの先生方の謦咳に接することもできた。筆者は，発達心理学者である前に，心理学者としてのアイデンティティを京都大学での8年4か月の学生生活のうちに身につけたと思っている。ここにあらためて，先生方の学恩に心より深く感謝申し上げる次第である。

本書の執筆にあたって，金芳堂取締役の市井輝和氏と編集部の浅井健一郎氏に大変お世話になった。ここに記して厚く御礼を申し上げる。

　2019年4月

子安増生

本書で取り扱う基礎心理学の範囲と注意事項

　本書は「公認心理師のための基礎心理学」をテーマとしているが，本書で取り扱う基礎心理学にどのような範囲が含まれるのかについては，一般的な基礎心理学の範囲の理解ではなく，公認心理師の学びにとって必要な基礎心理学の範囲が問題であり，そのことは学部で学ぶべき公認心理師25科目と公認心理師試験出題基準（一般社団法人日本心理研修センター，平成30,31年版）に示されたブループリントの到達目標（出題基準の大項目）との関係から見ていく必要がある。表1は，その両者の対応関係を表にしたものである。表中の青の背景は，本書で取り扱う到達目標である。

表1　学部科目とブループリントの対照表

学部 25 科目	ブループリント：到達目標	割合
A. 心理学基礎科目		
① 公認心理師の職責	① 公認心理師としての職責の自覚	約9%
	② 問題解決能力と生涯学習	
	③ 多職種連携・地域連携	
② 心理学概論	④ 心理学・臨床心理学の全体像	約3%
③ 臨床心理学概論		
④ 心理学研究法	⑤ 心理学における研究	約2%
⑤ 心理学統計法		
⑥ 心理学実験	⑥ 心理学に関する実験	約2%
B. 心理学発展科目		
（基礎心理学）		
⑦ 知覚・認知心理学	⑦ 知覚及び認知	約2%
⑧ 学習・言語心理学	⑧ 学習及び言語	約2%
⑨ 感情・人格心理学	⑨ 感情及び人格	約2%
⑩ 神経・生理心理学	⑩ 脳・神経の働き	約2%
⑪ 社会・集団・家族心理学	⑪ 社会及び集団に関する心理学	約2%
⑫ 発達心理学	⑫ 発達	約5%
⑬ 障害者(児)心理学	⑬ 障害者（児）の心理学	約3%
⑭ 心理的アセスメント	⑭ 心理状態の観察及び結果の分析	約8%
⑮ 心理学的支援法	⑮ 心理に関する支援（相談，助言，指導その他の援助）	約6%
（実践心理学）		
⑯ 健康・医療心理学	⑯ 健康・医療に関する心理学	約9%
⑰ 福祉心理学	⑰ 福祉に関する心理学	約9%
⑱ 教育・学校心理学	⑱ 教育に関する心理学	約9%
⑲ 司法・犯罪心理学	⑲ 司法・犯罪に関する心理学	約5%
⑳ 産業・組織心理学	⑳ 産業・組織に関する心理学	約5%
（心理学関連科目）		
㉑ 人体の構造と機能及び疾病	㉑ 人体の構造と機能及び疾病	約4%
㉒ 精神疾患とその治療	㉒ 精神疾患とその治療	約5%
㉓ 関係行政論	㉓ 公認心理師に関係する制度	約6%
C. 実習演習科目		
㉔ 心理演習		
㉕ 心理実習（80 時間以上）		
	㉔ その他（心の健康教育に関する事項等）	約2%

学部25科目とブループリントの到達目標はかなり重なっているものの，名称の違いだけでなく，範囲にも多少のずれがある。特に，学部科目の②心理学概論と③臨床心理学概論はブループリントでは「④心理学・臨床心理学の全体像」に，また学部科目の⑤心理学統計法と⑥心理学実験はブループリントでは「⑥心理学における研究」にそれぞれ一括されている。また，学部科目に含まれる生理心理学，家族心理学，学校心理学という名称は，ブループリントには現れない。

本書は，学部25科目ではなくブループリントの到達目標に準拠して各章各節のテーマを設定したが，基礎心理学とみなせる科目の範囲とその出題割合は下記のようになる。

④ 心理学・臨床心理学の全体像	約3%
⑤ 心理学における研究	約2%
⑥ 心理学に関する実験	約2%
⑦ 知覚及び認知	約2%
⑧ 学習及び言語	約2%
⑨ 感情及び人格	約2%
⑩ 脳・神経の働き	約2%
⑪ 社会及び集団に関する心理学	約2%
⑫ 発達	約5%
⑬ 障害者(児)の心理学	約3%
⑱ 教育に関する心理学	約9%
⑲ 司法・犯罪に関する心理学	約5%
⑳ 産業・組織に関する心理学	約5%

以上の到達目標の出題割合を単純に合計すると約44%となる，④には臨床心理学の歴史も含まれるが，ブループリントの4割強が基礎心理学に関連する内容と言えるのであり，公認心理師の学びにおける基礎心理学の重みが理解できよう。

公認心理師試験出題基準では，大項目，中項目，小項目（キーワード）の3つのカテゴリーがある。本書では，大項目を各章のタイトル，中項目を各節のタイトルとし，その中で小項目に関わる説明を行う方針とした。小項目には「キーワードの例」という説明がついており，すべての必要なキーワードが出題基準に網羅されているのではなく，また同じキーワードが複数の中項目の下に重複して置かれている場合も少なくない。本書では，そのような場合に説明の重複は避け，適切な章あるいは節でまとめて説明する方針とした。

本書は全13章から構成される。「第1章　心理学・臨床心理学の全体像」は，心理学の全体像をその発展の歴史からまとめるものであり，以後の章の概観ともなるので，多くのページを割いて丁寧に説明を行った。第2章以下は，前ページのブループリントの到達目標の⑤から⑬までと⑱⑲⑳を順次説明した。

本文中の**ゴシック体**は，小項目（キーワード）だけでなく，心理学の重要な概念や人物名にも付した。人物名の表記は，基本的に姓のみとし，同姓のものがいる場合は姓名両方を記載した。主要な人物の生没年と簡単な事績は，巻末の「人名索引」にまとめた。なお，小項目，概念，人名をゴシック体にするのは，各章で一度だけにしている。

本文の説明のために引用した文献は，章ごとに出現順に番号を付し，その文献の書誌情報は各章の末尾に一括して掲載した。インターネットの情報は，検索日の記載を省略した。

精神疾患に関する用語は，アメリカ精神医学会の『DSM-5 精神疾患の診断・統計マニュアル』（邦訳・医学書院）に基本的に準拠した。DSM-5（p.147）は *Diagnostic and Statistical Manual of Mental Disorders, Fifth Edition* の略であり，本文中は DSM-5 を特に説明なしに使用している。

目　次

はじめに i

本書で取り扱う基礎心理学の範囲と注意事項 iii

第1章　心理学・臨床心理学の全体像　1

1.1　心理学・臨床心理学の成り立ち　1

1.1.1　生物としての人間 1

1.1.2　心に関心を持った生理学者たち 3

1.1.3　生理学から心理学へ 5

1.1.4　精神医学の発展 7

1.1.5　精神力動アプローチ 9

1.1.6　行動主義から新行動主義へ 11

1.1.7　認知行動アプローチ 14

1.1.8　人間性アプローチ 15

1.1.9　ゲシュタルト心理学 17

1.1.10　認知革命の前後 20

1.1.11　認知神経科学 22

1.1.12　ナラティブアプローチ 23

1.1.13　生物心理社会モデルと科学者―実践家モデル　27

1.2　人の心の基本的な仕組みとその働き　29

1.2.1　情報処理と活動制御を行う心と体 29

1.2.2　心理学のスコープ 30

第2章　心理学における研究　33

2.1　心理学における実証的研究法　33

2.1.1　心理学における研究倫理 33

2.1.2　観察法 34

2.1.3　実験法 36

2.1.4　質問紙法 37

2.1.5　心理検査法 38

2.1.6　面接法 39

2.1.7　事例研究と質的研究 40

2.2　統計に関する基礎知識　42

2.2.1　統計学の歴史 42

2.2.2　記述統計の基礎 43

2.2.3　推測統計の基礎 46

2.3　心理学で用いられる統計手法　48

2.3.1　t 検定と分散分析 48

2.3.2　多変量データ分析 50

2.3.3　テスト理論 52

第3章　心理学に関する実験　55

3.1　実験計画の立案　55
3.1.1　科学論文の構成：IMRAD 形式 55
3.1.2　文献研究 57
3.1.3　実験計画法 57
3.1.4　実験参加者 58
3.1.5　刺激・材料 59
3.1.6　装置・用具 59
3.1.7　教　示 60
3.1.8　従属変数 61

3.2　実験データの収集とデータ処理　62
3.2.1　データの収集 62
3.2.2　データの処理 62
3.2.3　データの表現 63

3.3　実験結果の解釈と報告書の作成　64

第4章　知覚及び認知　65

4.1　人の感覚・知覚の機序及びその障害　65
4.1.1　感覚と知覚 65
4.1.2　体性感覚 65
4.1.3　視　覚 66
4.1.4　聴　覚 69
4.1.5　嗅　覚 70
4.1.6　味　覚 71
4.1.7　触　覚 72
4.1.8　痛　覚 72
4.1.9　共感覚と多感覚統合 73
4.1.10　知覚の可塑性 74

4.2　人の認知・思考の機序及びその障害　75
4.2.1　注　意 75
4.2.2　意　識 76
4.2.3　記　憶 77
4.2.4　思　考 80

第5章　学習及び言語　83

5.1　人の行動が変化する過程　83
5.1.1　学習の生物学的基礎 83
5.1.2　さまざまなタイプの学習 84

5.2　言語の習得における機序　87
5.2.1　言語の多面性 87
5.2.2　認知言語学と社会言語学 88
5.2.3　言語獲得過程 88

5.2.4　言語障害 90

第6章　感情及び人格　*91*

6.1　感情に関する理論と感情喚起の機序　*91*
6.1.1　感情とは何か 91
6.1.2　感情の生物学的基礎 93
6.1.3　感情の神経生理学的機序 93
6.1.4　情動の脳内機構 95

6.2　感情が行動に及ぼす影響　*95*

6.3　人格の概念及び形成過程　*97*
6.3.1　人格の概念 97
6.3.2　人格の形成過程 97

6.4　人格の類型，特性　*98*
6.4.1　類型論から特性論へ 98
6.4.2　人間－状況論争 99

第7章　脳・神経の働き　*101*

7.1　脳神経系の構造と機能　*101*
7.1.1　中枢神経の構造と機能 101
7.1.2　末梢神経の構造と機能 103
7.1.3　神経伝達物質 104

7.2　記憶，感情等の生理学的反応の機序　*105*
7.2.1　意識と睡眠 105
7.2.2　記　憶 105
7.2.3　感　情 106
7.2.4　生理的活動の計測 107
7.2.5　脳活動の計測 107

7.3　高次脳機能の障害と必要な支援　*110*
7.3.1　高次脳機能障害の定義 110
7.3.2　高次脳機能障害の諸相 110
7.3.3　高次脳機能障害に対する支援 111

第8章　社会及び集団に関する心理学　*113*

8.1　対人関係並びに集団における人の意識及び行動についての心の過程　*113*
8.1.1　個人過程と集団過程 113
8.1.2　リーダーシップ 114
8.1.3　集団の内と外 115
8.1.4　社会的相互作用 116

8.2　人の態度及び行動　*120*
8.2.1　行動の背後にある態度 120

8.3　家族，集団及び文化が個人に及ぼす影響　*121*

8.3.1　家族の成立 121
8.3.2　家族の病理 122
8.3.3　文化が心に及ぼす影響 123

第9章　発　達　127

9.1　認知機能の発達及び感情・社会性の発達　127
9.1.1　発達の基礎 127
9.1.2　ピアジェとヴィゴツキーの発達理論 128
9.1.3　知能の発達 129
9.1.4　感情・社会性の発達 130

9.2　自己と他者の関係の在り方と心理的発達　133
9.2.1　自己と非自己 133
9.2.2　自己理解と他者理解 133
9.2.3　子どもが育つ社会環境 135

9.3　生涯における発達と各発達段階での特徴　136
9.3.1　生涯発達の遺伝的基盤 136
9.3.2　生涯発達の環境的基盤 136
9.3.3　ライフサイクル論 137

9.4　非定型発達　139
9.4.1　神経発達症群／神経発達障害群 139

9.5　高齢者の心理社会的課題と必要な支援　141
9.5.1　高齢者の定義 141
9.5.2　寿命と社会の高齢化 141
9.5.3　加齢のメカニズム 142
9.5.4　加齢による心身機能の変化 143
9.5.5　サクセスフル・エイジング 143
9.5.6　死の受容 145

第10章　障害者(児)の心理学　147

10.1　身体障害，知的障害及び精神障害　147
10.1.1　障害の国際的分類 147
10.1.2　障害に関わる国内法規 148
10.1.3　アセスメント 149

10.2　障害者(児)の心理社会的課題と必要な支援　151
10.2.1　障害者権利条約 151
10.2.2　特別支援教育 152
10.2.3　必要な支援のあり方 152

第11章　教育に関する心理学　155

11.1　教育現場において生じる問題とその背景　155
11.1.1　教育に関わる基本法規 155

11. 1. 2　学校病理現象 156
11. 1. 3　自尊心を高める教育 157

11. 2　教育現場における心理社会的課題と必要な支援　158
11. 2. 1　スクールカウンセリングと学生相談.....158
11. 2. 2　チーム学校 159

第12章　司法・犯罪に関する心理学　161

12. 1　犯罪，非行，犯罪被害及び家事事件に関する基本的事項　161
12. 1. 1　司法制度 161
12. 1. 2　少年事件 162
12. 1. 3　医療観察制度 165
12. 1. 4　犯罪被害者支援制度 165
12. 1. 5　家事事件 166

12. 2　司法・犯罪分野における問題に対して必要な心理的支援　167
12. 2. 1　犯罪学 167
12. 2. 2　被害者学 168
12. 2. 3　矯正教育と更生保護 169

第13章　産業・組織に関する心理学　171

13. 1　職場における問題に対して必要な心理的支援　171
13. 1. 1　労働三権と労働三法 171
13. 1. 2　職場における労働者の安全と健康 172
13. 1. 3　職場のメンタルヘルスへの支援 173
13. 1. 4　調和のある職場 175

13. 2　組織における人の行動　177
13. 2. 1　組織の階層性 177
13. 2. 2　トップマネジメント 177
13. 2. 3　ワークモチベーション 178
13. 2. 4　組織風土と文化 178
13. 2. 5　安全文化とリスクマネジメント 179

人名索引 181

日本語索引 189

外国語索引 199

著者紹介 200

第1章

心理学・臨床心理学の全体像

1.1

心理学・臨床心理学の成り立ち

1.1.1

生物としての人間

心理学は，心についての学問である。しかし，心は体とは独立には存在せず，また人間は自然環境や社会環境から離れて生きていくわけにはいかない。心について考えることは，さまざまなことがらを同時に考えなくてはならないのである。言うまでもなく人間は生物の一種であるから，生物としての人間の特徴を知っておくことも大切である。この項では，生物学者が人間の心について直接または間接に調べて考えてきたことをまとめておこう。

進化と遺伝

『種の起原』（1859年）を書いて進化論を唱えたことで有名なダーウィンは，人間の研究でも優れた仕事を残しており，1871年には『人間の由来』を書いている[1]。この本では，人間が「下等動物」に由来すること（進化的連続性）を示し，人間の心的能力を他の動物種と比較し，その進化の過程を論じている。『人間の由来』刊行後，ダーウィンは心理学にとって重要なもう二つの仕事を残している。

一つは，『人及び動物の表情について』を1872年に刊行したことである[2]。これは，さまざまな種類の動物や人間の表情，姿勢，身振りなどについて，多くの絵と写真を利用したヴィジュアルな本であり，人間の心の進化と動物行動との連続性を論じている。表情については，苦しみ，悲しみ，喜び，怒り，驚き，嫌悪などについての図解説明があり，現在の認知心理学の表情研究に引けを取らない内容を扱っている。

もう一つは，ダーウィンが自身の長子ウィリアムの3歳までの観察記録をまとめ直して，1877年に「ある幼児の伝記的素描」と題して，前年に創刊された学術誌『マインド』に発表したことである[3]。報告は10ページの短い論文であるが，生後1週間の反射の記述から始まり，身体運動，感情，鏡への反応など観察のテーマは多岐にわたり，発達心理学における観察研

究の古典となるものである。

人類の進化は天文学的な長期間にわたって生ずるものであるが，進化を支えているのは基本的に世代間の形質の遺伝的伝達である。ダーウィンのいとこのゴールトンは，形質の個人差の測定及び形質の遺伝の統計的分析に関心を持った。個人差の測定では，体格，身体能力，指紋，知的能力，道徳性など幅広い分野でデータを集めた。遺伝の分析では，たとえば両親ともに高身長の子どもの背が親ほど高くないことを平均への回帰という概念で説明した。ゴールトンは，1869年に『遺伝的天才』を著し，遺伝学の知識によって人類の進歩をもたらそうとする優生学を提唱した。

ゴールトンが自身の後継者として特に目をかけたのは，ピアソンであった。ゴールトンの遺産をもとにロンドン大学に優生学講座が創設され，ピアソンがその初代教授に就任した。ピアソンは，ゴールトンの期待に応えて生物測定学（バイオメトリクス）という新たな学問分野を確立し，カイ二乗検定，標準偏差，積率相関係数（ピアソンの r）など，心理学の実証的研究に不可欠な数々の統計概念を編み出した。

ロンドン大学のピアソンの講座の後継者となったのは，フィッシャーであったが，二人は公私ともに不仲であったとされる[4]。フィッシャーは，ロンドン大学に赴任する前に勤務していたロザムステッド農事試験場で農作物の収穫量を上げるためにはどのような作付けを行い，どのような肥料を使えばよいかといった実践的問題の検討を行うために，実験計画法と分散分析（フィッシャーの頭文字から F 検定とも言われる）などの統計技法を開発した。この二つは，心理学のデータの統計的分析にとって不可欠のものとなっている。

動物行動学

1973年のノーベル生理学・医学賞受賞は，「個体的及び社会的行動様式の組織化と誘発に関する発見」により，同時に次の3人のエソロジー（動物行動学，比較行動学，行動生物学とも訳される）の研究者に授与された。

フォン＝フリッシュは，オーストリア出身でミュンヘン大学の動物学の教授を勤めたが，ミツバチのコミュニケーションの研究を行い，花畑を見つけたハチが巣に戻って8の字ダンスで花畑の方角と距離を仲間に知らせることを明らかにした。

ローレンツは，オーストリアに生まれ，ウィーン大学で医学と動物学を修めた後，マックス・プランク研究所などに勤務して，さまざまな動物の行動を観察し研究した。たとえば，ハイイロガンのヒナが卵からかえった後，最初に見た動くものなら何でも母鳥と思って追尾する行動を刻印づけ（インプリンティング）と呼び，そのような初期学習が成立する特定の短い期間のことを臨界期と呼んだ。また，人間を含む幼形の生物がもつ身体的特徴をベビースキーマと名づけ，その可愛らしい姿が親の保護的活動を引き起こすと考えた。

オランダ出身のティンバーゲン（オランダ語ではティンベルヘン）は，後半生は英国のオックスフォード大学教授として活躍した。セグロカモメのヒナが母鳥にエサを求めたり，トゲウオ（イトヨ）のオスがなわばりを維持するために他のオスに対して威嚇行動を行ったりする行動の生得的解発刺激（鳥のクチバシや魚の腹の色）について研究した。ティンバーゲンは，あまり成功はしなかったが，自閉症についての初期の研究者でもあった。

安全基地と愛着

　生物の研究において，子どもの養育というテーマは大変重要な問題である。人間以外の動物の養育行動を観察することは，人間の養育のあり方を考えるうえで大いに参考になる。

　ポルトマンは，鳥やネズミのように，妊娠期間が短く，一度に生まれる子の数が多く，生まれてもすぐ動けず体毛もない就巣性と，ウシやウマのように，妊娠期間が長く，一度に生まれる子の数は1〜2個体で，生まれたらすぐ立って走り回る離巣性の二タイプに分けたとき，人間は妊娠期間と子の数は離巣性でありながら，生まれてすぐには歩けず体毛も薄いという矛盾した存在であることに注目し，人間は病的ではないという意味で「生理的に一年早く生まれてくる存在」だとする生理的早産説を主張した[5]。人間は，ある意味で不完全な状態で生まれてくる代わりに，そこからの伸びしろが多く，可塑性が大きいのである。

　ハーロウは，アカゲザルの子ザルにとっての安全基地としての母親の役割を哺乳ビンのない「布の母」と哺乳ビンのついた「針金の母」を用いた代理母を用いた実験で示した。子ザルは，哺乳ビンはなくともぬくもりを与えてくれる布の母の方を好み，何か怖さを感じたときには布の母親にしがみついたのである[6]。なお，ハーロウの一連の実験は，今日の動物保護の観点からは問題点も多い。

　ボウルビィは，ケンブリッジ大学で心理学を学んだ後，ロンドン大学附属病院で医師の資格を得て，さらには精神分析も学び，第二次世界大戦で戦争孤児となった子どもたちの生育状況について医学的な調査を行った。ボウルビィは，孤児たちの心身の発達に遅れが生ずる原因をアタッチメント（漢字表記では愛着）の欠如で説明したが，アタッチメント理論の構築にあたっては，精神分析よりもエソロジーやハーロウの研究成果から多くの示唆を得ているのである。

　なお，以上の説明中の「ハーロウ」と「ボウルビィ」の表記は，他の人名の場合とは異なり，「ハーロー」あるいは「ボウルビー」とは書かない慣例になっている。

1.1.2

心に関心を持った生理学者たち

　かつて心理学者エビングハウスは，「心理学の過去は長いが歴史は短い」という有名な言葉を述べた。この言葉の意味は，心の問題は昔から哲学者や宗教学者が考えてきた古典的テーマであるが，19世紀後半になってようやく哲学から分離し独立する形で科学としての心理学が成立したという経緯を示すものである。

　心理学が哲学から分離独立した理由は，第一に探求の方法の問題であり，第二に実践的関与の問題である。心理学は，諸科学の発展の影響を受けて，科学的な方法論に基づいて研究を進める立場をとり，単に知識だけの問題でなく，心の諸問題を解決するという実践的課題の解決を目指すことで，哲学とは進む方向性を異にすることとなったのである，

　19世紀のヨーロッパとアメリカで心の問題を科学的に検討することを考えたのは，哲学に関心を持つ生理学者たちであった。

医学の基本は，人体の構造を調べる解剖学と人体の機能を調べる生理学である。人体の構造を知らずに病気を治すことなどは考えられないというのが現代の常識であるが，昔は宗教の制約があり，解剖は死者の冒瀆であるという考え方が根強く，刑死者の解剖すら許されない時代が長く続いた。ヨーロッパでは，ルネサンスがこの宗教的制約を乗り越える契機となり，ヴェサリウスが解剖の結果を『人体の構造について』として1543年に出版し，近代解剖学の基礎を築いたとされる。

　生理学の知識も一朝一夕にできあがったわけでない。体の中を血液が循環しているという基本的なことさえ，かつては常識ではなかったのである。ハーベイは，腕をひもでしばって血流を完全に止めてからひもをほどいた後に動脈血が静脈に流れ込むことを確認する実験などから，血液が体内で循環するという説を1628年に公表し，1651年にはすべての動物は卵から発生すると主張したが，ともに即座に受け入れられたのではない。今日ではあたり前の生理学的現象が理解されるのに，長い歴史的時間がかかっている。

　さて，生理学者たちが心の問題に関心を持つ契機は感覚の問題であり，外的な刺激の物理量と内的な感覚経験との関係を定量的に記述する精神物理学あるいは心理物理学と呼ばれる研究が19世紀に花開いた。

　ウェーバーは，二つの物体の重さに違いがあると判断する弁別閾が刺激の強さに比例するとするウェーバーの法則を提唱した。たとえば，100gと110gの差は区別できるとしても，1,000gと1,010gの差は区別できない。しかし，1,000gと1,100gの差なら区別できるとすれば，10g差の弁別ではなく，10%の差が弁別できることになる。重さRの物と区別しうる差をΔRとすると，$\Delta R / R = $ 一定というのがウェーバーの法則である。しかし，重量挙げの世界チャンピオンでも250kg以上は挙げられないのであるから，この法則は一定の重さの範囲でしか成り立たないことは言うまでもない。

　生理学者ではないが，フェヒナーは，ウェーバーの法則を発展させ，対数を用いて表現するフェヒナーの法則を導き出した。すなわち，感覚の強さSは刺激の強さRとの間にS = KlogRという関係が成立する（Kは定数）と考えたのである。

　ドンデルスは，反応時間の測定によって認知過程を区別する実験の先鞭をつけた（1868年）。その方法は減算法と呼ばれ，ある音韻を聞いたら同じ音韻を発声する単純反応時間，異なる音韻ごとにそれに応じた発声をする選択反応時間，複数の音韻のうちどれかに一つにのみ対して発声する弁別反応時間のそれぞれをミリ秒（1/1000秒）単位で測定し，選択反応時間から単純反応時間を引いたものを「刺激の弁別と反応の選択の処理」に要した時間，選択反応時間から弁別反応時間を引いたものを「反応の選択の処理」に要した時間と考える見解を示したのである。

　ヘルムホルツは，心理学の成立直前に心理学的研究も行った生理学者としての最後の巨人である。物理学ではエネルギー保存則の確立に貢献し，光学では光の三原色（赤・緑・青）の理論を発展させ，色覚障害の説明を可能にした。音響学では，音色が楽音に含まれる倍音の種類・数・強さによって決定されること，内耳が音の高さと音色を感知する機能を有することなどを解明した。1851年には検眼鏡を発明している。すなわち，石油ランプを光源として眼底に光を送り込み，その様子を観察できるようにした。それにより網膜剥離，黄斑変性，

糖尿病網膜症など失明に直結する病気の診断が可能になった。

1.1.3

生理学から心理学へ

心理学の歴史は，ヴントが1879年にドイツのライプツィヒ大学に心理学の実験室を開設して現代心理学の創始者となったことをその始まりとしている（図1）。ヴントは，1857年にハイデルベルク大学医学部を卒業後，1858年から5年間ヘルムホルツの助手をつとめた後，1875年にライプツィヒ大学の教授に就任した。そのため，ハイデルベルク大学（1386年創設）ではなくライプツィヒ大学（1409年創設）がドイツの初期の心理学研究の拠点となったのである。

ヴントは，意識の内容を言語化する内観という方法を通じて研究を行った。意識を要素に分解し，その結合法則を見出そうと考えたのである。ヴントは，ドンデルスの研究を参考に反応時間を測定するなど，実験的方法を重視した。他方，現在では文化心理学とでもいうべき民族心理学の体系化を試み，言語，法律，社会，文化，慣習，宗教，神話などの問題について検討した。

ヴントの研究室には，世界中から研究者が集まり，大勢の弟子たちが育った。ドイツからはクレペリン，キュルペ，マルベ，ミュンスターベルク。アメリカからはエンジェル，J. M. キャッテル，ホール，スクリプチュア，ストラットン，ティチェナー。英国からはスピアマン。ロシアからはベヒテレフ。デンマークからはレーマン。日本からは松本亦太郎，桑田芳蔵，野上俊夫。また，ポーランドからは後に英国で社会人類学の大家となるマリノフスキー。多彩な研究者がヴントの研究室で学び，心理学の世界の展開に貢献した。

ヴントの心理学実験室創設と同じ頃，アメリカではジェームズがハーヴァード大学で心理学の研究を開始し，後年「アメリカ心理学の父」と称されるようになった。ジェームズの出身もやはり医学であり，ハーヴァード大学講師として勤務の当初は解剖学と生理学を教えた。ジェームズは，南北戦争が始まった1861年にハーヴァード大学に入学した。未曽有の内戦を経験した後，1865～1866年にブラジルのアマゾン探検に参加するが，そこで健康を害して，以後生涯にわたるうつ病を抱え込むことになり，心の病は実はジェームズ自身の深刻な問題なのであった。

ジェームズは，1884年に「悲しいから泣くのでなく，泣くから悲しいのである」とする情動

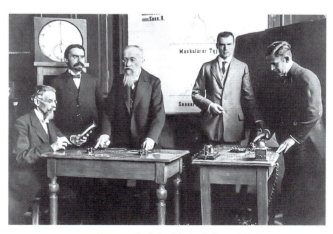

図1　ヴントの実験室（中央がヴント教授）
(http://braungardt.trialectics.com/sciences/psychology/wundt-problem-of-psychology/より)

の末梢起源説を公表した。1890年には大著『心理学原理』を出版し，名声を博したが，そこで主張していることは，心理学は普遍的な心の原理を解明することよりも個別的な自己を理解するためのものであるという点の強調であり，基礎と実践の関係づけを行ったと言える。ジェームズのプラグマティズム思想と自己についての理論は，弟子のG. H. ミードに受け継がれ，主体的に知る立場としての主我（I）と，知られる立場の客我（Me）の区別が行われた。

　ジェームズは，1870年頃から哲学者のパースと親交を結び，共にプラグマティズムの思想を展開した。パースは，米国沿岸測量局で長年勤務する科学者であったが，その経験を生かして独自の哲学を展開した。その中心にプラグマティズムの格率がある。疑いや迷いから確信に至る四つの方法として，願望や恣意に基づく「固執の方法」，権威に対する忠誠に基づく「権威の方法」，頭の中だけで一貫した論理を組み立てる「先験的方法」，そして「科学的方法」がある。最後の科学的方法とは，同一条件の下では同一の結果に到達せざるを得ないような科学的実験の結果に基づく確信の方法のことであり，科学者であったパースが重きを置いたのは，言うまでもなく科学的方法である。科学的方法によって得られた知識は，単なる知識にとどまらず，実際の効果を持たなければならないとするのがプラグマティズムの格率であり，これはある意味において，基礎と実践の関係についての原則であると言えよう。パースのプラグマティズムは，ジェームズを通じて広まり，後のアメリカの心理学のバックボーンになっていったのである。

　生理学者が心理学に大きな影響を及ぼした例は，ヴントとジェームズ以外にも数多くある。パヴロフは，犬の唾液腺を対象とする消化管の生理学的研究で1904年にノーベル生理学・医学賞を受賞したが，「パヴロフのイヌ」として有名になった条件反射に関する研究は，アメリカの行動主義心理学の基礎となった。パヴロフは他方，イヌを対象として実験神経症の研究も行っている。これは，円と楕円を区別して反応するように訓練を行った後，楕円の形を段階的に円に近づけていくと，イヌは両者の区別ができなくなって，吠えたり人間にかみついたりするようになるという実験である。

　精神分析の創始者として有名なジグムント・フロイト（以下，S. フロイト）は，17歳でウィーン大学医学部に入学後，当時オーストリア領だったトリエステの動物学実験所でウナギのオスの生殖器官を見つける研究のため400匹以上のウナギを解剖して論文を書き，ウィーン大学に戻っては医学部の生理学研究所でカエルやヤツメウナギなどの脊髄神経細胞を研究するなど，実は生理学の基礎研究がキャリアの出発点にある。

　リヴァーズは，ロンドン大学と聖バーソロミュー病院で医師の資格を取り，第一次世界大戦（1914～1918年）では英国陸軍の軍医として，ヨーロッパ戦線の砲弾が飛び交う塹壕戦で当時シェル（砲弾）ショックと呼ばれた戦争神経症を起こして英国に送還された兵士の心理治療をしたり，オーストラリアとニューギニア島の間にあるトレス海峡の探検（1898年）などに参加して初期の社会人類学の研究を行ったりしたが，ケンブリッジ大学ほかで色彩知覚などの研究と教育を行う心理学者でもあった。

　マクドゥーガルは，1908年に『社会心理学入門』を著し，社会心理学の祖の一人とみなされているが，ケンブリッジ大学で生理学を修め，ロンドンの病院で医師としての研修を受け，第一次世界大戦の間はフランス戦線などで軍医として戦争神経症の患者の治療にあたった。

上記のトレス海峡の探検にも，師のリヴァーズに付き従って参加している。1920年にアメリカに渡り，ハーヴァード大学ほかで社会心理学を教えたのであるが，人間にも本能が重要であるという主張を行った。

日本の心理学

以上のように，草創期の心理学のかなりの部分が生理学者によって支えられ発展してきたことが分かる。このため，欧米では心理学は基本的に理系の学問であり，大学・大学院における心理学のコースがサイエンス（理学部）に置かれている場合が多い。わが国で心理学が文系の学問とみなされているのは，外国で心理学を学んだ草創期の二人の心理学者（下記）がこの新しい学問を文学部に持ち帰り，そこから発展していったからである。

日本の心理学の祖は元良勇次郎であり，ボストン大学の哲学科に入学したが，ジョンズ・ホプキンズ大学に移って心理学を学び，1888年に博士号を取得した。帰国後，1890年に帝国大学文科大学（現在の東京大学文学部）に創設された心理学・倫理学・論理学の講座の初代教授として，1912年に亡くなるまで心理学を講じた。

元良勇次郎の下で心理学を学んだ松本亦太郎は，1899年にアメリカのイェール大学で心理学を学んで博士号を取得した後，ライプツィヒ大学に行ってヴントから心理学の指導を受けた。帰国後，1906年に京都帝国大学文科大学（現在の京都大学文学部）の心理学講座の初代教授となった。元良の没後，帝国大学から名称変更後の東京帝国大学の二代目の心理学教授となった（1913年）。1927年に日本心理学会が発足し，初代会長に就任した。

1.1.4

精神医学の発展

古来，精神病者たちは周囲から理解されず，悪魔憑きや狂人として，治療ではなく悪魔祓いや刑罰の対象とされたり，家族から隔離されて座敷牢に入れられたり，社会から隔離されて人里離れた「癲狂院」に収容されたりした。

このような非人間的状況を最初に変えたのが，フランス革命直後の1793年にパリ郊外のビセートル病院（男性を収容），翌1794年にサルペトリエール病院（女性を収容）において精神病患者たちが閉鎖棟から出され，鉄の鎖から解き放たれたできごとである。精神医学の歴史の最初に書かれるこの事跡に中心的に関与したピネルは，「近代精神医学の父」と呼ばれている（図2）。

パーキンソンは，身体の振えと麻痺の症状を有する6人の事例を1817年に報告し，後にパーキンソン病の発見者として名を残したが，フランス革命の人権思想に共感し，精神病患者とその家族の法的保護の問題に熱心に取り組んだ。

グリージンガーは，1845年に『精神病の病理と治療』を著し，精神病は脳の病気であることを明確に主張した。また，精神病院を人里離れた僻地でなく医師も患者家族も通いやすい都市部に設置することを主張し，スイスのチューリッヒに1870年に創設されたブルクヘル

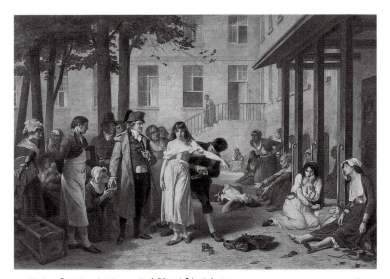

図2 「サルペトリエール病院のピネル」（トニー・ロベール＝フルーリー画）
(http://whitney.med.yale.edu/gsdl/cgi-bin/library?c=prntdraw&a=d&d=DprntdrawprintBABII より)

ツリ精神病院の設立計画に協力した。なお，後に見るブロイラー（下記）とユング（☞ p.11）は，長期と短期の違いはあるが，ブルクヘルツリ精神病院で勤務したことがそれぞれの重要な経歴となっている。

　精神病患者の死後解剖は，その病気の原因が脳の特定部位の損傷であることを次々に明らかにしてきた。ブローカは，何を聞いても「タン，タン」としか言えないので「タンさん」と呼ばれていた失語症患者（本名ルボルニュ）の死後解剖により，大脳左半球の前頭葉の部位の損傷が原因であることを報告した（1861年）。運動性失語症の原因となったこの脳部位はブローカ野と呼ばれる。

　ウェルニッケは，話すことはできるが人が話す言語の理解が困難な感覚性失語症の存在を報告した（1874年）。この症状の原因となる脳の上側頭回の後部の感覚性言語中枢はウェルニッケ野と呼ばれる。

　クレペリンは，最初ヴントのもとで心理学を学んだ後，27歳の時（1883年）に『精神医学概要』を著した。この教科書は高い評価を得て，長年にわたって版を重ねた。1915年に完成した第8版は全4巻3,048ページにもなった。クレペリンの仕事の中でも特に有名なのは，精神病を早発性痴呆と躁うつ病に大別したことであり，これは現在の統合失調症と双極性障害にあたるものである。

　クレペリンのもとには，その名声を聞いて多くの優秀な医師が集まったが，その中でもアルツハイマーは，嫉妬妄想と記憶力低下などを主訴とする女性患者の症例を1906年に発表し，後にアルツハイマー型認知症として広く知られるようになる症状の最初の症例報告となった。

　クレペリンの学統には，認知症の別の重要なタイプであるレビー小体型認知症の原因物質となる神経細胞内部の異常（レビー小体）を発見したレビーも連なっている。

　ブロイラーは，1898年から1927年までチューリッヒのブルクヘルツリ病院に勤務したが，その間の1908年から1911年にかけてクレペリンの早発性痴呆の症状を見直し，「スキツォ

フレニア」と定義しなおした。このドイツ語を日本では長く「精神分裂病」と訳していたが，2002年に日本精神神経学会が「統合失調症」に改称し，厚生労働省がこの新名称の使用を全国に通知して現在に至っている。

1.1.5
精神力動アプローチ

　精神病を脳の器質的障害による機能異常とみる生物学的アプローチに対して，心の中に複数の機能を仮定し，そのダイナミックな相互関係の在り方から精神症状を考察する精神力動アプローチが19世紀後半に登場した。重要なポイントは，意識だけでなく無意識の心の働きを見ていくところにある。

　無意識の探求は哲学者も行ってきたが，シャルコーがヒステリーの治療に催眠療法を導入したことで大きな転換点を迎えた。ここでヒステリーとは，心の葛藤が周りから目立つ身体症状に転換する状態を言い，立てない，歩けない，麻痺や痙攣が起こる，声が出ない，飲みこめないなどの運動障害や，見えない，聞こえない，痛覚過敏になるなどの知覚障害などの形で発現する。古来，ヒステリーは「子宮（ヒステリア）の病気であり女性特有のもの」と誤って考えられていた。

　シャルコーは，勤務していたサルペトリエール病院（☞ p.7）の講義室で催眠を用いたヒステリー患者の治療場面を医師たちに公開した（図3）。このシャルコーの名声を聞いて，フランスの内外から大勢の医学者がサルペトリエール病院に集まってきた。

　たとえば，図3の絵で女性患者を背後から支えているのは，バビンスキーであり，足底に刺激を与えると足指を内側に屈曲させる通常の反応に対し，ある年齢までの乳児と運動神経

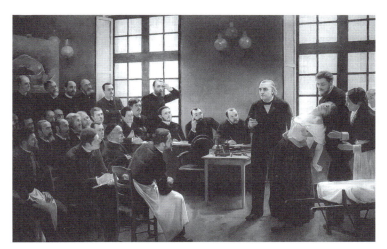

図3　「サルペトリエール病院の臨床講義」
（アンドレ・ブルイエ画）：シャルコーがブランシュという女性のヒステリー患者に催眠をかけた場面。支えているのは神経科医のバビンスキー。
（https://en.wikipedia.org/wiki/Jean-Martin_Charcot#/media/File:Une_le%C3%A7on_clinique_%C3%A0_la_Salp%C3%AAtri%C3%A8re.jpgより）

線維の障害のある患者では足指を外側にそらせる反応（バビンスキー反射）が生じることを発見してその名を残しているが，シャルコーのもとでサルペトリエール病院の医長になり，ヒステリー患者の被暗示性の強さについて検討した。

ジャネもまたシャルコーのもとでヒステリー患者の治療法としての催眠療法について学んだ後，臨床医としての自らの経験からトラウマと解離の関係について検討し，フロイトが無意識（unconscious）についての体系的理論を展開するよりも前に下意識（subconscious）の機能に言及した。ジャネによれば，耐え難い恐ろしい経験がトラウマ（心的外傷）として残ると，防衛反応としてそのことに触れないように意識野を狭め，記憶から切り離す解離が生ずる。下意識とは，本人は意識していないが，催眠の場合のように，暗示によって行動を動かす基盤となるものである。

ジグムント・フロイトは，前述のように生理学の基礎研究から出発したが（☞p.6），1885年から1886年にかけてパリに行き，シャルコーの研究室でヒステリー患者の催眠治療に出会った。その後フロイトは開業医となりヒステリー患者の治療にあたるが，催眠療法からは離れて行った。

フロイトは，意識すると都合の悪い思考や行動を抑圧し，無意識の領域に追いやることがヒステリーの原因と考えた。抑圧されたエネルギーは消えてなくなるのでなく，むしろ強い反発力で横から噴出するのがヒステリー症状であり，自由連想法や夢分析など独自の精神分析の技法を用いて抑圧の内容を正しく自覚させることが治療につながると考えた。

フロイトの理論（図4）は，意識−前意識−無意識の関係や，快楽原理に従うエス（イド）−現実原理に従う自我−内面化された規範である超自我の三者のダイナミックな関係のあり方を示しており，狭義の精神力動アプローチはフロイトから始まったと言える。

フロイトの精神分析は，当初はなかなか世に受け入れられなかったが，徐々に支持者を増やし，1908年にはオーストリアのザルツブルクで第1回国際精神分析学会が開かれ，ヨーロッパでの精神分析の認知度が高まり，翌1909年にはフロイトらがアメリカに招かれて講演を行い，20世紀のアメリカで精神分析が積極的に受容される契機となった。

フロイトから大きな影響を受けた継承者と，いったんはフロイトに接近しながら袂を別った離反者は共に数多い。フロイト理論の継承者としては，クラインとアンナ・フロイトという児童精神分析を始めた2人の女性の分析家が挙げられる。分析家（アナリスト）とは，医師の資格は持たないが，精神分析の訓練を受けてサイコセラピーを業とするものをいう。

クラインは，オーストリア出身であるが，1926年以後は英国で活躍した。医学を志して進学したが，結婚のため

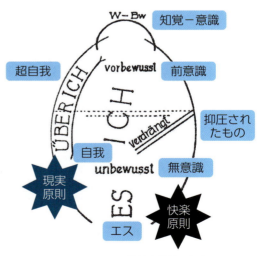

図4　フロイトの精神力動論の概念図

にあきらめ，自身がうつ病に苦しむ中で，フロイトの精神分析に出会った。フロイトの理論を継承しつつ，子どもに精神分析を行い，乳幼児の重要な対象である母親との関係に焦点をあてて対象関係論を体系化した。

アンナ・フロイトは，S.フロイトの末子で，1923年に父の癌が判明して以後その活動を支えた。1938年にナチスがオーストリアを併合し，ユダヤ人への迫害が強まったため一家は英国に渡ったが，翌年に父が亡くなった後は戦争孤児のための施設などで働き，精神分析を直接子どもに適用するのでなく，子どもを理解するためのプレイセラピーの技法を開発した。

他方，フロイトの影響を受けつつ離反した者として，アドラーとユングがあげられる。

アドラーは，1895年にウィーン大学医学部を卒業後，ウィーン市内で内科医として勤務する中で1902年にフロイトから声がかかり心理学水曜会の創設メンバーになるが，1911年には離れて行った。アドラーは，過去のトラウマやリビドー（無意識の性的欲動）が心を支配するというフロイトの考え方を受け入れず，たとえば身体の弱さ（器官劣等性）があったとしてもそれを補償的に克服して強みに変える力を重視する個人心理学を提唱した。

ユングは，スイスのバーゼル大学医学部を1900年に卒業した後，1907年にフロイトに会い，1909年のフロイトのアメリカ訪問に同行し，国際精神分析学協会の初代会長に推挙されるほど親密な時期があったが，1913年に決裂して離反した。ユングは，無意識を個人のものに限定せず人類に普遍的な集合的無意識に拡張し，リビドーを性的なものに限定せずに生命のエネルギーととらえる分析心理学を提唱した。自由連想法でなく言語連想法を用い，特定の刺激語に対する反応時間の遅れにその個人のコンプレックス（複合感情）が潜むとし，パーソナリティの類型として，関心を自身の外の世界に向ける外向性と自身の内の世界に向ける内向性の分類を行った。

精神力動アプローチの研究者にどこまで含めるかは難しいが，上記の他にフロイトの精神分析の影響を直接または間接に受けた研究者として，アブラハム，ジョーンズ，フェレンツィ，ランク，ウィニコット，フロム，エリクソン（☞ p.137）などがあげられる。

1.1.6

行動主義から新行動主義へ

内観法を用いて意識の内容を研究したヴントや，「意識の流れ」という考え方が後年ジョイスの『ユリシーズ』（1922年）などの文学作品にも大きな影響を与えたジェームズらの意識重視の考え方に対する直接的な批判として，意識内容を言語的に報告する手続きに基づく内的過程（心の内容）についての主観的説明を排し，実験者が操作する刺激と外に現れた反応の関係の客観的記述のみが科学的な研究方法であると考える行動主義が登場した。行動主義は，刺激（stimulus; S）と反応（response; R）の英語のイニシャルを用いてS-R理論とも呼ばれている。

行動主義の源流は，パヴロフの条件づけの研究にある。肉片（無条件刺激）がイヌの唾液

の分泌（無条件反応）を起こすのに対し，ベルの音（条件刺激）と肉片を同時に与えること
を繰り返すと，ベルの音だけでも唾液の分泌（条件反応）が生じるようになることをパヴロ
フは発見し，この研究が行動主義の出現に大きな影響を与えた。なお，報酬を与えることな
どにより刺激に対する反応の頻度を高めることを強化，反応に対する報酬の除去などにより
いったん成立していた学習が見られなくなることを消去というが，パヴロフの研究において
既にこの二つの現象が明らかにされている。

　ワトソンは，『行動主義者の見た心理学』という1913年の講演と論文において，心理学は
意識の内観に頼る「精神」の学問でなく，「行動」の予測と制御を目標とする自然科学の一分
野でなければならないと主張し[7]，これが行動主義宣言として受けとめられた。客観的な行動
の観察という方法によれば，言葉を話さない乳児や動物の研究も同じ土台に立って行うこと
ができる点が内観法ではできなかった研究分野の拡大につながっていった。

　実際，ワトソンが1920年に行ったアルバート坊やの実験では，生後11か月の男児に恐怖
反応の条件づけが試みられた[8]。アルバート（仮名）は，最初は白ネズミを怖がらなかったが，
白ネズミと同時にハンマーで叩いた大きな音で怖がらせると，白ネズミに対する恐怖反応（条
件反応）が生じただけでなく，ウサギや毛皮に対しても恐怖反応が生じ，学習の般化も示さ
れた。その後，1歳0か月の時に「再条件づけ」として，白ネズミの出現と共に体をさすっ
て落ち着かせると，恐怖反応は消えて行った（消去）。ワトソンは，フロイトの精神分析との
関係でこの恐怖条件づけの実験結果を考察し，恐怖反応もまたパーソナリティ形成に重要な
問題となる可能性を示唆した。

　ワトソンが樹立した学習心理学の研究分野は，アメリカの心理学者たちが受け継いで発展
させていった。以下，この節で取り上げる研究者は，すべてアメリカの心理学者であり，主
に動物の学習研究によってその理論を発展させている。

　ワトソンとほぼ同時代に活躍したソーンダイクは，学習心理学と教育心理学の発展に貢献
した。ソーンダイクが残した最も有名な言葉は，試行錯誤（トライアル・アンド・エラー）
である。ソーンダイクが用意した「問題解決箱」という名のオリから脱出する際のネコの行動
は，あれこれもがいて何度も失敗するうちにようやく正しい解決（脱出）に到達するという
経過が見られたのである。しかし，やってみては失敗することの繰り返しだけでは学習は成
立しない。学習が試行錯誤の過程をたどるとしても，刺激と反応との正しい結合が不可欠で
あり，正しい反応の結果に満足が得られると刺激－反応の結合が強まることをソーンダイク
は効果の法則と呼んだ。ソーンダイクは，動物の学習研究だけでなく，訓練の転移，テスト
理論など人間を対象とする教育心理学の研究も行った。

　ガスリーは，ジャネの著書を英訳するなどその理論から影響を受け，一度の経験でも学習
が成立するとする一試行学習を提唱した。その基礎には，刺激と反応が時間的に接近して起
こると，次にその刺激が生じたときにその反応を生じさせやすくする接近の法則があり，こ
のタイプの学習では反応に対する強化の役目を果たす報酬は不要となる。しかし，ガスリー
は練習によって学習がより確実になる練習効果そのものは否定しておらず，罰は望ましくな
い行動をやめさせることはできないとも主張した。

　ハルは，学習における動機づけの役割を重視し，個体内の動因（ドライブ）と刺激の中に

含まれる誘因（インセンティブ）の両方が関与するとした。実験操作としては，エサを与えない期間で飢餓動因が，水を与えない期間で渇動因がそれぞれ定義された。この場合の誘因はエサあるいは水になる。正しい反応をすると誘因が報酬となって動因が低下することが学習の成立に寄与するとハルは考えたので，動因低減説と呼ばれている。

ハルは，数理モデルを用いた仮説演繹的理論の構築を目指した。たとえば，刺激に対して反応が生ずる頻度を反応ポテンシャル（sEr）で表すと，次の式が成り立つとされた。

$$s_{ER} = s_{HR} \times D \times V \times K$$

        s_{ER}：反応ポテンシャル

        s_{HR}：習慣強度

        D：動因の強度

        V：刺激の強度

        K：誘因の強度

ここで習慣強度とは刺激に対する反応が強化された経験値と定義される。また，式の右辺全体が掛け算になっているのは，要因のどれか一つでもゼロなら全体はゼロになり，学習反応が見られないことを意味している。

トールマンは，学習は動物が環境内の刺激を構造的に把握したり，意味づけをしたりすることによって成立するのであり，強化は学習成立の必要条件ではないと考えた。ネズミの迷路学習の場合，目標地点にエサを置いておかなくても，試行を重ねることによって迷路の認知地図が形成され，目標地点にエサを置いたとたんに学習の成果が表れる潜在学習の証拠をトールマンは実験的に証明した（☞ p.84, 85）。トールマンの学習理論は，後の認知説への橋渡しとなったとされる。

スキナーは，オペラント条件づけの理論を提唱した。パヴロフの条件づけは，無条件刺激（肉片）を与えると無条件反応（唾液の分泌）が必ず生じる場面での学習であったので，応答的であるという意味でレスポンデント条件づけと呼ばれている。これに対してオペラント条件づけでは，動物が環境内の手がかりに対して偶然に行った自発的反応がエサによって強化されるという経過をたどる。具体的には，スキナー箱という実験装置に入れられたネズミが箱の中に設置されたレバーを押すとエサ粒が落ちるようになっていて，エサを求めてレバー押しを行う回数が自動的に記録され，レバー押し反応の頻度が高まっていく様子が明らかにされたのである。また，レバー押しに対して毎回エサが出るよりも，エサが出たり出なかったりする間歇強化の方がレバー押し反応の頻度が高まることも示された。

スキナーの学習理論は，目標となる望ましい反応を増やす行動形成（シェイピング）を目的とするので，動物の調教の理論として適しているとされるが，人間に対してはプログラム学習の理論を提唱した。これは，学習材料を小さな単位（スモール・ステップ）に分割して問題を提示し，学習者の積極的反応を求め，反応直後にその正誤が知らされ，学習者が自己ペースで学習を進めていくことを可能にするティーチング・マシンという機械を用いた教授・学習理論である。

さて，学習研究における行動主義から新行動主義への変遷は，どのようにとらえることができるだろうか。この節で取り上げた7人の研究者を生年順で並べると次のようになる。

パヴロフ（1849-1936）：条件反射

ソーンダイク（1874-1949）：試行錯誤と効果の法則

ワトソン（1878-1958）：行動主義宣言と恐怖条件づけ

ハ　ル（1884-1952）：動因低減説

ガスリー（1886-1959）：接近の法則と一試行学習

トールマン（1886-1959）：認知地図と潜在学習

スキナー（1904-1990）：オペラント条件づけとプログラム学習

このうちパヴロフは国籍も生まれた年代も別格であり，行動主義そのものでなく，その先駆的位置にあったとみなすことができる。ソーンダイクとワトソンはほぼ同時代人であり，行動主義宣言を行ったワトソンはもちろん，ソーンダイクの効果の法則もS-R理論に分類できるので，行動主義に含めることになる。

次のハルとガスリーとトールマンは，同時代人（ガスリーとトールマンは生没年も同一）である。ガスリーの説はまだS-R理論的であるが，刺激と反応の反復的強化を学習に必須の条件とは考えず，精神医学者ジャネに関心を持ちその書を英訳するなど，新行動主義に含められる要素を持っている。ハルの理論は，刺激と反応の間に介在する生命体（organism; O）の内的過程である動因を考慮に入れた点でS-R理論ではなくS-O-R理論と評せられ，新行動主義に含められる。トールマンは，潜在学習の実験で認知地図という内的過程をとりあげたので，新行動主義の研究者になる。スキナーは，20世紀生まれで他の研究者よりも後の時代に活躍し，受け身的でなく自発的な行動に基づくオペラント条件づけという新たな学習タイプを取り上げたので新行動主義に含められるが，内的過程の説明変数はとりあげず，徹底的行動主義を標榜した。なお，無条件刺激と条件刺激の対提示強化を行うパヴロフの実験手続きは古典的条件づけ，先行刺激－行動－結果の三項随伴性を見るスキナーの実験手続きは道具的条件づけと呼ばれることがある。

1.1.7

認知行動アプローチ

認知行動アプローチは，心理的問題は誤った思考や不適応な行動を学習したことに起因するので，その学習解除が治療につながるという考え方を指し，基礎心理学が心理実践活動の理論的背景となるアプローチの代表例である。

その道を切り開いたのは，アイゼンクであり，18歳の時（1933年）にヒトラーのナチス政権を忌避して英国に移住してから知能とパーソナリティの研究を精力的に行ったが，やがてS.フロイトの精神分析を非科学的と批判するようになり，1960年に編著『行動療法と神経症』を出版し，学習理論の応用によって神経症やアルコール依存症を治療することを提唱した。アイゼンクは，内向性－外向性尺度と神経症的尺度からなる質問紙法のモーズレイ人格目録（MPI）を開発した。この検査名は，アイゼンクが当時勤務したロンドンのモーズレイ病院に由来する。

行動療法は，心理的問題の原因は誤った行動の学習にあると考え，その学習解除を行うセラピーである。ウォルピは，第二次世界大戦に連合国として参加した南アフリカ共和国軍の軍医として，当時は戦争神経症（シェルショック）と呼ばれていた心的外傷後ストレス障害（post-traumatic stress disorder; PTSD）の兵士の治療にあたったが，薬物療法では思わしい効果が得られないので，神経過敏の状態から逃れさせる脱感作の技法を考案した。その後ウォルピはアメリカに移住し，恐怖や不安の強い患者に対して，恐怖の対象や不安の状況をその強弱によって階層化し，弱い恐怖感や低い不安状況のときに緊張から解放するリラクセーションを体験させ，それを上位の階層的に拡大していく系統的脱感作法，それとは対照的にネガティブな反応を起こす刺激にあえて晒させるエクスポージャー法（曝露法）などの行動療法の技法を用いて治療にあたった。

応用行動分析（applied behavior analysis; ABA）は，スキナーの学習理論に基づき，課題となる行動をスモール・ステップに分割し，正しい行動を行いやすくしてほめられる可能性を高めることによって，人間や動物のさまざまな問題行動の解決をはかるものであり，特に自閉症スペクトラム児の行動訓練に有効とされる。1960年代にカンザス大学とワシントン大学などで多くの研究者が応用行動分析の技法の開発と実践にあたってきたが，ロバースが自閉症スペクトラム症児の行動修正を主な目的として技法を洗練し，カリフォルニア大学ロサンゼルス校教授として数多くのABAセラピストを育てたことにより，アメリカで広まった。

認知療法は，ベックがうつ病患者の治療に際し，最初は精神分析を行っていたが思わしい治療効果が得られなかったため，患者の歪んだ認知や思考を修正することにより症状を改善する方法として開発したものである。ベックは「精神疾患への理解及び治療に変革をもたらした認知療法の開発」で2006年のラスカー賞（臨床医学研究賞）を受賞したが，精神治療の分野の研究で栄えあるラスカー賞を受賞したのはベックが初めてである。その後，認知療法は適応範囲が拡大され，パニック障害，パーソナリティ障害，摂食障害，薬物依存などの治療にも用いられている。

以上のように，行動療法と認知療法はもともとの出発点は異なるのであるが，近年は行動療法と認知療法の統合が進展し，認知行動療法（cognitive behavioral therapy; CBT）に発展している。

1.1.8

人間性アプローチ

人間性心理学（ヒューマニスティック・サイコロジー）は，マズローが提唱した考え方である。マズローは，最初ウィスコンシン大学のハーロウのもとでアカゲザルの行動を研究していたが，自身の長女の成長する姿を見ていくうちに，行動主義でも精神分析でもない心のあり方についての第三の考え方にたどり着いたとされる。

マズローの主張のポイントは，人間の欲求の階層性を考え，自己実現の欲求をその最上位に置いたことである。欲求の階層性の図はしばしば引用されるが，引用者によってその図の

形が少しずつ異なっている（台形かピラミッドか，五段かそれ以上か）だけでなく，そもそもマズロー自身は実は図的表現は行わず，マズローの協力者が作図をしたとされる。図5は，マズローの主張にもとづき描き改められたものである[9]。

図5の欲求の階層性は，高次になるほど満たすことが難しく，平均的な人間が満たしているのは生理的欲求で85％，安全と安心の欲求で70％，所属と愛の欲求で50％，承認の欲求で40％，自己実現の欲求で10％とされる。これはマズローの見解であって，パーセントの数字をそのままうのみにしてはならないが，自己実現の欲求充足の大変さは理解できる。なお，図5においては自己実現の欲求のみが成長欲求であり，他の四つの欲求は，それがないと不満足感を感ずる欠乏欲求に位置づけられていることにも注意したい。

マズローの自己実現の考え方を実践の領域で実現しようとしたのがロジャーズである。ロジャーズは，最初神学校に入学しキリスト教の牧師を目指したが，その進路に疑問を感じるようになり，心理学に転じて児童虐待防止の仕事に従事した後，非指示的カウンセリングの技法を用いた来談者中心療法を創始した。

ロジャーズは，対象者を患者（ペーシェント）ではなく来談者（クライエント）と呼び，カウンセリングには，無条件の積極的関心，共感的理解，自己一致の三条件が不可欠と考えた。クライエントは，そもそも自身の意識と経験の不一致という問題を抱えている。たとえば依存症のクライエントの場合は，やめたいという意識と実際には続けてしまうという経験との不一致が苦しみに輪をかけることになる。セラピストは，クライエントの言うことを否認も承認もせず，無条件に受け入れることによってクライエントの自己理解を助けることを目指す。その際，クライエントに対する共感的理解が伝わるようにふるまうのであるが，それは役割を演ずるようなものであってはならず，セラピスト自身が自己の意識と経験とを一致させる必要があるとされる。

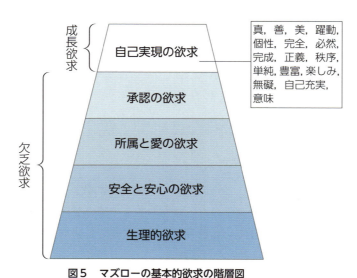

図5　マズローの基本的欲求の階層図
（廣瀬清人・菱沼典子・印東桂子（2009）．マズローの基本的欲求の階層図への原典からの新解釈．聖路加国際大学紀要，**35**, 28-36. より）

1.1.9

ゲシュタルト心理学

　これまで見てきたように心理学の研究は，19世紀後半から第二次世界大戦までは精神物理学，精神医学，ヴントの実験心理学などドイツが世界の中心として輝いていたが，戦後はアメリカが一強と言ってよいほど圧倒的に強くなった。その一つの理由は，1930年代にドイツとオーストリアのユダヤ系の研究者がナチス政権による迫害を逃れてアメリカに移住したことにある（アイゼンクとフロイト父娘は英国に移住した）。

　ゲシュタルト心理学の研究者たちはその多くが，この趨勢の代表ともいうべき存在であるが，ヴントの心理学を要素主義であると批判し，物体の形態は個別的な刺激の集まりとして知覚されるのでなく，要素に還元できない全体性を持つと主張する研究者集団が1910年頃からベルリン大学を中心にできあがっていった[10]。ゲシュタルト（Gestalt）は「形態」という意味のドイツ語である。

　ゲシュタルト心理学の原点は，フォン＝エーレンフェルスが1890年に書いた「形態質について」という論文であるとされる。作曲家ブルックナーに指導を受けるほど音楽に精通していたフォン＝エーレンフェルスは，メロディーは個々の音ではなくメロディー全体として知覚され，移調しても，演奏する楽器が異なっても，メロディーが保持される点に注目した。

　シュトゥンプは，ベルリン大学教授として以下に示すウェルトハイマー，コフカ，ケーラー，レヴィンらを指導したので，ゲシュタルト心理学者の「生みの親」と言ってよい。なお，シュトゥンプは，助手と共に「賢いハンスの謎」を解き，実験心理学の方法の成果を世に示した（☞ p.37）。

　ゲシュタルト心理学は視知覚への関心から始まり，図形がシンプルでまとまって見えることをドイツ語でプレグナンツ（Prägnanz）と表現し，近くにある図形がまとまる「近接の要因」，同じ種類のものがまとまる「類同の要因」，閉じた図形がまとまる「閉合の要因」，滑らかな線がまとまる「よい連続の要因」などが指摘された（図6）。

　ゲシュタルト心理学は，オーストリア・ハンガリー帝国時代のプラハに生まれドイツで活躍したウェルトハイマーが1910年にフランクフルト大学で次のような仮現運動の実験を行ったときから始まるとされる。二つの光点が交互に点滅する実験装置を用意し，点滅する時間間隔を変えて調べたところ，約30ミリ秒以下では同時に点灯しているように感じ，約60ミリ秒では二つの光点がなめらかに移動しているように感じ（仮現運動の発生），約200ミリ秒以上になると別の光点として認識されることが示され，知覚のダイナミズムが明らかにされた。ウェルトハイマーは，思考心理学の研究も行い，没後の1945年に『生産的思考』が刊行された。

　コフカは，ウェルトハイマーの仮現運動の実験を手伝い，知覚，学習，記憶，発達，社会など心理学の多くの研究領域にゲシュタルト理論から考察を試み，1935年の主著『ゲシュタルト心理学の原理』においてゲシュタルト心理学の主張を体系的にまとめた。人や動物は物理的環境に対して行動しているのではなく，認知した主観的環境に対して行動していると主張し，行動的環境という言葉で表した。

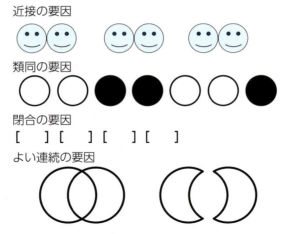

図6　ゲシュタルト心理学の法則
近接の要因は近くにある図形がまとまる。類同の要因は同じ種類のものがまとまる。閉合の要因閉じた図形（【　】）がまとまる。よい連続の要因では，左の図は二つの円が重なっているように見え，右のような二つの図形が2点で接しているとは見えにくい。

　ケーラーもまた前記のウェルトハイマーの仮現運動の実験を手伝った後，1913年から1920年にかけてカナリア諸島のテネリフェの類人猿研究所でチンパンジーの問題解決の研究を行い，天井から吊るされたバナナをチンパンジーたちが見通しを立てて木箱を積んだりして取る行動を洞察と呼び，その一連の研究の成果を1921年に『類人猿の知恵試験』として公刊した。ケーラーは，内観心理学にも行動主義心理学にも批判的であり，知覚の現象とそれに対応する大脳の活動が共通の構造的特性をもつとする心理物理同型説を主張した。

　レヴィンは，ベルリン大学時代は学習や動機づけの研究を行ったが，1933年にアメリカに移住してからは社会心理学の分野の研究領域を開拓し，マサチューセッツ工科大学にグループダイナミックス（集団力学）の研究所を創設した。人が実際に生活するフィールドに出かけ，アクションリサーチという研究法を用いて，たとえばリーダーシップスタイル（権威型，民主型，放任型）の有効性の比較を行い，民主型リーダーの優秀性を証明する実験などを行った。また，行動を生活空間の中の一定の時間における場の状態の変化として捉える場の理論を提唱した。

　ハイダーは，1920年にグラーツ大学で博士号を取った後，ベルリン大学でウェルトハイマー，コフカ，ケーラー，レヴィンからゲシュタルト心理学の薫陶を受けた。アメリカに渡っていたコフカの招きを受けて1930年にアメリカに移住してからは，社会的認知の研究にゲシュタルト心理学の考え方を導入し，1958年に『対人関係の心理学』を刊行した。他者が意図や動機や感情を持っていると感じることを帰属（アトリビューション）という概念で説明した。また，対人関係における相互の感情のあり方をP-O-Xモデルで説明するバランス理論を提唱した（図7）。

　メッツガーは，ベルリン大学でウェルトハイマーとケーラーにゲシュタルト心理学を学んだ。大学入学前の第一次世界大戦でドイツ軍に従軍して片目を失い，単眼でも奥行き知覚が可能な理由を探求したいと考えた。ナチス政権下ではユダヤ系でないのでドイツに残ってミュ

ンスター大学の教授に就任したが，当時の著書にはアメリカに亡命した師匠たちの著作を引用できないことなど苦労を重ねた。『視覚の法則』と『心理学』という優れた教科書を書いたが，後年はアドラー心理学の普及者となり，ドイツ・アルフレッド・アドラー協会の創設に尽力した。

アルンハイムは，ベルリン大学でゲシュタルト心理学を学んだ。生涯にわたって絵画，映画，建築など視覚芸術の分野に新境地を切り開き，1928 年の『芸術としての映画』は，芸術心理学としてだけでなく，映画の学術的研究としても先駆的であった。1940 年にアメリカに移住し，以後はアメリカで活躍した。1969 年に『視覚的思考』を刊行したが，表題の視覚的思考という概念は，視覚こそ思考そのものにほかならないというアルンハイムの長年の主張が反映されている。

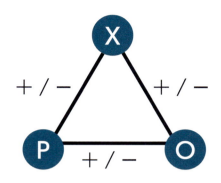

図7　ハイダーの P-O-X モデル

P= 認知主体，O= 他者，X= 人・事・物の何でもよい。＋と－で表わされる感情関係は，三つの符号の掛け算が＋になるバランスに向かう力が働く。
(Heider, F. (1946). Attitudes and cognitive organization. *The Journal of Psychology*, **21**, 107-112. より)

アッシュはポーランドのワルシャワに生まれたが，1920 年（17 歳の時）に一家でアメリカに移住し，教育はアメリカで受け，コロンビア大学の大学院でウェルトハイマーの指導を受けた。アッシュは，実験社会心理学の創始者であり，印象形成や同調の実験的研究を行った。1951 年に公表された同調に関する有名な実験では，ある長さの線分と同一の長さのものを 3 本の線分の選択肢から選ぶ課題を 8 人単位で行う場面を設定したが，そのうちの 7 人が実は実験者の指示に従って行動するサクラ（☞ p.58）であり，真の実験参加者はサクラ全員が誤った答えをいうと引きずられて誤答し，同調反応が生ずることが実験的に示された[11]。

　この節の最後に，上記のゲシュタルト心理学者とアメリカ移住との関係をまとめると，下記のようになる。なお，ナチスが政権をとったのは 1933 年である。

　　ウェルトハイマー：1933 年にアメリカに移住し市民権獲得
　　コフカ：1924 年～ 1927 年に段階的にアメリカに移住
　　ケーラー：ユダヤ系でないが，ナチスの政策に反対し 1935 年にアメリカに移住
　　レヴィン：1933 年にアメリカに移住し，1940 年に市民権獲得
　　ハイダー：コフカの招きにより 1930 年にオーストリアからアメリカに移住
　　メッツガー：ユダヤ系でなく，ナチス政権下のドイツに残ってミュンスター大学教授
　　アルンハイム：英国を経由して 1940 年にアメリカ移住
　　アッシュ：1920 年に 13 歳でポーランドからアメリカに移住

1. 1. 10

認知革命の前後

　動物の学習研究を中心とする行動主義は，1950 年代の終わり頃まで，特にアメリカの心理学の主流であった。狭い意味での行動主義は，特定の刺激に対して正しい反応を結びつけること（刺激−反応の連合）が学習であると考えるという意味で連合主義と呼ばれる。連合主義は，刺激と反応の関数関係が練習回数と共にどのように変化するかが学習研究の主要な問題であり，学習が成立するまでの間に「心の中」で何が起こっているかは問題としない。他方，「心の中」で起こっていることこそが問題であると考える立場を認知主義という。ケーラーの問題解決における洞察や，ハルの動因低減説や，トールマンの認知地図の考え方は，認知主義の先駆けとも言える。

　ピアジェは，湖にすむ動物を研究する生物学者として出発し，心理学を学んだ後，認識の系統発生である学問の歴史を検討する科学史研究と，認識の個体発生を検討する認知発達研究の両輪から成る発生的認識論という新しい学問体系を樹立しようとした。前者は『発生的認識論序説』全 3 巻に結実し，後者では子どもとの対話によって認識の発達を調べる「臨床法」による研究を 1920 年代から行い，知覚，思考，言語，道徳的判断などの発達過程を明らかにした。以上のような経緯から，ピアジェは，初期の認知主義の研究者と言うことができる。

　ピアジェの発生的認識論の立場は，構成主義であると言われる（p.26 の「社会構成主義」とは別のものである）。ピアジェの構成主義は，新しい知識はシェマの同化と調節を通じて構成されるという考え方である。シェマは認識の枠組みのことであり，それによって情報を取り入れることを同化という。しかし，既存のシェマで同化ができない場合は，シェマ自体を修正する調節を行わなければならない。たとえば，自然数というシェマがあればすべての足し算が理解（同化）できるが，引き算をするにはマイナスの数という新しい数概念を取り入れてシェマを修正（調節）する必要がある。

　連合主義から認知主義への大きな転換は 1956 年にアメリカで起こったとされ，認知革命と呼ばれることがある[12]。

　1956 年が認知革命の起こった年とされる理由の第一は，この年に人工知能がテーマとなる最初の会議がアメリカのダートマス大学で開催されたことによる。後にダートマス会議と呼ばれるようになったこの研究集会の目的は，学習と知能のあらゆる問題のシミュレーションを機械にさせることができるという前提のもとに，言語を使用し，今は人間しかできない問題を解決し，自己修正能力を持った機械の製作方法を検討することであった。この会議の中心となったのは，マッカーシー，ミンスキー，ニューウェル，サイモンという 1927 年生まれの当時新進気鋭の研究者たちであった。

　このうちサイモンは，コンピュータによって数学の定理証明問題や幾何学の問題を解くための汎用的問題解決プログラム「ジェネラル・プロブレム・ソルヴァー」の開発をニューウェルと共に行った。サイモンは，心理学だけでなく経営学の分野でも優れた業績をあげ，「経済組織内における意思決定過程に関する一連の研究」で 1978 年のノーベル経済学賞を受賞している。

理由の第二は，ミラーの有名な展望論文「不思議な数 7 ± 2」が 1956 年に公表されたことである[13]。ミラーは，人間の情報処理容量の問題を取り上げ，「世界の七不思議」，「七つの海」，「七つの大罪」など世の中に七つのものがセットになった事柄が数多くあることをあげつつ，記憶と判断の処理容量の限界が 7 ± 2 単位（チャンク）であることを論じた。たとえば，聞かされた数字を繰り返して言う数唱は，知能検査にも採用されている記憶課題であるが，反唱できる個数が年齢の関数として増えていくことが分かっている。重要なことは，記憶だけでなく判断においても情報処理容量の限界があり，たとえば質問紙法で五段階とか七段階の評定法が用いられるのも 7 ± 2 単位の法則に従っている。

理由の第三は，ブルーナーらが編集した『思考の研究』が 1956 年に刊行されたことである[14]。これは何でもないタイトルのようであるが，行動主義では「思考」というような外からは観察できない内的な概念は研究の対象にはならなかったという点に注意すべきである。

ブルーナーは，ケーラーとトールマンから直接の影響を受け，第二次世界大戦後にニュールック心理学の旗手として登場した。子どもが判断するコインの大きさの知覚が貧富の差に影響される（豊かな家庭の子は小さく，貧しい家庭の子は大きく判断する）というダイナミック知覚の研究から，知覚は物理世界そのままの反映でなく，感情や欲求により強く影響されることを明らかにした[15]。『思考の研究』では，問題解決における方略（ストラテジー）という概念が導入された。方略は，単に解決法における選択肢という意味ではなく，解決主体が自身の能力を考えに入れながら，自分に合った解決法を探っていくことを指すものである。ブルーナーは，その後も発見学習，スキャフォールディング（足場かけ），共同注意など，教育と発達に関する幅広い研究を行った。

ブルーナーとミラーは，1960 年にハーヴァード大学に認知研究センターを設立し，そこが認知研究の重要な拠点の一つとなっていった。

1967 年にナイサーが公刊した『認知心理学』は，認知心理学がタイトルとなる最初の本であり，その新しい考え方が認知心理学の普及に貢献した。ナイサーは，ミラーとケーラーの影響を受けて認知研究を始めたドイツ生まれのアメリカの心理学者であり，生態学的妥当性という観点から日常記憶の研究を行い，自己を生態学的自己，対人的自己，概念的自己，時間的拡大自己，私的自己の 5 種類に分類するなど，認知研究の範囲を拡大した。なお，生態学的妥当性とは，一般に人間を含む生物の研究から得られた理論や説明概念がその生物の生息する環境において意味のあるものになっている程度のことをいう。

記憶は，認知革命以後に飛躍的に発展した研究テーマである。タルヴィングは，「いつどこで」という情報がついた個人の体験の記憶であるエピソード記憶と，学んだ時期や場所とは関係なく一般的知識としての記憶である意味記憶とを区別し，エピソード記憶の検索時の手がかりとして記銘時の文脈等が有効であるとする符号化特定性原理の存在を示す実験を行った。

記憶と並んで注意もまた認知研究の重要な研究テーマとしてあらわれるようになった。英国の心理学者ブロードベントは，注意の情報処理容量にも限界があると考え，左右の耳に同時に別の音を聴かせる両耳分離聴法を用いた実験により，注意を向けなかった方の音はその後の情報処理が行われないようにする濾過機能があるとする注意のフィルターモデルを提案

した。ブロードベントの 1958 年の著書『知覚とコミュニケーション』もその後の認知心理学の発展に大きく貢献した。

　以上のように，1950 年代後半から，注意，記憶，思考，言語など，行動主義全盛の時代には扱われることのなかったテーマで基礎研究が進むと共に，それぞれの機能の障害がどのような認知的メカニズムで発生するかを明らかにする研究も発展していった。また，感情の表出と理解，非言語的コミュニケーション，他者理解など，社会的行動を認知心理学の枠組みで研究する分野も拡大していった。

1.1.11

認知神経科学

　生理学と心理学の関係は，最近では中枢神経と末梢神経の機能を対象とする神経生理学が発展し，その研究内容には感覚，記憶，学習，睡眠，運動などの問題が含まれ，心理学の研究テーマと重なる部分がかなり大きい。認知神経科学は，認知心理学と神経生理学が協同する学問分野となっている。

　ブローカとウェルニッケの失語症の研究（☞ p.8）は，認知神経科学の礎石となるものであったが，ブローカ野とウェルニッケ野は大脳のごく一部を占めるものにすぎない。ブロードマンは，大脳皮質組織の神経細胞を染色し，組織構造が均一である部分をひとまとまりとして 1 から 52 までの番号をつけ 1909 年と 1910 年に発表した。これがその後 100 年以上も使われてきたブロードマンの脳地図である。

　19 世紀末から 20 世紀の初頭にかけて，脳神経についての事実がいろいろ明らかになっていった。スペインのラモン＝イ＝カハールは，「神経系の構造の研究」で 1905 年のノーベル生理学・医学賞を受賞したが，他の細胞の場合とは異なり，神経細胞同士は直接には接していないとする説を唱えた。このことは，当時の顕微鏡の技術では真偽が確認できなかったが，後になって正しいことが証明され，神経細胞はセルではなくニューロンと呼ばれるようになった。ニューロン同士が直接に接していたとすると，たえず脳全体に電気が流れ，大変厄介なことになりそうである。

　ニューロン間の情報の伝達は，電気的にではなく化学的に行われている。ニューロン間の接合部の空間の距離は 20 ナノメーター（20 万分の 1 ミリ）程度とされるが，その連絡構造をシナプスと名づけたのは英国のシェリントンであり，1932 年に「ニューロンの機能に関する発見」でノーベル生理学・医学賞を受賞した。

　ペンフィールドは，シェリントンにも学び，てんかんの外科手術の専門家になったが，てんかん治療のための開頭手術の際に脳を電極で刺激して確認作業をする中で，脳部位と対応する身体機能の関係を見出し，脳の機能地図を作成した。マギル大学の機関として 1934 年に創設されたモントリオール神経科学研究所の初代所長となったが，その偉業を讃えて研究所の近くの通りが「ドクター・ペンフィールド・アヴェニュー」と命名されている。

ヘブは，カナダとアメリカで教育を受けた後，モントリオール神経科学研究所でペンフィールドに協力しながら神経科学の知見を深め，ニューロンがシナプスを介して隣のニューロンに繰り返し発火すると二つのニューロン間の結合が強まっていくとするヘブの法則と，特定の刺激対象から生ずるニューロンの同時発火によりニューロンの集団である細胞集成体（セル・アセンブリー）が形成されるという考え方を提唱した。

スペリーは，脳の左右半球を結ぶ脳梁をてんかん治療のために外科手術で切断された分離脳の患者の脳の左右の半球がそれぞれ独立した認知情報処理を行っていることを実験的に証明し，1981 年に「大脳半球の機能分化に関する発見」でノーベル生理学・医学賞を受賞した。

イタリアのリゾラッティらは，1990 年代初頭に行ったサルの脳（腹側運動前野 F5）に電極を差し込んで観察する実験において，ミラーニューロンの存在を発見した。サル自身が何かをつかむ行為をする場合に反応するニューロンは，実験者が食べ物をつかんで箱に入れようとするのを観察する時にも同じ反応を起こす様子が見られたのである[16]。人間では脳に電極を差し込む実験はできないが，同様のミラー・システムが存在すると考えられている[17]。

近年の認知神経科学の発展は，ポジトロン断層法（PET），機能的磁気共鳴画像法（fMRI），事象関連電位（ERP），脳磁図（MEG），近赤外線分光法（NIRS）など，さまざまなタイプの体を傷つけることのない非侵襲的なニューロイメージングの技法の開発に拠っている（☞ p.107）。

1. 1. 12

ナラティブアプローチ

心理学分野

ナラティブはひとことで言うと「語り」という意味であるが，ナラティブアプローチとは，心理学の研究や実践において対象者の個別性に焦点をあて，出来事を自身の体験として生き生きと語ってもらい，その語りの形式と内容を検討し，語るという行為を通じて紡ぎ出される意味を理解しようとするものである。

ブルーナーは，ハーヴァード大学認知研究センターから英国のオックスフォード大学教授（1972 ～ 1980 年）に転じた後，1980 年代以後はアメリカに戻ってナラティブを重視する立場をとるようになった。一貫して矛盾のない論理に裏打ちされた普遍的な真理を求めること自体は大切であるが，生きた語りが生み出す意味の生成は，幼い子どもにとっても大人にとっても重要であると考えた[18]。

人類学分野

ナラティブアプローチを理解するには，人類学（アンソロポロジー）とナラティブとの関係を知っておくことも大切である。人類学では，研究者が調査対象となる地域を定めて研究のフィールドとし，その現地に滞在して情報や資料を収集する活動であるフィールドワーク

を行う。研究者に情報を提供する現地の協力者のことをインフォーマントと呼ぶ。研究者がインフォーマントから聞き取りを行い，その内容を整理したものがナラティブとなる。このような人類学の活動は，心理学の誕生よりも古い時代から行われており，その研究方法と研究成果は，心理学にも影響を与えてきた。ただし，以下にのべるように，人類学には自然人類学，社会人類学，文化人類学の三分野がある。

　自然人類学は，生物としての人間の特徴を解明するもので，人類進化の途上に存在した古人類の化石を調べてその形態から運動能力，生活環境，社会構造などを明らかにしたり，チンパンジーやゴリラなど人間以外の霊長類の行動との比較検討を行って人類固有の特徴を明らかにしたりする学問である。自然人類学は，古人類学，人類進化学，人類遺伝学，霊長類学など多くの分野の協同により成立しており，自然人類学の「開祖」にあたる研究者はいないとも言われるが，ダーウィンやゴールトンの研究には自然人類学と呼べそうな成果も含まれている。

　自然人類学においても現地でのさまざまな聞き取り調査は行われるであろうが，古人類の化石や人間以外の霊長類が主要な研究対象であるのなら，資料としてのナラティブはその必要性も重要性も高くはならないであろう。

　社会人類学は，英国やフランスなどのヨーロッパ諸国において，宗主国による植民地の研究の一環として始まり，特定の地域の社会集団における家族，親族，共同体などの社会組織や宗教的儀礼などを研究対象とし，エスノグラフィー（民族誌）にまとめる学問である。前出（p.6）のリヴァーズらが1898年に行ったトレス海峡探検の報告が初期のエスノグラフィーの例である。そのリヴァーズの弟子にあたるラドクリフ＝ブラウンとマリノフスキーの二人によって，英国の社会人類学の基礎が形成された。

　ラドクリフ＝ブラウンは，社会学の理論を参照しつつ，さまざまな民族の社会構造についての理論的基礎を築き，1920年から南アフリカのケープタウン大学，1925年からオーストラリアのシドニー大学，1931年からアメリカのシカゴ大学の教授を歴任し，社会人類学の理論を世界各地に広めた。

　マリノフスキーは，ポーランドの大学を卒業後，ライプツィヒ大学でヴントから民族心理学を学んだ。その後，第一次世界大戦中はニューギニアのトロブリアンド諸島において，インフォーマントとなる現地の人びとと生活を共にしてフィールドワークを行い，その成果を『西太平洋の遠洋航海者』（1922年）にまとめた。自身は現地に赴かずに行政官，軍人，商人，宣教師などから文物や情報を集めて人類学を構成する研究者を「安楽椅子の人類学者（アームチェア・アンソロポロジスト）」と言うが，マリノフスキー以後は，そのようなことが価値あるものと認められにくくなった。

　レヴィ＝ストロースは，20世紀を代表する人類学者であるが，1959年から1982年までコレージュ・ド・フランスの社会人類学講座の教授であったので，社会人類学者に分類できる。ソルボンヌ大学を卒業後，1930年代はサンパウロ大学教授としてブラジルに住み，さまざまな部族の現地調査を行った。第二次世界大戦開始でフランスに戻るが，ユダヤ系であったのでナチス・ドイツ侵攻後はフランスからアメリカに逃れ，1940年代はニューヨークで研究を続けた。代表作『野生の思考』（1962年）では，身近なありあわせのものを使って器用に作

り上げることをブリコラージュという言葉で表現した。

　社会人類学は，マリノフスキー以来，現地主義に基づく調査とエスノグラフィーによるまとめを重視してきたが，社会制度あるいは社会関係の分析に主眼が置かれ，個々人に焦点を当てたナラティブアプローチが主流であるとは言えない。そもそもエスノグラフィーというものが研究者にとっての他民族の研究であるのなら，そこには使用する言語の違いという大きな壁もあると思われる。

　文化人類学は，主にアメリカにおいて発展してきた研究分野であり，社会構造だけではなく幅広いテーマを取り扱い，民族集団だけでなく職業集団や階層集団や年齢集団などさまざまな集団を対象にして，その慣習や心理的傾向など広義の文化に焦点をあてて研究を進めてきた。

　アメリカにおける文化人類学の創始者とされるのは，ドイツに生まれアメリカで活躍したボアズである。1883 年から 1984 年にかけて行ったエスキモーの調査を契機に人類学に進み，1987 年にアメリカに移住し，1996 年からコロンビア大学で人類学を教え，下記に示す多くのすぐれた文化人類学者を育てた。アメリカインディアン（ネイティブアメリカン）の調査を行ったが，民族固有の文化の価値を認め，基礎的データの収集につとめる姿勢が後の世代に大きな影響を与えたとされる。

　サピアもまたドイツに生まれてアメリカで活躍した文化人類学者であり，コロンビア大学でボアズに学んだ。アメリカインディアンの言語と生活を研究し，使用する言語がその使用者の考え方に強い影響を与えるとするサピア＝ウォーフ仮説にその名を残しているが，この仮説はサピアとは同年代だが火災保険会社の社員から転じてサピアに弟子入りしたウォーフがサピアの考え方をとりまとめ，講演活動などで世に広めたとされる。

　ベネディクトは，ボアズに学んだアメリカの女性の文化人類学者である。第二次世界大戦の時に，敵国であった日本の文化と行動様式を調査し，恩，義理と人情，恥の文化などの観点から『菊と刀』（1946 年）にまとめた。「菊」は日本人の繊細な美意識，「刀」は暴力的な日本の軍国主義の象徴である。

　マーガレット・ミードもまた，ボアズに学んだアメリカの女性の文化人類学者であり，ベネディクトは師匠でもあり共同研究者でもあった。サモアでのフィールドワークを何度も行い，『サモアの思春期』（1928 年）にまとめた。生物学的な性であるセックスと社会的な性であるジェンダーの両面から女性の生き方について考察した。

　ちなみに，ミードの三人目の夫のベイトソンは，英国に生まれ，ミードと結婚後アメリカに移住した。文化人類学や精神医学だけでなく幅広い関心を持って活動したベイトソンの残した有名な概念は，ダブルバインド（二重拘束）である。たとえば親から与えられるメッセージ同士が矛盾していたり，言葉で伝えられるメッセージとそれに伴う感情や動作が一致しない状況に置かれたりして，そのことが理解できないままそこから抜け出せない状態をさすが，それが統合失調症を生み出す原因ではないかとベイトソンは考えた。ただし，その因果関係は証明されていない。

　わが国では，日本人類学会が 1884 年創設の歴史のある研究者団体であり，自然人類学者がその中心となってきた。1974 年創設の国立民族学博物館（大阪府吹田市）は「世界最大級

の博物館機能と，大学院教育の機能を備えた，文化人類学・民族学の研究所として，世界で唯一の存在」とホームページでうたっているが，同館の館長を含む歴代の教授は，看板の民族学（エスノロジー）だけでなく，社会人類学あるいは文化人類学などを自身の専門領域と位置づけており，三種類の人類学者が集まる日本の研究・教育拠点である。また，1934年創設の日本民族学会は，そのメンバーが国立民族学博物館の創設に深く関わってきたが，2004年に日本文化人類学会に名称を変更した。

　以上の動向から，少なくともわが国では，民族学と社会人類学は研究・教育組織的には文化人類学に統合される方向になっている。たとえば，大学の学部はもちろん学科やコース単位ですら，民族学あるいは社会人類学を学べるとうたうところはほとんどなく，文化人類学が中心となっている（日本文化人類学会のホームページに関連情報がある）。

　文化人類学の研究対象は他民族である必要はなく，研究者の母語で調査が可能であるのなら，ナラティブアプローチの有効性は高く，文化が個人に及ぼす影響も研究対象となるので，ナラティブアプローチは文化人類学にとって重要な方法となっている。

社会構成主義（社会構築主義）

　英国の社会人類学の出発に当たっては社会学の影響もあったとされるが，その後も心理学と社会学と人類学は，相互に影響関係にある。

　社会学では，制度や慣習など一見個人の外部にある社会的存在のように見えるものも，人間同士の相互的コミュニケーションの中で構築されるものであるとする社会構成主義の考え方が強く，社会学者ガーフィンケルはエスノメソドロジーという方法論によってその問題を検討した。エスノグラフィーが未知の民族や部族についての制度や慣習についての事実を収集することを目指すものであるとすれば，エスノメソドロジーは，むしろよく知られている制度や慣習であっても，そのようなものを成立させているものは何かを問うことが重要であると考える。現地主義でありナラティブ（社会学では「会話分析」）を重視する点では両者は共通しているが，目的とすることがらは大きく異なっている。

　心理学の分野では，ガーゲンが社会構成主義を主導してきた代表的研究者であり，人間の行為はそれ自体には意味がなく，他者との共同行為を通じて相互のリンクが形成されることによって意味が立ち現れると主張し，『あなたへの社会構成主義』や『社会構成主義の理論と実践』などの著作を通じて，心理療法，教育，マスメディア，インターネットなど，幅広い問題について提言を行ってきた。

医療分野

　医師と患者との関係においてナラティブがどのような意味を持つかについて理解するためには，1990年代に提唱されたエビデンス・ベースト・メディスン（evidence baced medicine; EBM）との関連を見ておく必要がある。EBMとは「根拠に基づく医療」という意味であるが，良い医師の条件は，臨床のエキスパートであると同時に，その時々のベストのエビデンス（科学的根拠）に基づいて治療を行うことであり，このどちらを欠いてもならないという考え方である[19]。ところが，現実にはEBMのエビデンスを狭く解釈し，患者を

無作為に治療群と対照群に分けて治療効果を比較検討する**ランダム化比較試験**により有効性を検証できたことがらのみをエビデンスと考えようとする傾向が強まって行った。

このような狭い意味でのEBMでは「病気を見て患者を診ない」という昔からの問題に立ち戻ってしまう。このような問題に対して、主に一般診療医（ジェネラル・プラクティショナー）から出てきたのが**ナラティブ・ベースト・メディスン**（narrative based medicine; NBM）であり、日本救急医学会のホームページでは、NBMは以下のように説明されている。

ナラティブとは「物語の意であり、個々の患者が語る物語から病の背景を理解し、抱えている問題に対して全人格的なアプローチを試みようという臨床手法である。NBMの特長として、①患者の語る病の体験という「物語」に耳を傾け、これを尊重すること。②患者にとっては、科学的な説明だけが唯一の真実ではないことを理解すること。③患者の語る物語を共有し、そこから新しい物語が創造されることを重視することが挙げられる。EBM偏重時代の中で、NBMはEBMを補完するためのものであり、互いに対立する概念ではない」

以上のようなEBMとNBMの関係は、精神医療でも成り立つことであり、公認心理師もエビデンスとナラティブの両輪で進んでいかなければならない。

1.1.13

生物心理社会モデルと科学者—実践家モデル

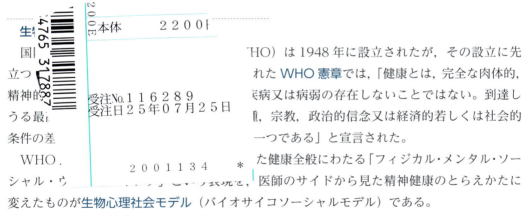

WHO）は1948年に設立されたが、その設立に先れた**WHO憲章**では、「健康とは、完全な肉体的、病又は病弱の存在しないことではない。到達し、宗教、政治的信念又は経済的若しくは社会的一つである」と宣言された。

た健康全般にわたる「フィジカル・メンタル・ソーシャル・ウ、医師のサイドから見た精神健康のとらえかたに変えたものが**生物心理社会モデル**（バイオサイコソーシャルモデル）である。

このモデルは、精神科医の**エンゲル**がロチェスター大学医学部教授であった1977年に科学誌『サイエンス』に掲載した論文の中で提唱したものである[20]。精神医学の対象を脳の機能不全による行動の障害に限定する立場は生物医学的（バイオメディカル）と呼ばれ、精神医学の主流となっているが、それはともすると精神医学は生化学と神経生理学のみに拠るべきとする還元主義か、心の病などというものは神話であり医学から切り離すべきとする排除主義のどちらかに陥る危険性があり、それを避けるためには生物学的要因と心理学的要因と社会的要因の三つを考慮に入れる生物心理社会モデルが精神医学の研究、教育、実践のすべての面で重要となる、というのがエンゲルの主張である。

公認心理師の教育の中心は言うまでもなく心理学的要因について体系的に学ぶことである

が，学部科目の「人体の構造と機能及び疾病」と「精神疾患とその治療」では主に病気の生物学的要因について学び，「関係行政論」及び実践心理学の「健康・医療心理学」「福祉心理学」「教育・学校心理学」「司法・犯罪心理学」「産業・組織心理学」の5科目では実践現場でのさまざまな社会的要因についても学ぶという多層構造となっている。

科学者－実践家モデル

　アメリカの大学院博士課程教育における臨床心理学の達成目標が科学者－実践家モデル（サイエンティスト・プラクティショナー・モデル）である。このモデルは，1949年にアメリカのコロラド州ボウルダーにあるコロラド大学で開催された会議で策定されたので，ボウルダー・モデルとも呼ばれるが，「学術研究の方法論を体得した実践家」の育成を目指す教育プログラムである。70年ほど前に高い理想として掲げられた科学者－実践家モデルであるが，それが現実の大学院教育において成功していると評価してよいかどうかは議論の余地があるとされる。一人前の科学者を育成することも，高度な能力を持った実践家を養成することも，それぞれ生半可なことではできない。なお，科学者－実践家モデルの原案を考えたのは，当時シカゴ大学教授であったシャコウであり，統合失調症の研究を専門とした。

　公認心理師は，その最高学歴が大学院修士課程修了であるので，博士課程修了（博士号取得）を前提とする科学者－実践家モデルをそのまま適用することはできないが，科学者マインドを持った実践家という目標は公認心理師養成教育でも必要であるとされる。公認心理師養成において卒業論文や修士論文は要件とされていないが，そのことは実際上必要という認識が共有されることが望まれる。

1.2
人の心の基本的な仕組みとその働き

1.2.1
情報処理と活動制御を行う心と体

　心の仕組みは単独で機能するものではなく，体の仕組みと一体的に機能するものである。図8は，情報の処理と活動の制御から見た心身の働きの仕組みのモデルを示すものである。感覚刺激などの外界からの情報は，目，耳，鼻，舌，皮膚などの器官の奥にある受容器を経由し，感覚神経を通して中枢神経系（脳と脊髄）に伝わる。伝わった情報は，知覚，記憶，学習，思考，言語，感情，意志などの認知情報処理を経て，随意運動あるいは不随意運動（心臓などの内臓の活動）を起こす筋肉や，汗腺，涙腺，乳腺のような外分泌腺あるいはホルモンを血液中に循環させる内分泌腺などの効果器を制御する。

　発達とその個人差は，図8のプロセスのすべての段階で生ずるものである。受容器の発達については，新生児は基本的に五感（視覚，聴覚，嗅覚，味覚，触覚）の能力を備えて生まれてくる。しかし，大人と同様の感覚を身につける時期は，感覚の種類によって異なる。暗闇の子宮内から光が溢れるこの世に生まれてきた乳児は，ただちに大人と同様の視覚能力を持つことはなく，生後6か月以上をかけてその能力を調整していく。甘・酸・辛・苦の基本味は，スポイトでそれぞれの味の溶液を口中に入れた時の表情反応から，新生児でも区別していると推定されるが，さまざまな食品に対する味覚の嗜好は，文化的影響も含めて，発達の個人差が大きい。中枢神経系における認知情報処理の発達とその個人差は，まさに発達心

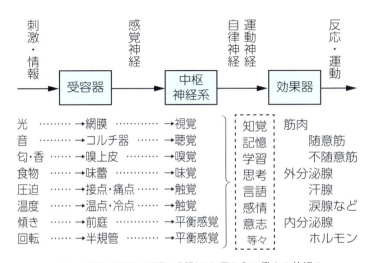

図8　情報の処理と活動の制御から見た心の働きの仕組み

理学の中心的テーマである。効果器の発達は，筋肉とそれを支える骨格が成長期に太く大きくなっていくだけでなく，運動の制御能力も発達していく。体格及び運動能力の性差と個人差は目に見える形で現れる。

　障害や病気もまた，図8のプロセスのすべての段階で生ずる。受容器に起こる視覚障害と聴覚障害，中枢神経系で生ずる知的障害，効果器に生ずる肢体不自由と病弱・身体虚弱は，学校教育を受ける年齢ではその程度に応じて特別支援教育の対象となる。脳血管系の病気や交通事故などによる脳損傷が引き起こす知覚，記憶，学習，思考，言語，感情，意志などの中枢神経系の障害は，医学的には高次脳機能障害と呼ばれる。心理支援を必要とする心の障害や病気は，基本的には中枢神経系の問題であるが，体の問題を同時に考慮する必要がある場合が多い。心身相関（サイコソマティック）と表現されるゆえんである。

1.2.2

心理学のスコープ

　心理学は，間口の広い学問であると言われる。図9は，わが国で最も歴史のある心理学系の学会である一般財団法人日本心理学会（1927年創立）が毎年1回大会を開催する時に20の部門（原理・方法，人格，社会・文化，臨床・障害，犯罪・非行，数理・統計，生理，感覚・知覚，認知，学習，記憶，言語・思考，情動・動機づけ，行動，発達，教育，産業・交通，スポーツ・健康，ジェンダー，環境）に一般研究発表を分類しており，その20部門を筆者が基礎的-実践的と個体的-社会的の二次元に分類しなおして図示したものである。かなり無理に分類した点もあることを理解したうえで，この図から心理学のスコープの広さを感じ取っていただきたい。

　図9の20の部門の中には，歴史的に伝統のあるものもあれば，近年になって活発になってきたものもあり，研究者層が厚く研究成果が豊富なものもあれば，まだその段階には達して

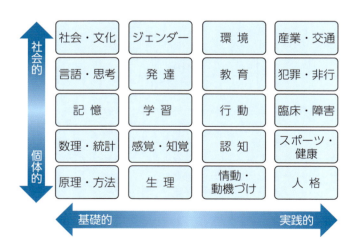

図9　日本心理学会大会の発表部門20分野

いないものもあるが，人間の心の幅広い理解にはこのような多様性がとても重要である。研究も実践も過度の専門性に陥ったり自らを狭く限定したりすることなく，広いスコープから心の問題に取り組んでいかなければならない。公認心理師養成の学部 25 科目は，その基盤を形成するためのものであると言えよう。

文献

1) Darwin, C. (1871). *The descent of man, and selection in relation to sex.* London: John Murray. （長谷川眞理子訳，『人間の由来』上・下，講談社学術文庫，2016 年.）
2) Darwin, C. (1872). *The expression of the emotions in man and animals.* London: John Murray. （浜中浜太郎訳，『人及び動物の表情について』，岩波文庫，1991 年.）
3) Darwin, C. (1877). *A biographical sketch of an infant. Mind: A Quarterly Review of Psychology and Philosophy*, **2(7)**, 285-294.
4) 安藤洋美 (1989). 統計学けんか物語—カール・ピアソン一代記. 海鳴社.
5) Portmann, A. (1944). *Biologische Fragmente zu einer Lehre vom Menschen.* Basel: Benno Schwabe Verlag. （高木正孝訳，『人間はどこまで動物か』，岩波新書，1961 年.）
6) Blum, D. (2002). *Love at Goon Park.* New York: Basic Books. （藤澤隆史・藤澤玲子訳，『愛を科学で測った男—異端の心理学者ハリー・ハーロウとサル実験の真実』，白揚社，2014 年.）
7) Watson, J. B. (1913). Psychology as the behaviorist views it. *Psychological Review*, **20**, 158-177.
8) Watson, J. B., & Rayner, R. (1920). Conditioned emotional reactions. *Journal of Experimental Psychology*, **3(1)**, 1-14.
9) 廣瀬清人・菱沼典子・印東桂子（2009）. マズローの基本的欲求の階層図への原典からの新解釈. 聖路加国際大学紀要, **35**, 28-36.
10) Wagemans, J. (2014). Historical and conceptual background: Gestalt theory. In Johan Wagemans (Ed.), *The Oxford Handbook of Perceptual Organization.* DOI: 10.1093/oxfordhb/9780199686858.013.026
11) Asch, S. E. (1951). Effects of group pressure upon the modification and distortion of judgment. In H. Guetzkow (Ed.) *Groups, leadership and men.* Pittsburgh, PA: Carnegie Press.
12) Gardner, H. (1986). *The mind's new science: A history of the cognitive revolution.* New York: Basic Books. （佐伯胖・海保博之監訳，『認知革命—知の科学の誕生と展開』，産業図書，1987 年.）
13) Miller, G. A. (1956). The magical number seven, plus or minus two: Some limits on our capacity for processing information. *Psychological Review,* **63**, 81-97.
14) Bruner, J. S., Goodnow, J.,& Austin, G. A. (1956). *A study of thinking: An analysis of strategies in the utilizing of information for thinking and problem solving.* John Wiley. （岸本弘訳『思考の研究』，明治図書．1969 年.）
15) Bruner, J. S., & Goodman, C. C. (1947). Value and need as organizing factors in perception. *Journal of Abnormal and Social Psychology,* **42**, 33-44.
16) Rizzolatti, G., Fadiga, L., Gallese, V., & Fogassi, L. (1996). Premotor cortex and the recognition of motor actions. *Cognitive Brain Research,* **3(2)**, 131-141.
17) 子安増生・大平英樹編 (2011). ミラーニューロンと〈心の理論〉. 新曜社.
18) Bruner, J. S. (1996). *The culture of education.* Cambridge, MA: Harvard University Press. （岡本夏木・池上貴美子・岡村佳子訳『教育という文化』，岩波書店，2004 年.）
19) Sackett, D. L., Rosenberg, W. M., Gray, J. A., Haynes, R. B., Richardson, W. S. (1996). Evidence based medicine: What it is and what it isn't. *BMJ,* **312 (7023)**, 71-2. doi:10.1136/bmj.312.7023.71. PMC 2349778. PMID 8555924.
20) Engel, G. L. (1977). The need for a new medical model: A challenge for biomedicine. *Science,* **4286**, 129-136.

第2章

心理学における研究

2.1
心理学における実証的研究法

2.1.1

心理学における研究倫理

　心理学における研究法は，基本的に観察法，実験法，質問紙法，心理検査法，面接法の五種類である。事例研究と質的研究は，この五種類の方法のいずれかを用いるものである。それぞれの具体的な説明に入る前に，すべての研究法に共通する心理学における研究倫理の問題を確認しておく必要がある。

　心理学における研究の倫理規程は，心理学関連各学会において種々制定されているが，ここでは「アメリカ心理学会サイコロジストのための倫理綱領及び行為規定」に定められたA～Eの五項目の綱領について簡単に触れておく[1]。なお，ここでいう「サイコロジスト」は，心理学研究者でなく，心理職従事者のことなので，公認心理師の研究倫理を考えるうえで特に参考になるが，以下では心理実践場面での問題は省いて説明している。

　A. 善行と非行：当事者に便益を与え，害悪を及ぼさないように努めること。当事者やその関係者の福祉と権利の保護に努めること。

　B. 忠誠と責任：自身の行動について正当な責任を受け入れ，私利や害悪につながるような利益相反が生じないようにすること。

　C. 品格：正確，正直，真実を追求しなければならない。盗用，不正，ごまかし，事実の意図的歪曲を行わないこと。

　D. 公正：すべての人に対して公平と公正でなければならない。自身の偏向，能力の限界，専門性の不足などが不公正につながることのないよう理性的に判断すること。

　E. 人権と尊厳への敬意：すべての人の尊厳と価値，ならびに，個人のプライバシー，秘密情報，自己決定権に敬意を払うこと。年齢，性，性同一性，人種，民族，文化，国籍，宗教，性的志向，障害，言語，社会経済的地位による文化差，個人差，役割差を知り，尊重し，そのような要因を正しく考慮に入れること。

研究の実施に際しては，研究の目的・内容や得られた個人情報の取り扱いなどについて丁寧に説明したうえで研究への参加に同意を求める**インフォームド・コンセント**を文書で得ておくことや，研究の途中でもそれ以上は続けないことを申し出る権利があることを最初に明示しておく必要がある。

なお，医療機関に勤務する公認心理師は，2015 年に施行された「**人を対象とする医学系研究に関する倫理指針**」（平成 26 年文部科学省・厚生労働省告示第 3 号）の PDF ファイルを厚生労働省のホームページから入手して，その内容を知っておくことも大切なことである[2]。人を対象とする医学系研究の基本方針は，次の八項目が示されている。

① 社会的及び学術的な意義を有する研究の実施
② 研究分野の特性に応じた科学的合理性の確保
③ 研究対象者への負担並びに予測されるリスク及び利益の総合的評価
④ 独立かつ公正な立場に立った倫理審査委員会による審査
⑤ 事前の十分な説明及び研究対象者の自由意思による同意
⑥ 社会的に弱い立場にある者への特別な配慮
⑦ 個人情報等の保護
⑧ 研究の質及び透明性の確保

指針に示された実際の具体的な内容は，医学系研究独自のことがらも多いが，上記の八項目の基本方針の大切さは，心理学研究でも全く同じである。

それでは，具体的な研究方法を以下に順次見ていくことにするが，いずれの方法も何らかの形でインフォームド・コンセントが得られていること等が前提である。

2. 1. 2

観察法

観察の「観」も「察」もよく見るという意味であり，対象や事象を注意深く見る**観察法**はすべての科学研究の基本である。自然科学では，観察が対象や事象の測定（数値化）を伴う場合には**観測**の語が充てられるが，心理学では測定を伴う場合であっても観測の語はほとんど使われない。

観察は，対象をただ注意深く見るだけでなく，時系列に添ったできごとの**記録**を同時に伴うものである。記録は，言語的方法と非言語的方法のうち利用できるものを用いて行われる。記録の方法は，その場で用いることのできる手段に限定されるだけでなく，観察対象や観察状況によっても変わってくる。たとえば，ビデオ撮影が望ましいと思っても，許可されないことも多い。ビデオ撮影が可能であっても，撮影によって対象者の行動が変化してしまうので避けた方がよい場合もある。記録は，どのようなものであれ，人間を相手にする場合は，プライバシー保護の対象になる。

参加観察法と非参加観察法

観察法では、観察する者と観察される者に分かれるが、観察者がどういう状況で観察するかによって次の二タイプに分かれる。

参加観察法では、観察の現場に観察者が居場所を設けて常に存在することが前提となる。p.24 で述べたマリノフスキーのフィールド調査は、分野は異なるが、参加観察法の古典的な例である。

参加観察法では、観察する者と観察される者の間の相互の影響は避けられない。石を観察しても対象に変化は生じないが、人間を観察すると何らかの変化が生ずるのが当然である。このことを観察者効果という。

観察者効果が生じないようにするためには、観察の現場にいないようにする非参加観察を行う必要がある。心理学実験室では、二つの部屋の間にワンウェイ・ミラーを設置して、明るい部屋で行われていることを暗い部屋からは観察できるが、明るい部屋では鏡がおかれているとしか見えない状態になる古典的方法が用いられてきた。ちなみに、ワンウェイ・ミラーのアメリカでの特許取得は 1903 年である。現在では、観察場面でのビデオ撮影の隠し撮りを隣室のモニターで観察する方法も用いられている。

観察記録法

観察記録のつけ方にはさまざまな方法があるが、そのうちのいくつかを以下に示す。

日誌法（ダイアリー法）は、特定の個人または集団を日常的な行動の流れの中で観察し、日付や時間を付して記録する方法である。p.1 のダーウィンの論文の例のように、わが子の成長記録の方法として一般的に用いられている。

時間見本法（タイム・サンプリング法）は、観察全体を一定の時間間隔（秒単位, 分単位など）に区切り、各時間単位で目標行動が生じたか否かを記録する方法である。量的データを得るためには有効であるが、行動の流れをとらえることには向いていない。

事象見本法（イヴェント・サンプリング法）は、記録する事象（たとえば保育所での子ども同士のいざこざ）を決めておき、その事象を一つの単位として、どのように始まり、どのような経過をたどり、どのように終わったかを生起時刻と共に記録する。

行動目録法（チェックリスト法）は、観察する行動の目録（チェックリスト）を予め決めておき、その行動が生起したら、その度にチェックする方法である。たとえば、母子相互作用の研究において、①母親から子どもへの身体接触、②母親から子どもへの言葉かけ、③母親から子どもへの共同注意のよびかけ……のように行動目録を設定する。

評定尺度法（レイティング・スケール法）は、たとえば五段階（1－2－3－4－5）の評定段階にわかれる尺度を用い、観察事象がどの段階に当てはまるかを数字で記録する方法である。評定尺度法は、質問紙法では通常よく用いられるものである。

2.1.3

実験法

　実験は，仮説や理論が実際に当てはまるかどうかをさまざまに変化させる条件のもとで測定しながら確認することをいう。対象に何らかの操作を加えてその結果を観察するものを実験科学というが，国語辞典で「実験科学」を引くと，以下に見るように，心理学は一般的には実験科学に分類されていることが確認できる。

　　「実験を研究の主な方法とする科学。思考及び観察だけで行われる数学・天文学以外の自然科学，及び心理学」（デジタル大辞泉）

　　「実験を研究の主要な方法とする科学。自然科学の大部分，また，心理学なども含まれる」（『大辞林』第三版）

　なお，天文学，地質学，人口学のように，対象（天体の運行，地層の堆積，人間の生死）に直接に操作を加えられない場合でも，測定をきちんと行うことによって科学は成立する。実験に含まれる基本的な構成要素を図示したものが図10 である。実験者が操作する要因を独立変数，研究の対象となる人間または動物を生命体，実験者が生命体で起こることを観察し測定する要因を従属変数と呼んでいる。

　ここで実験と観察の関係について，フランスの生理学者ベルナールは，『実験医学序説』において「実験とは惹起された観察である」と喝破した[3]。科学研究の基本は観察であるが，ただできごとが起こるのを待って観察するのではなく，さまざまな条件を設定して，観察すべきできごとを引き起こして観察するのが実験である。

　もう一つの重要な要因は，剰余変数（干渉変数）である。「剰余」とは「それ以外」という意味であるが，ここでは独立変数以外の要因が従属変数に影響あるいは干渉する可能性について言うものであり，そのことを交絡と表現する。剰余変数の交絡が生じないように統制する（図10 では交絡が起こらないようにハサミで遮断している）こともまた実験を成功させる重要な条件である。

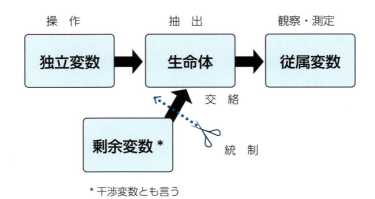

図10　実験法の基本的構成要素

p.17 で述べた賢いハンスとは，19 世紀末から 20 世紀初めにかけてドイツで話題になった賢い馬のことで，馬主が計算問題などを出すと前脚の蹄を鳴らして正しい答えを告げるのであった。1904 年にシュトゥンプらは，その仕組みを調べるために，馬主以外の者に問題を出させたり，ハンスに目隠しをして質問者が見えないようにしたりして実験を行い，ハンスが馬主や観客の体の動きを手がかりにして反応する（蹄を鳴らすのを止める）ことを明らかにした。剰余変数である馬主と観客の動きが見えないように統制することがハンスの真の思考力を解明することにつながったのである。

2. 1. 4

質問紙法

　質問紙法は，文あるいは文章を質問形式で提示して記号選択または自由記述で回答を求め，個人の意見・態度・知識・感情・行動様式などを調べる形式である。質問紙というよりは，フランス語で「質問」を意味するアンケート（enquête）の方が一般的には通りがよいかもしれないが，学術的に適切な質問紙を作成することは意外に難しいものである。

　質問紙法は，基本的に言語で提示し言語（記号）で回答を求めるので，質問文の作り方がすべてであると言ってもよい。回答者の年齢や知的水準を考慮した読みやすくあいまいさの少ない文が求められる。誘導質問に陥らない表現にも留意しなければならない。たとえば，同じ対象のことを「官僚」と呼ぶか「公務員」と呼ぶか「公僕」と呼ぶかで印象は異なり，その後に提示する行動への賛否が違ってくる。

　質問紙法の回答方式で定番となっているのは，「5．強く賛成，4．賛成，3．どちらともいえない，2．反対，1．強く反対」のような五段階評定法である。この評定法は，アメリカの心理学者リッカートが 1932 年に考案したものであり，その名をとってリッカート法と呼ばれている。中点の「どちらともいえない」には，賛否の程度としての中立ではなく，質問内容が十分理解できない回答者の反応も含まれる可能性があるので，注意しなければならない。

　個々の質問文は，専門用語では項目（アイテム）と呼ばれる。たとえば自尊心尺度のように，同じ方向性を持ったまとまりのある項目群のことを尺度（スケール）という。項目群が尺度と呼ぶに値するまとまりがあるかどうかを因子分析などの統計技法によって確認することは，現在では論文を専門誌に投稿する際のほぼ必須の条件である。

　質問紙法の実施の方法にはさまざまなやり方がある。個別調査法は，調査員が回答者と直接に会って一対一で行う方式である。電話調査法は，回答者に電話をかけて口頭で質問して項目ごとに回答を求める方式である。留め置き調査法は，たとえば各家庭を回って質問紙を配布し，後日回収する方式である。集合調査法は，大学の授業などで教室に集まっている回答者に一斉に実施する方式である。郵送調査法は，調査用紙を回答者に郵便で送り，郵便で返送してもらう方式である。最近では，質問の提示と回答をコンピュータで行うインターネット調査法も行われるようになっている。

2.1.5

心理検査法

心理検査（心理テスト）は，個人の知能や性格などの特性を調べる方法であるが，俗に理解されているものとは異なり，基本的に標準化の手続きを経たものだけをいう。すなわち，①実施と得点化の手順がマニュアル化され，②提示される問題及び解答が明確に定まっており，③検査の信頼性と妥当性が確認され，④基準集団の統計値が既知であるものをいう。多くはマニュアルと検査用紙が市販され，検査によっては専門家のみに使用が許可されているものもある。以上のうち，検査の信頼性と妥当性は特に重要な概念である。

信頼性とは，同一の個人に対して同一条件で繰り返し検査を実施したとき，一貫した結果が得られる程度のことである。同一検査の繰り返しは練習効果を生じさせるので，二度目の検査結果の得点は上昇する傾向にあるが，同一の集団に対して期間をあけて二度検査を実施した結果の相関が高ければ，その検査の信頼性が高いと解することができる。

妥当性とは，その検査が目標とするものを正しく測っている程度のことを言う。たとえば，小学6年生の数的能力を測るのに，微分積分の問題を課すことはまったく妥当ではないと言えよう。妥当性を検討するには，別の基準で作成された検査の結果やその他の関連する指標との相関をみる基準関連妥当性を調べる方法などがある。

心理検査の三大種別（能力検査，人格検査，神経心理学的検査）と各種別の中の三タイプの検査を以下に示す。なお，例としてあげた検査の中には，厳密には心理検査とは呼べないものも含めている。

A．能力検査：問題に正答と誤答があり，知的能力を力量（パワー）または速度（スピード）の観点から測定する。力量検査は「できるか，できないか」を見るものであり，速度検査は単位時間あたりの正解数をみるものである。

- A−1．知能検査：学校で学ばない問題を提示し，その結果から精神年齢（MA）や知能指数（IQ）を表示する（☞ p.129）。

  例：改訂版鈴木ビネー知能検査，ウェクスラー式の各知能検査（☞ p.130）

- A−2．発達検査：知能検査が適応可能でない乳幼児に行える検査を行い，言葉や社会性の発達なども測定し，発達指数（DQ）を表示する。

  例：遠城寺式乳幼児分析的発達診断検査，津守・稲毛式乳幼児精神発達診断

- A−3．学力検査：学校で学ぶ教科に対応して児童・生徒の学力を測定し，学力偏差値などを表示する。

  例：標準学力検査NRT，標準学力検査CRT

B．人格検査（パーソナリティ検査）：個人の気質，性格，感情，社会的適応性，欲求，葛藤，態度，興味，適性，道徳性などを測定・診断する。問題に対する正誤はなく，その意味で「解答」ではなく「回答」を求めるものである。

- B−1．質問紙法：文や文章による質問から構成される。意識レベルの反応を見る。

  例：主要五因子性格検査（ビッグ・ファイヴ）

- B−2．作業検査法：作業曲線にその人の性格・特徴が出る。

例：内田＝クレペリン精神作業検査

B－3. **投影法**：あいまいな刺激に対する連想や想像（無意識レベルの反応）の産出過程を評価する。

例：ロールシャッハ検査，主題統覚検査（TAT），バウム検査

C. **神経心理学的検査**：脳損傷や認知症などによって生じた**高次脳機能障害**を脳画像診断法，知的機能診断法などにより，定量的，客観的に評価する。

C－1. **脳画像診断法**：脳の電気的活動，脳内の血流，代謝などを測定し，脳の構造または機能の異常を調べる。

例：MRI（核磁気共鳴画像法）

C－2. **認知機能診断法**（メンタル・ステート検査）：知能検査が適用できない場合，知的能力を診断するための簡便法を用いる。

例：長谷川式認知症スケール（HDS-R）

C－3. **動作能力診断法**：認知症の高齢者などに対して**日常生活動作**（歩行・起座，生活圏，着脱衣・入浴，摂食，排泄）がうまくできるかどうかを調べる。

例：Ｎ式老年者用日常生活動作能力評価尺度

2.1.6

面接法

　面接（インタヴュー）とは，人と人とが特定の目的をもって直接顔を合わせ，主として会話を通して必要な情報を得たり，提供したりするものである。最近では，インターネットのテレビ電話機能を用いるオンライン面接も行われている。

　面接の目的は大別して二通りあり，**調査的面接**は，形式が統一された質問票などを用意し，訓練を受けた調査員が必要なデータを収集するために面接を行うものをいう。他方，**臨床的面接**は，何らかの問題や症状（主訴）を持つクライエントに対してセラピストがカウンセリングや心理治療のために面接を行うものである。

　面接の形式としては，臨床場面のように面接者と被面接者が一対一で行う**個人面接**と，採用試験のように複数の面接者が同時に複数の被面接者を対象に行う**集団面接**がある。

　面接の内容に関して，どの程度事前の設定が行われているかに関して三タイプがある。**構造化面接**は，事前に質問事項のリストを用意し，その質問順序や言葉づかいを決めて臨むものである。**非構造化面接**は，事前の用意は特に行わず，その場の成り行きや応答の流れで進めていくものである。**半構造化面接**は，構造化面接と同様に事前の準備はするが，非構造化面接のように流れも重視する。

2. 1. 7

事例研究と質的研究

事例研究

　一人あるいは少数の事例について，観察・実験・調査・検査・面接などの方法を適宜用いてデータを得て，必要に応じて他の事例との比較検討を行い，背景にある現象についての理論モデルの構築を目指すか，あるいは，対象者の個性記述的かつ包括的な理解を目指すものを事例研究（ケース・スタディ）という。

　観察法や実験法では，研究者自身が研究対象となることもある。古典的な研究例では，エビングハウス（☞ p.3）が自身を対象に記憶の忘却の研究を行って報告をしている（1885 年）。記憶材料に無意味綴（RIT, PEK, TAS, …）のリストを用い，40 回の書き取りの末に覚えたリストを 20 分後，1 時間後，1 日後，1 週間後，1 か月後に思い出せるようにするために何回書き取りを必要とするかを調べて，忘却曲線を描いたものである。この研究では，もちろんエビングハウス自身のパーソナリティ特性を調べることではなく，時間経過に伴う忘却の変化をあらわす理論モデルの構築が目的であった。

　19 世紀後半に活躍した英国の医師ダウンは，知的障害の二タイプの症例を報告した。一つは，知的障害と細く吊り上がった目を持つ顔貌から「蒙古症（モンゴリズム）」と命名した症例を報告した（1866 年）。この障害はモンゴロイド（黄色人種）とは全く関係がないので，現在は報告者の名をつけてダウン症と呼ばれるようになり，21 番染色体が 1 本余分に多いトリソミー症によって発症する先天性の障害であることが明らかになっている。もう一つは，膨大な量の書籍を 1 回読んだだけですべて記憶し，それを逆から読み上げるという驚異の記憶力を持った知的障害の男性の事例を報告し，「イディオ・サヴァン」と命名した（1887 年）。こちらも現在では，サヴァン症候群に改称されている。

　基礎研究と実践研究の往還の好個の例となったのは，著名な記憶障害の患者 H. M.（没後に実名「ヘンリー・グスタフ・モレゾン」公表）の事例研究である。1926 年にアメリカに生まれた H. M. は，9 歳のときに自転車事故にあい，それが原因とは断定できないが，以後てんかん発作の強直性けいれんが頻発したため，1953 年に脳の開頭手術を受けた。手術後てんかんは軽くなったが，脳の海馬と扁桃体の約 3 分の 2 が切除されたため，重度の前向性健忘を発症し，新しい経験の記憶ができなくなった。新しい運動技能を学習することはできたが，その学習をしたこと自体は思い出せなかった。事例研究は，ミルナーらにより，1957 年から 2008 年に H. M. が亡くなるまで長期にわたって継続され，結果が順次報告された[4]。

　自閉症（自閉スペクトラム症）の研究は，精神科医カナーと小児科医アスペルガーのそれぞれの事例研究から始まっている。カナーは，1943 年に世界初の自閉症の症例報告を行った。それまでは知的障害とされていた児童 11 人を感情的接触における自閉的障害として報告し，早期幼児自閉症の病名を与えた。その翌年の 1944 年，アスペルガーは「共感性を欠き，友達がおらず，会話が一方的だが興味のある事柄は詳細に語る」4 人の男児の事例報告を行い，それがアスペルガー症候群の最初の症例報告となった。アスペルガーの事例は，第二次世界

大戦中にドイツ語で報告されたため，英語圏では 1980 年代になるまで長く日の目をみなかった。1 年早く英語で報告したカナーが自閉症の最初の報告者となり，アスペルガーは障害名にその名が残ったのである。

質的研究

先に「測定をきちんと行うことによって科学は成立する」と述べた（☞ p.36）。測定を行い，データを統計的に分析することが科学としての心理学の基本であり，それを量的研究と呼ぶとすれば，それだけではとらえきれない人間の「生の声」を拾い上げたいと考えるのが質的研究である。

質的研究では，観察法や面接法で得られる言語データ（発話記録）にもとづいて分析を行う研究が中心となる。質的研究は，仮説検証よりも仮説生成を重視する，研究者の解釈をポジティブに捉えるなどの特徴があるとされる。

日本の質的研究を中心的に担ってきたのは，2004 年創設の日本質的心理学会であり，現在の会員数は発達心理学研究者など 1,100 人を越えている。

2.2

統計に関する基礎知識

2.2.1

統計学の歴史

　統計学は，英語でスタティスティックス（statistics）と言うが，ラテン語で「国家」を意味するスタートゥス（status）を語源とし，もともとは国の実態をとらえるための数量的事実の研究を意味する。統計学は，以下に見るように，①国の実態の把握，②大量の事象の分析，③確率的現象の分析の三つの分野から発展してきた。

　①国の実態の把握：17世紀に活躍したペティは，『政治算術』において，死亡統計や経済の実態の分析を行い，農業人口の多いフランスよりも商業・金融の人口が多いオランダの方が将来において国力が発展すると結論した。

　②大量事象の分析：ハレーは，「ハレー彗星」に名を残しているが，終身年金の問題で死亡統計の解析を行い，保険数理学（アクチュアリー）の基礎を築いた（1686年）。

　ケトレーは，人間に関わる現象においても物理現象と同じような統計的法則性がみられると考え，『人間とその能力の発達について－社会物理学試論』(1835年)を書いて「平均人」という概念を提唱し，現在のBMI（ボディマスインデックス）にあたる体重／(身長)^{2}の式を考案するなど，「近代統計学の父」と呼ばれる業績を残した。

　ナイチンゲールは，英国の上流階級の家庭に生まれ，高い教育を受けたが，愛国心の発露からクリミア戦争（1853～1856年）に看護師として従軍し，戦後は病院における傷病兵の死亡率を下げるための統計的分析を行った。縁戚に当たるゴールトン（☞ p.3）に対し，英国の大学に統計学講座を寄付する相談を行ったりもした。

　③確率的事象：18世紀から19世紀にかけて，測定の繰り返しの結果における真値からの誤差の分布の研究から，正規分布（図11）の数学的性質が明らかにされていった。たとえば多人数に基づく身長のデータはほぼ正規分布をするが，知能や学力などのさまざま心理学的データが正規分布を仮定してよいかが問題となっていく。ある事象の生起確率をグラフ化して示したものを確率分布というが，正規分布（1733年が最初）の後，心理学に関係の深いカイ二乗分布（1875年），t分布（1908年），フィッシャー（☞ p.2）のF分布などが明らかにされていった。

　18世紀に活躍した英国の長老派協会（プロテスタント）の牧師ベイズは，数学の研究を行い，事象AとBがあるとき，「Aが起きた後にBが起こる事後確率」は，「Bが起きた後Aが起こる確率」に「Bが起こる事前確率」を掛けて「Aの起こる確率」で割ったものに等しいというベイズの定理を発見し，没後その正しさが証明された。近年，ベイズの定理はさまざまな分野で応用されるようになっている。

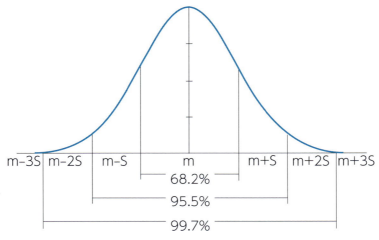

図11　正規分布のグラフ（mは平均，Sは標準偏差）

　ギャラップは，1936年のアメリカ大統領選挙で現職のルーズベルト候補の再選が危ぶまれる中，ある出版社が読者を中心とする200万人以上を対象とする調査結果から対立候補の当選を予想したのに対し，わずか5千人のデータからルーズベルトの再選を予想し的中させた。ギャラップは，有権者を性別，居住地域，社会階層などで社会での実際の割合を反映させるように抽出する割当法により，少ないサンプルから正しい結果を予測したのである。彼が設立したギャラップ社は，現在も調査会社として発展している。

　統計学は，収集したデータそのものの数量的特徴を分析する**記述統計**から，収集した**サンプル**（標本）に基づきその**母集団**の特徴を明らかにしようとする**推測統計**へと発展していった。人口統計を例にとると，近代の国勢調査（人口センサス）は，1790年にアメリカで最初に実施されたが，全数調査を前提にしているので，その国の現在人口の特徴は記述統計のみで対応できる。これに対して，たとえば一部の地域の人口データ（サンプル）からその国全体（母集団）の人口の特徴を把握するためには推測統計が必要となる。

2.2.2

記述統計の基礎

尺度水準

　スティーヴンスは，19世紀の精神物理学（☞ p.4）を発展させ，標準刺激に対する比較刺激の強さを数値であらわす**マグニチュード推定法**を考案したが，1946年の論文で数値の意味を次の四種類に分類した[5]。なお，説明の中の数式は，二つの数字XとYの間の関係をあらわすものである。

　①**名義尺度**：数字は単に数字の間の区別をつけるだけものである（$Y \neq X$）。
　　例：電話番号，学生証番号，ダミー変数（男＝1，女＝2とする）

②順序尺度：数字は順序または大小関係をあらわすが等間隔でない（Y ＞ X）。
　　例：徒競走の順位（数字でなく金・銀・銅メダルでも同じ），模擬試験順位
③間隔尺度：数字には順位があり等間隔だが，絶対ゼロ点はない（Y ＝ aX＋b）。
　　例：知能指数，温度の摂氏℃と華氏°Fの関係（°F ＝（9 ÷ 5）℃ ＋ 32）
④比率尺度：数字は等間隔で絶対ゼロ点がある（Y ＝ aX）。加減乗除の計算ができる。
　　例：身長，体重，年齢

基本統計量

　研究参加者 10 人に「1. 反対～ 5. 賛成」の五段階評定の質問 10 項目からなる尺度を実施した場合を例にして，基本統計量の説明を行う。10 人の 10 項目の合計点として次のものが得られたとする：［19　21　25　27　30　32　38　38　38　42］

　サンプル数：研究参加者数のことで，N ＝ 10 のように表す。

　最小値と最大値：最小値は全部「反対」の 10 点，最大値は全部「賛成」の 50 点になる。

　範　　囲：実際の得点は 19 ～ 42 の範囲に分布している。

　代表値：データの様子を最もよく表す一つの数字を代表値といい，下記のものがある。

　　最頻値はデータ中で最も多くあらわれる数であり，この例では「38」。

　　中央値はデータの真ん中の数（偶数個の時は二つの平均）で（30 ＋ 32）÷ 2 ＝ 31。

　　平均値は（19 ＋ 21 ＋ 25 ＋ 27 ＋ 30 ＋ 32 ＋ 38 ＋ 38 ＋ 38 ＋ 42）÷ 10 ＝ 31。

　度数分布：ある範囲の数値が現れる度数を調べたもの。多くは図を用いて表す。

　　たとえば，10 点台 1 人，20 点台 3 人，30 点台 5 人，40 点台 1 人を図にすればよい。

　散布度：データのばらつきを示す。範囲も散布度の一種だが，平均が計算できるデータ（間隔尺度か比率尺度）の場合は，標準偏差（SD）またはその二乗値の分散を計算する。上記のデータでは，分散は各数値と平均との差の二乗和をサンプル数 10 で割ったもので 56.6 となり，標準偏差はこの分散を開平（平方根を計算）した値で 7.5 となる。

　以上の基本統計量には含まれないが，平均と標準偏差が計算できると，偏差値の計算が可能になる。偏差値は，平均値が 50，標準偏差が 10 となるようにデータを変換して整数値であらわし，個人が全体の中でどのような位置にいるかを示すものである。もととなるデータが正規分布に近い状態であれば，平均値±3 標準偏差，すなわち偏差値が 20 ～ 80 の区間にデータの 99.7％が入ることになる（図11 参照）。

　偏差値と関連して，知能指数（IQ）と偏差知能指数（偏差 IQ）の違いを知っておく必要がある。知能指数（IQ）は「精神年齢÷生活年齢×100」の整数値としてあらわされる。IQ ＝ 100 は，年齢相応の知能ということであり，必ずしも知能指数の平均を 100 に設定しているのではない。これに対して，偏差知能指数（偏差 IQ）は，偏差値と原理は基本的に同じだが，細かく分けられた年齢集団ごとに平均を 100，標準偏差を 15 に設定している。その分布が正規分布に従うのであれば，偏差 IQ は 55 ～ 145 の範囲に全体の 99.7％が入ることになる。たとえば，5 歳で 10 歳の精神年齢があれば，知能指数は IQ ＝ 10 ÷ 5 × 100 ＝ 200 となるが，偏差知能指数で偏差 IQ ＝ 200 という数字は，実際上ほぼ不可能である。

二変量の関係

変数という語と**変量**という語があり，いずれも英語では variable なので日本語だけの問題ともいえるが，統計学では「変量」の方がよく使われている。先に述べた名義尺度は，変数にはなりうるが，数としての計算はできないので，変量とは言いにくい。ここでは二つの変量の関係を分析する基本的な方法である相関分析について見ていく。

p.2 で述べたように，ゴールトンは形質（たとえば身長）の親から子への伝達について調べ，平均への回帰という現象を発見したが，それが二変量の関係を分析する**回帰分析**へと発展していった。回帰分析の基本は，データの散布図を描き，**回帰直線**を求めることである（**図12**）。XのYに対する回帰直線（$Y = aX + b$）は，各データ点と直線とのX軸方向での距離の合計が最小になるように最小二乗法などの計算を行って引かれるものである。ところで，回帰直線はもう一本引くことができる。すなわち，YのXに対する回帰直線であり，各データ点と直線とのY軸方向での距離の合計が最小になるように計算を行って引かれるものである（**図13**）。この2本の回帰直線は，通常一致することはない。その一致度が**相関係数**（r）であり，2本の直線のなす角度θの余弦（コサイン）で表され（$r = \cos\theta$），そのため $-1 \leqq r \leqq 1$ となる。2本の回帰直線が完全に一致する場合が $r = 1$，両者が直交する場合が $r = 0$（無相関）である。

以上に述べたことは，正式には**ピアソンの積率相関係数**と呼ばれ，間隔尺度及び比率尺度のデータに適応可能な相関分析である。順序尺度のデータに対しては，**スピアマンの順位相関係数**などを用いる必要がある。また，名義尺度のデータに対しては，分割表を作成してファイ係数（ϕ係数）を計算する方法がある（p.47 で説明）。

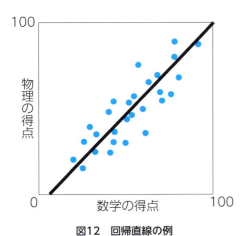

図12　回帰直線の例
回帰直線はデータ点との距離の合計が最小になるように計算して引いた直線

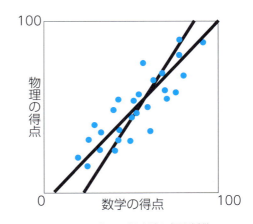

図13　2本の回帰直線と相関係数
相関係数は二つの直線のなす角度θの余弦であり（$r = \cos\theta$），$-1 \leqq r \leqq 1$ となる

重回帰分析

回帰分析において，前記の回帰直線のように，変数 X と変数 Y の一対一の関係を見ることが単回帰分析と呼ばれるのに対し，複数の予測変数 $X_1, X_2, X_3, \cdots$ が一つの基準変数 Y に及ぼす影響を見るのが重回帰分析である。単回帰分析の相関係数 r に相当するのは，重相関係数 R であり，その二乗の R^2 は決定係数と呼ばれる。予測変数間同士に高い相関があると，思わしい計算結果が出ず，多重共線性と呼ばれる状態になることがある。

2. 2. 3

推測統計の基礎

推測統計は，多くの場合正規分布を仮定し，サンプルのデータから母集団の特徴を明らかにする出発点として，まずデータの平均値と標準偏差を計算する点推定を行う。このサンプルの平均値と標準偏差をもとに計算を行い，たとえば「母集団の平均が 45 から 55 の区間に入る確率は 95% である」のように 95% 信頼区間で示すのが区間推定である。

仮説検定

統計学における仮説検定にはいくつかの定義があるが，心理学の研究で必要となるのはたとえば「実験群と統制群のデータは，同じ母集団から抽出されたサンプルである」という帰無仮説を 5% 以下の確率（危険率 $p < .05$ と表現）で棄却できるかどうかを検討することである。この帰無仮説が棄却できると判断されれば，実験群と統制群の間に有意差があることになる。

帰無仮説が正しいのに棄却してしまうことを第一種の誤り（タイプ I エラー）という。たとえば，実際には効果がないのに効果があるという結論を出すことになり，そのようなことは科学研究では第一に避けたいことがらである。反対に，帰無仮説が誤っているのに棄却しないことを第二種の誤り（タイプ II エラー）という。実際には効果があるのに，見落としてしまうことになる。

仮説検定は，母集団が正規分布など特定の分布に従うことを仮定するパラメトリック検定と，そのような仮定を行わないノンパラメトリック検定に分かれる。パラメトリック検定には t 検定と分散分析（F 検定）が重要であるが，これは次項（p.48）で取り上げる。ノンパラメトリックは，どのような母集団からのサンプルでも適用可能なことが利点である。具体的には，フィッシャーの正確確率検定，マン・ホイットニーの U 検定，ウィルコクソンの符号順位検定，クラスカル＝ウォリス検定などがある。

ここでは，2 × 2 分割表でよく使われるカイ二乗検定（χ^2 検定）について，図14 の架空のデータで説明する。関西人 100 人と関東人 100 人（$n = 200$）にうどんとそばのどちらが好きかを二択で聞いたところ，関西人の 8 割がうどん，関東人の 8 割がそばと回答したとする。食べ物の好みの地域差を統計的に検討する方法としてカイ二乗検定を行ったところ，

	うどん	そ ば	合 計
関西人	80	20	100
関東人	20	80	100
合 計	100	100	200

$$\chi^2 = \frac{200 \times (80 \times 80 - 20 \times 20)^2}{100 \times 100 \times 100 \times 100} = 72$$

図14　カイ二乗検定の計算例

$\chi^2(1) = 72,\ p < .001$ となった。数式のカッコ内の数値は自由度である。この結果，**図14**の分布には地域差があるという結論となる。この χ^2 値をもとに名義尺度の相関係数ともいうべき**ファイ係数（φ係数）**を計算すると，$\phi = \sqrt{\dfrac{\chi^2}{n}}$ の式に $\chi^2 = 72,\ n = 200$ を代入して，$\phi = 0.6$ が得られる。

2.3

心理学で用いられる統計手法

2.3.1

t 検定と分散分析

　図14のデータの前提として，二択が強制されたのであれば，うどんとそばの両方が大好きという人や，どちらも大嫌いという人の意向は反映されていないことになる。リッカート法（☞ p.37）を用いて，うどんとそばのそれぞれを「5. 大好き〜 1. 大嫌い」の五段階評定法で回答するようにすれば，よりきめ細やかな調査となる。そのようにして得られたデータから，地域別のうどんとそばの選好度の平均値と標準偏差が計算できる。その差を検討する場合，うどんだけしか調べていないのなら，地域差を t 検定にかければよいが，地域（関西人，関東人）と麺の種類（うどん，そば）の二要因の関係であれば，分散分析（F 検定）を行うことになる。

　心理学で用いられる推測統計法の多くは，英国の二人の生物統計学者ピアソンとフィッシャー（☞ p.2）が考案したものである。特にフィッシャーは，大学教授になる前の 1918 年から 1933 年の間，ロンドン北郊のロザムステッド農事試験場に勤務し，1842 年以来同農場が蓄積してきた作物収穫量データの統計分析を行い，カイ二乗検定，t 検定，分散分析などの統計技法ならびに実験計画法とメタ分析の方法論を確立した。帰無仮説を棄却する危険率を 5%以下（$p < .05$）に設定したのもフィッシャーである。

　分散分析は，F 検定のほかに ANOVA（analysis of variance）と表記されることもある。分散分析の計算手順は統計書に譲るとして，分散分析の考え方を図15 により説明する。まず，平均値の差が有意であるかどうかの検定なのに，なぜ「分散」分析というのであろうか。

　図15-a は，農事試験場で作物の種 A，B，C を蒔いた後の収穫量を表している。種 A と B を比較すると，両者の分散には差がないが，種 A の収穫量の平均値は種 B を上回っている（種 A ＞種 B）。実際，種 A の最も収穫量の少ないものでも種 B の平均くらいの収穫量がある。他方，種 A と種 C の比較は，平均では種 A ＞種 C だが，最多の収穫量は種 C の方に見られるので，両者の比較は簡単ではない。このことから，平均値だけではなく分散も重要であることが分かるが，分散分析の F 値は「級間分散÷級内分散」であるので，全体の分散が大きくなることと個々の種の分散が小さくなることの両方が F 値を大きくし，群差が有意になる原因となるのである。

　分散分析では，主効果と交互作用が有意であるかどうかが重要である。図15-b は，土地を面積が等しい四区画に分け，同じ種を蒔いた時の収穫量を青色の濃さで表したものである。この土地には「日当たりのよさ」の要因と「水はけのよさ」の要因があり，それぞれが単独で収穫量に影響する主効果が見られると同時に，二つの要因がいわば加算的に影響する交互作用が確認できる。

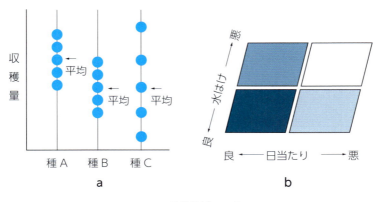

図15　分散分析の原理

　心理学で最も有名な交互作用の例は，**図16**の適性－処遇交互作用である[6]。アメリカのある大学の「入門物理学」の授業方法として，レクチャー（講義）で教えるか，フィルムライブラリー（映画）を使って教えるかによる教育効果の違いは，受講者の向性（外向的，内向的）によって異なるという結果を表している。アメリカの大学のレクチャーは，テレビ番組の『白熱教室』シリーズで広く知れ渡ったように，教授と学生の丁々発止の討論が前提となるので，外向的な学生は喜んで出席し，内向的な学生は出席を避けたいと思っているのである。**図16**で重要なことは，授業方法の主効果も向性の主効果も有意ではなく，講義は外向的学生に効果的で映画は内向的学生に効果的であるという交互作用の要素だけが有意であったという点である。

　上記のような主効果がなく交互作用だけが見られるタイプ以外の主効果と交互作用の関係を図示したのが**図17**である。この図では，授業Aで教えるクラスと授業Bで教えるクラスがあり，授業の事前と事後のテスト成績を比較した結果のパターンを示しているが，事前から事後にかけて成績が向上すれば「有益」，事前と事後で成績が変わらなければ「無益」，事前から事後にかけてむしろ成績が下がれば「破壊的」と表現している。

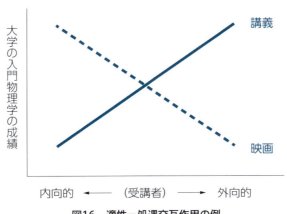

図16　適性－処遇交互作用の例

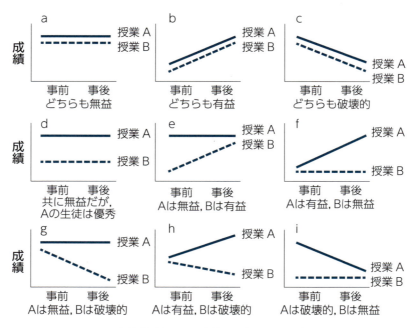

図17 分散分析における主効果と交互作用のパターン
授業の結果，事前から事後にかけて成績が向上すれば「有益」，事前と事後で成績が変わらなければ「無益」，事前から事後にかけてむしろ成績が下がれば「破壊的」である。

メタ分析

同一の研究テーマについて実施された幾つかの研究結果を統合して，まとまった結論を得るために，各研究の統計的分析の結果をさらに統計的に分析することを**メタ分析**という。たとえば，実験群と統制群の平均値の差の場合，両群の平均値の差を標準偏差で割った**効果量**を複数の研究のデータに基づき統合した効果量を計算するなどの分析方法が行われる。メタ分析においては，自己の研究にとって都合の良い結果が出た研究だけを恣意的に集めて分析するなどのことがあってはならない。

2.3.2

多変量データ分析

多変量データ分析は，**多変量解析**ともいい，文字通り多くの変量の関係を統計的に分析する手法であり，前出の重回帰分析のほか，因子分析，共分散構造分析（構造方程式モデリング）などが含まれる。

因子分析は，相関係数を基礎として多くの変量を数少ない因子にまとめる統計技法であり，知能の研究から始まった心理学オリジナルの分析法である。英国の心理学者**スピアマン**が1904年に発表した研究[7]において，一般因子（g因子）と特殊因子（s因子）を抽出したの

が最初とされる。ただし，スピアマンの研究は，今日でいう知能ではなく，古典，仏語，英語，数学，音程の弁別，音楽などを分析対象としたので，むしろ学力の因子分析と言った方がよいだろう。

　スピアマンの**g因子説**（**図18-a**）はその後の知能研究を方向づける一つとなったが，もう一つの重要な方向性はアメリカの心理学者**サーストン**が提唱した**多因子説**である。サーストンは，知能検査の因子分析を行い，言語理解，語の流暢性，空間，数，記憶，知覚速度，推理の七因子を抽出した（**図18-b**）。多因子説は，多重知能理論（☞p.130）の基礎となった。

　英国出身のアメリカの心理学者**キャッテル**は，加齢にともなう知能の変化を研究し，①問題を速く正確に解き，未知の環境に適応するための能力であり，20代を超えると低下していく**流動性知能**，②教育や文化の影響を受け，老化により衰えにくい**結晶性知能**の二因子を抽出した。キャッテルの理論は，後継者や弟子たちが**C-H-C理論**（Cattell-Horn-Carroll theory）へと融合的に発展させた（**図19**）。この階層的知能モデルは，現在の知能検査の理論的基盤となっている。

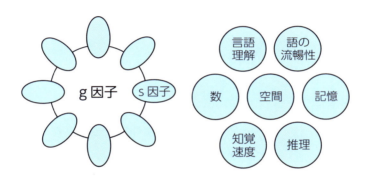

a. スピアマンのg因子説　　b. サーストンの多因子説

図18　二つの因子説のモデル図

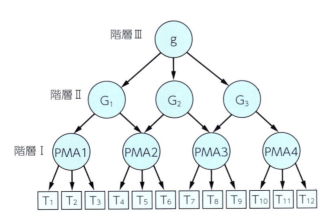

図19　C-H-C理論の概念図

gは一般知能，Gは「広」知能，PMAは「狭」知能，Tは下位検査；丸は潜在因子，四角は実測データをあらわす。

2.3｜心理学で用いられる統計手法

構造方程式モデリング（structural equation modeling; SEM）は，**共分散構造分析**ともいい，実際の測定値から導出される潜在変数同士の関係を検討する統計的手法であり，厳密な表現ではないが,因子分析（潜在変数の導出）と重回帰分析（潜在変数間のパス係数の算出）を同時に行うようなものと言える（**図20**）。パス係数には矢印の向きがあるが，それが因果関係であるというためには，時間の前後関係などの根拠が求められる。

　マルチレベル分析とは，たとえば個々の生徒が学級と学校という上位のレベルに所属する場合のように，個人の学業成績が個人レベルだけでなく，学級のレベル，学校のレベルでも分析を必要とする場合に行われる統計的分析法である。また，同一集団に繰り返し調査が行われる縦断的研究においても，マルチレベル分析は効果を発揮する。

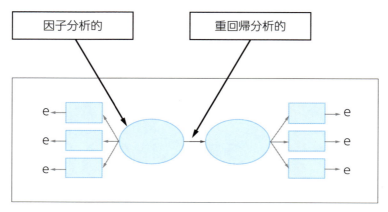

図20　構造方程式モデリングの典型図
測定可能な観測変数を長方形，潜在変数を楕円形であらわす。e は 誤差変数であり，円形で囲むこともある。実際には，この図にパス係数と適合度の指標を記入する必要がある。

2.3.3

テスト理論

　テスト理論とは，個人の知識・技能などに関する正確な情報を効率的に収集し，その情報から個人の能力を的確に判断するための実践的統計理論のことを言うが，大別すると 19 世紀末頃から発展してきた古典的テスト理論と，その後 1950 年代頃から発展した項目反応理論（項目応答理論）がある。

古典的テスト理論

　一般に「測定値＝真値＋誤差」と考えることができ，よいテストを作成するためには，誤差をゼロに近づけ，測定値を真値に近づけることが大切である。古典的テスト理論は，この目的のために，テストの信頼性と妥当性（☞ p.38）を高める方法を検討してきた。たとえば，

テストに含まれる項目数が多いほどテスト全体の信頼性も高くなることが分かっているが，項目数が多すぎると受検者の意欲を維持することが難しくなるという問題も起こりうる。代表的な信頼性の指標にクロンバックのαがある。

　なお，「古典的」といっても決して過去の遺物というわけではなく，現在も一定の範囲で有効であり，多くの心理検査で実際に利用されているテスト理論である。

項目反応理論

　古典的テスト理論では，テストの統計的性質は特定のテスト内容と特定の受検者集団に依存するものである。すなわち，点数が同じでもテストが違えばその意味は異なるのが普通である。他方，たとえば英語圏の高等教育機関が入学志願者の外国語としての英語力の判定資料とする TOEFL iBT（Test of English as a Foreign Language, Internet-based test）を例にとると，コンピュータを用いてインターネット上で受検するものであるが，年に何回も受けることができ，その得点は「毎回同じ意味を持つ」とされる。このようなことを可能にするのが項目反応理論（item response theory; IRT）である。そのためには，テスト項目の難易度などのデータが既にあり，異なるテストの得点が比較可能になるようにする等化手続きが取られている必要がある。その前提として，テスト項目は実施後も公開せず，テスト項目の大きなプールを蓄積していく必要がある。

　項目反応理論を用いれば，コンピュータ上で一人一人与えられる問題を変えて実施するコンピュータ化適応型テスト（computerized adaptive test; CAT）を作成することもできる。たとえば，受検者の解答パターンからその後に実施するテスト項目を柔軟に変えていくことも可能となる。

文献

1) 「アメリカ心理学会サイコロジストのための倫理綱領及び行為規定」（American Psychological Association's Ethical Principles of Psychologists and Code of Conduct; http://www.apa.org/ethics/code/）

2) 「人を対象とする医学系研究に関する倫理指針」https://www.mhlw.go.jp/file/06-Seisakujouhou-10600000-Daijinkanboukouseikagakuka/0000153339.pdf.

3) Bernard, C. (1865). *Introduction à l'étude de la médecine expérimentale.* Paris: Éditions Garnier-Flammarion.（三浦岱栄訳,『実験医学序説』, 岩波文庫, 1938 年, 改訳 1970 年.）

4) Corkin, S. (2013). *Permanent present tense: The unforgettable life of the amnesic patient, H. M.* New York: Basic Books.（鍛原多惠子訳,『ぼくは物覚えが悪い—健忘症患者 H・M の生涯』, 早川書房, 2014 年.）

5) Stevens, S. S. (1946). On the theory of scales of measurement. *Science, **173***, 677-680.

6) Cronbach, L., & Snow, R. (1977). *Aptitudes and instructional methods: A handbook for research on interactions.* New York: Irvington.

7) Spearman, C. (1904). "General intelligence", objectively determined and measured. *American Journal of Psychology, **15***, 201-293.

第3章

心理学に関する実験

3.1 実験計画の立案

3.1.1

科学論文の構成：IMRAD 形式

心理学を含む科学研究の論文は，1960 年代から **IMRAD 形式**に従うことが当然となった。IMRAD とは，Introduction, Method, Results and Discussion の頭文字をとったものであり，日本語では「問題，方法，結果，考察」に対応する（**図21**）。このほか，タイトル，著者，アブストラクトが最初に付き，考察の後に謝辞，文献，附録が付く。タイトルから考察までの本体部分について，以下にこの順序で要点を記す。謝辞以後のことについては，p.64 で述べる。

タイトル：論文の表題は，全体として論文の内容をよく表す簡潔にして短い表現でなければならず，研究のキーワードとなるものを含めておく。タイトルの末尾に句点あるいはピリオドは付けない。

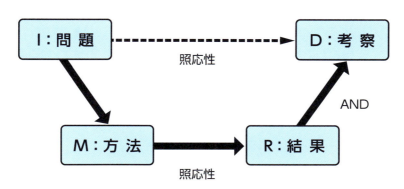

図21　IMRAD 形式の論文構成
科学論文の基本的スタイルを示す。照応性の意味は，問題で提示したリサーチ・クウェスチョンのアンサーを考察で示す必要があり，方法は結果におけるデータ分析の仕方をかなり規定するということである。

著者：著者が一人の場合を単著という。著者が複数の場合は共著になるが，著者名リストの筆頭に来るファースト・オーサー（第一著者）が論文内容のすべてに対して責任を負う。ただし，論文の最初のページの欄外に連絡先等を記載するコレスポンディング・オーサー（連絡著者）の方がファースト・オーサーよりも重要という研究分野もある。その他の著者も含め，草稿（マニュスクリプト）を読んで論文の内容を承知し，刊行を承諾していることが論文の著者になる前提条件である。研究のどの段階にも関与していない者を著者に含めることは，ギフト・オーサーシップと言って，研究不正の一つになるので行ってはならない。

アブストラクト：論文内容の要約であり，読んだだけで論文の内容の概略が分かるように，これ自体も IMRAD 形式で簡潔に記述する。すなわち，I：何を明らかにしようとしたのか，M：どんな方法を用いたか，R：どんな結果だったか，D：研究の知見はどんな点で重要か，について，途中の改行は行わず，全体として段落ひとつで示す。通常，その後に改行して末尾に研究のキーワード5点くらいを付すことになっている。

問題：論文の導入部分であり，研究で使用する基本的な用語や概念を定義し，研究の問題意識をリサーチ・クエスチョンの形にまとめていく。先行研究の論点整理を行い，これまでの研究で明らかになっていることと，今後明らかにすべきことを区分けし，研究の目的と仮説を述べる。目的は，その研究を通じて明らかにしようとすることを簡潔に要約して書くものである。仮説は，かならず諾否（イエスかノーか）いずれかで答えられる命題の形式で示さなければならない。

方法：実証研究では，方法についての詳細な記述が求められるが，要点は論文を読んだ読者が追試可能になるように，実験計画法，研究参加者，材料，教示，手続きなどについて，できるだけ具体的に詳しく記述する。詳細については，p.57 以下で順次説明する。

結果：データ分析の手順とその主な結果について，図表を用いて述べる。図と表は，それだけで内容が理解できるように作成する必要がある。図表に対応する本文では，図表から何を読み取るかの説明を行う。最初に平均，標準偏差などの基本統計量を示したうえで統計的検定の結果や多変量データ分析の結果を必要に応じて示していく。具体的には，p.62 ～ 63 で説明する。

考察：研究の結果得られた主要な知見について，先行研究の知見と整合する点，相違する点から整理し，成果が今後の研究あるいは実践にとってどのような意義があるかを将来の研究の方向性についての示唆を含めて記述する。問題で述べたことと考察で述べることの照応関係が大切である（**図21**）。研究で用いた方法の長所と短所，妥当性についての評価も行う。具体的には，p.64 で説明する。

3. 1. 2

文献研究

　文献研究とは，知りたい事柄についてどんな先行研究があるかを調べるために，書誌情報を検索して書籍や論文などの文献資料を入手し，研究方法と研究結果を整理して研究動向をまとめることをいう。

　心理学では，英語の学術論文の検索も重要となるので，アメリカ心理学会が作成している心理学関連文献のデータベースである PsycINFO が重要な情報源となる。PsycINFO は，1880 年代からの約 2,500 誌の論文のアブストラクトにアクセスすることができる[1]。ただし，使用言語は英語であり，利用契約を行っている大学等のネットワークにつながったコンピュータ上で利用するなどの制約がある。

　論文の中でもレヴュー論文は，専門家が行った文献研究のまとめである。日本語では展望論文とも言われるが，先行研究のまとめと言っても単に過ぎ去った過去の研究の回顧ではなく，これからの研究動向の予測であったり新たな提案であったりするという意味において未来に向かう「展望」の語が用いられる。英語の『サイコロジカル・レヴュー』誌と日本語の『心理学評論』は，代表的なレヴュー誌である。

3. 1. 3

実験計画法

　実験計画法は，p.2 で述べたようにフィッシャーが開発したものであるが，その着想に至った次のようなエピソードが伝わっている。ロザムステッド農事試験場の同僚の女性研究者が自分はミルクが紅茶より先に入れられたか紅茶の後から入れられたかを香りで区別することができると言うのを聞いたフィッシャーは，それぞれ 4 杯ずつ 8 杯の紅茶を用意し，女性にランダム順に提示してテイスティングをしてもらう実験を行ったのである。これは一要因二水準のシンプルな実験手続きであるが，ここには測定誤差を減らすための反復とランダム化という二つの重要な要素が含まれている。紅茶テイスティング実験では，反復は紅茶を各 1杯ずつでなく各 4 杯ずつ用意したことを指している。

　実験の要因を幾つにし，各要因の内部をどのような水準に設定するかを要因配置という。心理学の実験では，実験参加者にどの要因を割り当てるかが重要となる。A と B の二要因がある場合を例にとると，全参加者が二要因を割り当てられる場合を参加者内計画といい，半分の参加者は要因 A，残り半分の参加者は要因 B を割り当てられる場合を参加者間計画という。参加者内計画は，対象人数が少なくて済むが，要因の順序効果や分量が多い場合の疲労効果の問題が生じうる。他方，参加者間計画は，順序効果がなく疲労効果が生じにくい反面，調査対象人数が多くなるだけでなく，二群の等質性が担保できるかどうかの問題がある。

3.1.4

実験参加者

　心理学では，対象が人間の場合は**被験者**，対象が動物の場合は**被験体**という用語（英語ではどちらも subject）が長らく用いられてきたが，最近では受け身でなく主体的に研究に参加してもらうという観点から**研究参加者**（participant）と呼ぶようになっており，実験的研究の場合は**実験参加者**の語があてられる。ただし，心理検査の受検者という意味の**被検者**（testee）の語はそのまま残っている。

　実験や調査などの場面において，研究参加者であるかのように紹介されるが，実は研究者の意図通りに動く人を**サクラ**（英語では「共謀者」を意味する confederate）という。サクラの言動は，真の研究参加者をだまし，その言動を一定方向に誘導する役割を担っている。実験や調査の終了時には，サクラであった事実とサクラをおいた理由を真の研究参加者に説明する**デブリーフィング**（☞ p.61）を行う必要がある。

　研究参加者の個人的属性として，性別，年齢，職業などは人口統計学的要因という意味で**デモグラフィック変数**と呼ばれ，実験計画上特に考慮すべき要因である。質問紙調査の場合は，このような個人情報に関する質問項目を調査用紙の最初のシート（表紙部分）に置いて**フェースシート**と呼んでいる。

　たとえば子どもの学力と家庭の貧困の関係を調べるような研究では，親の職種や収入や住居などの**社会経済地位**（socio-economic status; **SES**）による分析が重要となる。しかし，わが国ではこのような情報を具体的に聞き出すことが難しく，研究参加者の SES 情報が欠落した研究は欧米の研究者からは相手にされないという問題がある。

無作為抽出と無作為割り当て

　研究参加者をどのように選び，どのように要因配置を行うかは，研究の結果を左右する重大な要因である。母集団をよく代表するように研究参加者をランダムに選び出すことを**無作為抽出**，その研究参加者をどの条件に割り振るかをランダムに行うことを**無作為割り当て**という（図 22）。

　たとえばある開発教材の教育的効果を調べるときに，学力の高い生徒だけを選び出して実験を行ったり，開発教材を割り当てるのは学力の高い生徒で，比較となる既存の教材を割り当てるのは学力の低い生徒にして実験を行ったりすれば，まったく信用のおけない研究となる。

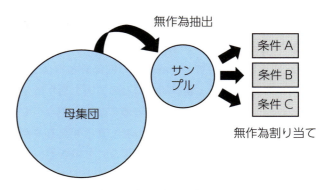

図22　無作為抽出と無作為割り当て

3. 1. 5

刺激・材料

心理学における実験の基本（**図10,** p.36）は，実験者が独立変数を操作し，生体（人間，動物）に起こることを従属変数として観察し測定することにある。独立変数として生体に提示するものを一般的に刺激というが，刺激は具体的な材料を用いて提示される。人間を対象とする場合，かつては紙の材料が主であったが，最近ではコンピュータを用いて作成し制御する刺激をディスプレイ上で提示することが主流となっている。刺激の提示法には，音声提示，文字提示，図形提示などがある。刺激を提示する時間や間隔は重要な独立変数となり，刺激提示時間は長い方が実験参加者にとっては理解しやすく，一つの刺激の終わりからと次の刺激に始まりまでの刺激間隔（inter-stimulus interval; ISI）は長いほど心の準備がしやすくなる。

刺激に対して問題解決などの作業を求める場合には，課題の語が用いられる。課題の困難度あるいは難易度の条件は，独立変数としてしばしば用いられる。たとえば，ばらばらの文字を組み替えて意味のある単語を構成するアナグラム課題では，難易度は文字数やできあがりの単語の使用頻度の影響を受け，さらに「うめあらき→あきらめ」のように無関連文字が入ると難易度があがる。課題に取り組んでいる時に，関係のない別の課題を同時に行わせることは妨害課題になりやすい。

課題遂行の際の教示の条件も課題達成に影響を及ぼす。たとえば，課題を解くときに「速く答えて下さい」と言うのか，「正確に答えて下さい」と言うのか，「速く正確に答えて下さい」と言うのかによって，速度と正解率は異なる可能性が高まる。一般に，速く答えようとすると不正確になりがちであり，正確に答えようとすると遅くなることが避けられず，このような二律背反を速さと正確さのトレードオフという。

3. 1. 6

装置・用具

心理学の実験では，刺激や材料を提示するため，あるいは実験参加者の反応などを記録するために，各種の装置や用具が用いられる。

装置

装置は，機械的に稼働する部分を持つ比較的大きなものをいう。大きなものは MRI（磁気共鳴断層撮影装置）のように何トンもの重さがあり，設置する部屋には電波シールドや磁気シールドの工事が必要な大掛かりなものから，小さなものは重さが1キログラム程度のコンピュータまで，さまざまな種類の装置がある。

歴史的に古くから用いられてきた心理学の実験装置としては，次のようなものがある。

タキストスコープは，機械的仕組みによりシャッターを瞬間的に開閉して，文字や図形を瞬間提示する装置であり，19世紀後半から用いられてきたが，現在ではコンピュータによる

刺激制御方式で実施されることが多い。

眼球運動測定装置は，眼球が運動しながらとらえている対象を調べるものであり，19世紀から今日に至るまで，さまざまな測定方法が開発されてきた。眼の角膜に細い光線を当てて反射光を記録する角膜反射法，眼の両側や上下に電極を貼って眼球の回転角度を測定する眼電図法，眼球をCCDカメラで撮影する画像処理法などである。

ポリグラフは，言葉の意味は「多重記録装置」であるが，アメリカの心理学者マーストンが1910年代に血圧計を「ウソ発見器」として使用し始めたのがその起源であり，呼吸・脈拍・血圧・皮膚電位反応など複数の生理的反応を同時に計測し記録する装置である。

スキナー箱（☞ p.13）は，ネズミやハトのオペラント学習の実験に用いられ，箱の中の動物がレバー押しなどの反応を行う部分と報酬のエサ粒が出る部分，及び累積反応記録装置の部分から成り，スキナーが1920年代後半にハーヴァード大学の大学院生のときにその原型を考えたという。

ウィスコンシン一般検査装置（Wisconsin General Test Apparatus; WGTA）は，1930年代にハーロウ（☞ p.3）らがアカゲザルの学習実験のために開発したものであり，動物のオリの部分と，対面して実験者が座る部分と，その間の刺激提示部分の三つのパーツに分かれる。

用具

用具は，小型軽量で簡単に持ち運びができ，機械的に稼働する部分を含まないものが多い。最もポピュラーな用具は紙と鉛筆であり，それだけを用いて行う心理検査を紙筆検査という。紙筆検査の代表例としては，グッドイナフが1926年に開発した，子どもに一人の人物の絵を描かせるグッドイナフ人物画知能検査，スイスの心理学者コッホが1949年に開発した，黒鉛筆で「実の成る木を一本」描かせるバウムテストなどがある。

図版による用具としては，さまざまな錯視図形，知能検査の刺激図版や動作性知能検査で用いられる検査用キットのほか，ロールシャッハが1921年に公表した，インクの染み（インクブロット）の対称図形で構成されるロールシャッハ・テスト，マレーらが1930年代に開発した，さまざまに解釈可能な状況に置かれた人物像を絵で示す主題統覚検査（Thematic Apperception Test; TAT）などの投影法検査の用具などがある。

歴史的に古くから用いられてきた実験用具を一つだけあげると，ストラットンが1896年に研究を開始した逆さめがねがある[2]。視野が上下にひっくり返る単眼の上下反転めがねをストラットン自身が着用する実験であったが，現在は両眼のめがねとなり，上下反転，左右反転，上下左右がひっくり返る逆転の3種類の逆さめがねがある。

3.1.7

教 示

教示（インストラクション）は，研究者が実験参加者に対して課題の取り組み方などについて与える指示のことをいう。教示を作成するときには，次の点に留意する必要がある。

(a) 教示の理解可能性の保証：教示の理解可能性を高めるために，研究者はあらゆる努力を払わなければならない。そのためには，たとえば実験参加者が理解しているかどうかを確認するチェック設問を随時入れる，子どもが対象の時には年齢に応じた平易な表現に徹する，集団実験の場合には教示が全員に同じように届いていることを確認する手続きを入れるなどである。

(b) 教示の差別化効果の確認：教示の些細な違いが結果に大きな影響を与えることがある。教示に用いる言葉は，予備調査で理解可能かどうかを確認するなど，十分に吟味しておく必要がある。また，教示の違いのみが独立変数という研究では，教示が研究者の意図どおりに効いているかどうかを確認しなければならない。

(c) 同一条件同一教示の原則：同じ条件に属する実験参加者は，全く同一の教示を受けるようにしなければならない。これを保証する具体的な手立てとして，印刷教示，録音教示，ビデオ教示を用いる方法がある。実験者が一人でなく複数が交代で担当するなどの場合は，教示マニュアルの作成も有力な方法である。

(d) 教示に含まれる誤情報の扱い：教示に誤情報を入れることは，常に研究倫理上の問題をはらんでいることに留意しなければならないが，研究の必要上誤情報を含める場合には，かならず事後に正しい情報を与えるデブリーフィングをきちんと行い，誤情報のもたらすマイナス効果を中和しておくことが求められる。

3. 1. 8

従属変数

実験計画法は，独立変数をどのように選んで操作し，剰余変数をどのように統制するかという問題を中心とするが，実験計画が定まれば，実験の結果得られる従属変数の特徴もある程度予測が可能となる。

課題の解決を求める実験では，正答と誤答があらかじめ定められているので，正答数と誤答数，そこから計算できる正答率と誤答率が従属変数となる。課題解決に要する時間を測定する実験では，刺激提示から反応生起までの潜時または反応時間（response time; RT），あるいは反応の持続時間が従属変数となる。質問紙法を取り入れた研究では，回答者が答えた各質問項目の得点及び項目群としてまとめた時の尺度得点が従属変数となる。

実験参加者が直接答えるものではない従属変数として，各種の生理的指標がある。自律神経系の交感神経を刺激された状態（その測定機器）として，瞳孔の散大（瞳孔計），心臓の拍動の活発化（心電計），血圧と心拍数の上昇（血圧計），呼吸数の増加（呼吸計），体表面温度の上昇（サーモグラフィー），発汗（皮膚電気反応計）などが見られる。

与えられた刺激による脳機能の変化については，脳波計（EEG），機能的磁気共鳴画像法（fMRI）陽電子断層撮影法（PET）などの解析データが従属変数となる（☞ p.108）。

3. 2

実験データの収集とデータ処理

3. 2. 1

データの収集

　データの語源は，ラテン語で「与えられたもの」という意味で，昔は「与件」と訳された。しかし，データは棚から牡丹餅のようにただ待つだけで得られるものではなく，計画的かつ組織的に収集すべきものである。

　p.33 で述べたように，心理学における研究法は，基本的に観察法，実験法，質問紙法，心理検査法，面接法の五種類であり，研究の目的に応じて必要な研究法を選ぶことになるが，どの方法を用いるかと同じくらい重要なのは，その方法で得られるデータの尺度水準（☞ p.43, 44）である。以下に示すように，尺度水準の種類によって使ってよい代表値や散布度（ちらばり）の種類が異なるので，その後の統計的分析の方法が規定されることになることに留意したい。

　①名義尺度（Y ≠ X）：使える代表値は最頻値のみ，散布度の概念は基本的に無効。

　②順序尺度（Y ＞ X）：使える代表値は最頻値と中央値，散布度として四分位偏差（順位が下から 3/4 の数値から下から 1/4 の数値を引いた値の半分）。

　③間隔尺度（Y ＝ a X ＋ b）：使える代表値は最頻値と中央値と平均値（算術平均），散布度として四分位偏差と標準偏差。

　④比率尺度（Y ＝ a X）：使える代表値は最頻値と中央値と算術平均と幾何平均（n 個の数字のすべてを掛けて n 乗根を計算），散布度として四分位偏差と標準偏差と変動係数（標準偏差を算術平均で割ったもの）。

3. 2. 2

データの処理

　何らかの方法でデータを得たら，まずすべきことはデータ・クレンジング，次いでデータ・リダクションであり，研究目的によりデータ・マイニングが行われる。

　データ・クレンジングは，データ洗浄という意味であり，データ・クリーニングともいう。収集したデータがすべて分析にかけられるとよいが，不完全，不正確，無関連なデータは分析にかける前に取り除く必要がある。実験法では手違いなどで実験条件通りに実施できなかったデータ，質問紙法では全部または多くの項目で無回答が見られた回答者のデータは不完全であり，分析から除外することになる。不正確なデータとしては，一つを選択する項目で複

数を選択した回答などがある。無関連なデータとしては，機械的に反応する回答者を排除するための**ダミー項目**に引っかかった回答などがある。

データ・リダクションは，データ圧縮という意味であり，データの全容の理解と伝達の可能性を高めるために，その内容を圧縮し要約することをいう。代表値や範囲はその基本であり，因子分析などの多変量解析もその趣旨で行われる。データ・リダクションは，量的研究に固有の概念ではなく，質的研究においても，記述であれ，物語化であれ，現象を観察し記録し伝達するという過程で必ずデータ・リダクションが生じているのである。

データ・リダクションの利便性と危険性は同居している。範囲や度数分布等は**ロー・データへの復元性**が高いが，最頻値，中央値，平均値のような1個の数値のみでデータ全体をあらわす代表値は，ロー・データへの復元が不可能である。たとえば，「平均が3，人数が5」といっても，ロー・データが「1，2，3，4，5」という数列なのか，あるいは「3，3，3，3，3」という数列なのかは不明である。

データ・マイニングは，データ採掘という意味であり，データの山という鉱山（マイン）から重要な情報という貴金属を掘り出す作業をいう。数量分析以外の分野として，大量の言語資料からある単語や語句などの事項の出現頻度と時系列，二つの事項の共起頻度などを取り出すことを**テキスト・マイニング**という。

3.2.3

データの表現

データ分析の結果は，文章だけでなく，表や図によって表すと理解が進むことが多い。

表（Table）とは，文字，数字，特殊記号（%，&，＝など），及び罫線だけで書けるものをいう。この表の定義は，実は昔タイプライターで書くことのできたものに規定されている。コンピュータのキーボード上のタブ（Tab）キーは，作表キーの意味であり，このキーを押すと，用紙を固定するキャリッジが指定文字数分だけ移動する機構により，作表を容易にするタイプライター時代の名残である。タイプライターでは，罫線は「―」記号の連続なので，元来は横の罫線だけで縦の罫線はなかった。多くの学会誌の執筆規程などに「縦の罫線は使用しない」と規定されているのは，意図せずともこの伝統を受け継いでいる。なお，本書の**表1**（p.iii）が表の一例であるが，見やすさを考慮して縦の罫線を入れている。

図（Figure）は，上記の表の定義に当てはまらないものすべてであり，数式（**図14**），グラフ（**図11**など），ダイアグラム（**図10**など），絵（**図2**など），写真（**図1**など），地図など，さまざまなものを含めることができる。グラフは，直交座標軸上に描かれることが多いが，横（X）軸と縦（Y）軸の名称と，必要な場合は単位（人，秒，%など）を必ず入れる。グラフには折れ線グラフと棒グラフがよく用いられるが，「幼稚園3年間の推移」のような連続性があるデータは**折れ線グラフ**，「男女のちがい」のような独立したデータの場合は**棒グラフ**とするのが基本である。表と図は，それぞれに通し番号，タイトル，必要に応じて内容の説明文を書き，通し番号とタイトルは表では上部に，図では下部に置くのが心理学の慣例になっている。なお，表では，説明文が下部に置かれる場合もある。

3.3

実験結果の解釈と報告書の作成

研究結果の報告書である心理学の論文は，既に述べたように IMRAD 形式を基本とする。ここでは結果と考察について再度触れた後，謝辞，文献，附録の要点を見ておく。

結果は，データ分析の手順と分析結果の図表の提示とその読み取りを示す文章から成り，事実の客観的かつ正確な記述と説明を行う部分である。ここで客観的という意味は，元のデータ・セットがあれば，データ分析の手順を追って同じ分析結果を導き出すことができるという意味を含むものである。

考察は，問題で提示したリサーチ・クエスチョンに対するアンサーを示す文章，及び仮説検証的研究では検証結果を示す文章から成り，ある意味において著者の主観的な観点からの解釈と評価を行う部分である。具体的には，研究結果を取りまとめ，成果の学術的意義や実践的意義がどこにあるかを述べ，研究で用いた方法の長所と短所，妥当性などについて指摘し，今後改善すべき点などを提案するものである。なお，複数の実験から成る論文では，実験ごとに短い考察を置き，最後に複数の実験結果のまとめとしての総合考察を置く書き方がしばしば行われる。

謝辞（Acknowledgment）は，置くことが必須ではないが，研究の遂行に際して指導・助言・協力・支援などを得た個人あるいは団体の名を記して感謝する欄である。公的な研究費の補助を受けて行った研究では，所定の形式に従って謝辞を記載する。なお，論文では家族や友人など個人的な関係者への謝辞は含めない。

文献（References）は，本文中で引用した書籍や論文や学会発表などの文献を一覧にして記載する。文献の記載順序は，著者名のアルファベット順とするのが心理学の慣例である。本文の記述と文献欄の文献の照応関係を確認すること，本文中にあげた引用文献と本文中には挙げなかった参考文献を区別すること，いわゆる孫引きを避けて直接読んだ文献のみをあげることなどに留意する必要がある。

附録（Appendix）は，研究に関連する図表や統計的データなどで，枚数制限などの理由で本文には記載できないものを論文の末尾に付するものである。調査で用いた質問紙なども本文よりは附録向きのものが多い。附録が複数ある場合は，通し番号を付して掲載する。

論文執筆の具体的な要点については，日本心理学会の執筆規定を参照のこと[3]。

文献

1) PsycINFOのページ：https://www.apa.org/pubs/databases/psycinfo/index.aspx?tab=3
2) 吉村浩一 (2008). 逆さめがね実験の古典解読 ― 19世紀末の Stratton の2つの論文. 法政大学文学部紀要，**57**, 69-82.
3) 公益社団法人日本心理学会「2015年改訂版 執筆・投稿の手びき」は，下記からダウンロード可能：https://psych.or.jp/publication/inst/

第4章

知覚及び認知

4.1
人の感覚・知覚の機序及びその障害

4.1.1

感覚と知覚

　感覚（センセーション）は，眼や耳などの感覚器官を通じて情報を検出し受容することをいう。他方，知覚（パーセプション）は，感覚情報を選択し，識別し，解釈することをいう。筆者は，大まかには「知覚＝感覚＋判断」と考えている。たとえば，何かを見て赤色を認識するのは感覚であり，それが血か炎か赤信号かを判断するのが知覚である。

　しかし，実際には，感覚と知覚の処理過程は連続的で不可分なものであり，感覚と知覚がほぼ同義であるように表現される場合も少なくない。

　p.3で述べたように，19世紀に活躍した生理学者たちは，感覚の諸問題に関心を持ち，外的な刺激の物理量と内的な感覚経験の心理量との関係を定量的に記述する精神物理学あるいは心理物理学と呼ばれる研究分野（サイコフィジックス）を発展させた。その成果を受け継いで，感覚・知覚の問題は，科学的心理学の草創期からの重要な研究課題の一つになった。心理学概論の教科書では「感覚・知覚」の章が最初の方に置かれることが多く，公認心理師科目でも基礎心理学の最初に「感覚・知覚心理学」が置かれているのは，このような歴史的経緯が背景にある。

4.1.2

体性感覚

　感覚といえば身体外部からの情報を受容する視覚・聴覚・嗅覚・味覚・触覚の五感が古来よく知られているが（たとえば図23参照），その説明の前に，身体内部からの情報を受容する自己受容感覚・平衡感覚・内臓感覚について見ておこう。この三種の身体内部からの感覚と，

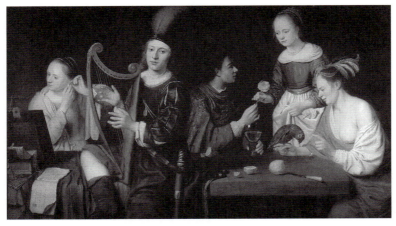

図23　『五感の寓意』
ヘルマン・ファンデル・アルデウェーレルト（1651）．国立シュヴェリーン美術館
左から視覚，聴覚，味覚，嗅覚，触覚をあらわしている。
(https://commons.wikimedia.org/wiki/File:Allegory_on_the_five_senses,_by_Herman_van_Aldewereld.jpg より)

身体表面で圧・温度・痛みなど感ずる触覚とをあわせて**体性感覚**という。

　自己受容感覚は，筋，関節，腱などの自己受容器を通じて得られる身体運動についての感覚をいう。たとえば，目を閉じていても自分の鼻や耳を触ることができるのは，自己受容感覚によるものである。

　平衡感覚は，内耳の半規管と耳石器で身体の姿勢や運動方向を感知する感覚である。立つ，歩く，走る，回転するなどの身体のさまざまな動きは，平衡感覚に支えられて可能になっている。

　内臓感覚は，内臓の痛み，動悸，のどの渇き，空腹感，満腹感，尿意，便意など，内臓器官から発生する種々の感覚である。

　体性感覚の病気や障害は，かなり広範囲に生ずる。自己受容感覚では，関節位置の感覚障害により滑らかな運動ができなくなる感覚性運動失調症，四肢のどれかが事故や病気で失われた後も存在を感じる**幻肢**などの問題がある。平衡感覚の障害は，めまいやふらつきを生じさせる。内臓感覚では，感染症やがんなどによるさまざまな臓器の病気にともなう疼痛が問題となる。痛みの問題については，p.72〜73で詳しく述べる。

4.1.3

視　覚

　眼による可視光線の受容によって生じる明暗，色，形，運動などに関する感覚をいう。眼の構造は**図24**に示す通りである。眼球の大きさは，投影面積の直径が23〜24 mmほどで，直径23.5 mmの10円玉とほぼ同じくらいである。カメラの絞りに当たるのが**虹彩**で，**図24**には示されていないが，光が通る部分が**瞳孔**である。レンズにあたる部分は**水晶体**であり，ピント調節機能を有する。フィルムまたは撮像素子にあたる**網膜**の視細胞には，明暗を感じ

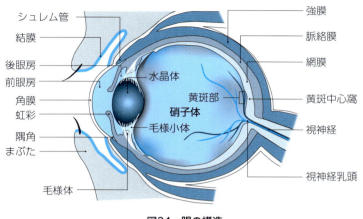

図24　眼の構造

る桿体と赤，緑，青の色を感ずる3種類の錐体がある。カメラの場合と同様に，網膜には倒立像が写るが，脳がそれを正立像と認識する。

　p.19で述べたアルンハイムの言う視覚的思考は，視知覚が単に外界をそのまま映し出す鏡のようなものではなく，能動的で創造的な活動をするという考え方を示している。まず，二次元とみなすことのできる網膜で対象を三次元的にとらえる奥行き知覚が可能になるのは，左右の眼に入る情報の差を利用する両眼視差，近くの対象は網膜に粗く投射され遠くの対象は密に投射される肌理の勾配，手前の対象が後ろの対象を部分的に隠す遮蔽などの情報を利用しているからである。遮蔽において，前の対象に部分的に隠された後ろの対象が何であるかを推測することを補完という。動く対象を眼でとらえることを運動視というが，実際には動いていないのに運動を感じる場合（映画もその一つ）を仮現運動という。日常生活では，このようなさまざまな知覚機能を用いて，物体知覚，シーンの知覚，空間知覚が行われている。

　外界は時に目まぐるしく変化するが，明るさ，色，形，大きさなどが急激に変化したようには感じず，むしろ安定して感知されることを恒常性という。他方，明るさ，色，形，大きさなどのどれかの次元で，異なる二つの対象が接している時に，その差が強調される方向で感知されることを対比という。対比は，錯視の原因となる要因の一つである。

　刺激が存在するかどうかの判断が五分五分であるときの刺激の強さを刺激閾あるいは絶対閾といい，二つの刺激が別のものであるという判断が五分五分であるときの両者の刺激値の差を弁別閾あるいは丁度可知差異という。閾に関する以上のことは，視覚だけでなく，五感のすべてについて成り立つ。

　閾値と関連する問題として，閾下（サブリミナル）の刺激が本人に気づかれないうちに何らかの効果をもたらすとするサブリミナル効果がある。特にテレビ番組の放送において，ある画面を瞬時にインサートする技法の禁止は，日本放送協会は「通常知覚できない技法で，潜在意識に働きかける表現はしない」として，日本民間放送連盟は「視聴者が通常感知し得ない方法によって，なんらかのメッセージの伝達を意図する手法（いわゆるサブリミナル的表現手法）は，公正とはいえず，放送に適さない」として明文化されている。

テレビ視聴時などに画面から発せられる強い光の点滅や閃光は，気分が悪くなったり，けいれんが生じたり，意識障害を起こすなど光感受性発作を誘発する危険性があり，テレビや映画の製作者が避けなければならない映像技法となっている。

眼の病気と障害

眼の病気として，白内障は水晶体が白濁して視力が低下するもので，加齢に伴って発症率が高くなるが，紫外線の悪影響も指摘されている。緑内障は，眼圧が高くなり視神経を圧迫することなどが原因となって視力や視野に重い症状をもたらすもので，角膜が浮腫によって緑に見えることからそう呼ばれている。網膜剥離は，頭部に強い衝撃を受けたり，加齢により硝子体が縮んだりして網膜に裂け目や剥がれ目ができて見え方に異常が生ずるもので，早期にレーザー治療や手術を行わないと失明に至る。

教育分野では，特別支援教育における「盲者」の規定は，「両眼の視力がおおむね0.3未満のもの又は視力以外の視機能障害が高度のもののうち，拡大鏡等の使用によっても通常の文字，図形等の視覚による認識が不可能又は著しく困難な程度のもの」（学校教育法施行令第22条の3）と定められている。なお，「視力の測定は，万国式試視力表による」という注釈が付いているが，万国式試視力表とは，たとえば「C」のような形のランドルト環のあいている方向を5メートルの距離から見分けるものである。

産業分野では，労働災害による「失明」について，障害等級認定基準で「眼球を亡失（摘出）したもの，明暗を弁じ得ないもの及びようやく明暗を弁ずることができる程度のものをいい，光覚弁（明暗弁）又は手動弁が含まれる」と規定している。光覚弁は「暗室にて被検者の眼前で照明を点滅させ，明暗が弁別できる視力」，手動弁は「検者の手掌を被検者の眼前で上下左右に動かし，動きの方向を弁別できる視力」と規定している。そのほか，指数弁は「検者の指の数を答えさせ，それを正答できる最長距離により視力を表す」ものであるが，失明の基準には含まれない。

視覚障害者が文字情報を得るための点字は，一文字あたり3行2列の点（突起）を指先で触れて文字を識別するものであるが，全盲でなければ文字の拡大の方が重要であることが多い。盲人は，道路交通法により保護されるが，白色または黄色のつえを持つか，所定の訓練を受けハーネスをつけた盲導犬によって歩行することが求められる。

視覚障害者に対する語として「視覚に障害のない者」を晴眼者と呼ぶが，晴眼者における二つの「盲」の存在として，盲点と変化盲というものがある。盲点は，網膜において脳から視神経が入ってくる視神経乳頭は光を感知しない部分であるが，網膜に見えない部分があるということ自体が通常は意識されない。変化盲（チェンジ・ブラインドネス）は，ごく一部だけが異なる2枚の写真をコンピュータなどで連続提示した場合，かなり大きな違いがある場合でも変化に気がつかないことをいう。

4.1.4

聴　覚

　耳を通じて物の振動によって生じた音波を感じとる感覚を聴覚という。耳の構造（図25）は，耳介から外耳道を通って鼓膜に至るまでの外耳，鼓膜につながって音波を伝える三つの耳小骨（ツチ骨，キヌタ骨，アブミ骨）から成る中耳，さらにその奥の蝸牛，前庭，三半規管から成る内耳に分かれる。中耳は，鼓室とよばれる空洞になっているが，耳管（エウスタキオ管）を通じて咽頭につながっている。

　音には，大きさ，高さ，音色の3要素がある。音の大きさは，音による空気の変動である音圧で定義される（次ページのデシベルも参照）。音の高さは，1秒あたりの空気振動のサイクル（サイクル／秒）またはヘルツ（Hz）であらわされ，ヘルツ数が多いほど高い音になる。音色は，「おんしょく」とも「ねいろ」とも読むが，正弦波で表される純音に対して実際の音にはさまざまな波形の音が入り混じり，楽器ごとや，同じ楽器でも演奏技法ごとに異なる音色が生まれる。

　二つの音が同時に存在するとき，聞こえていた音が別の音によってかき消されて聞こえなくなる現象をマスキング効果という。静かな夜には聞こえる声や音楽も，昼間の騒音がかき消すのはその例である。

聴力の病気と障害

　聴力の検査には，ヘッドホンから出るさまざまな大きさの純音がどの範囲で聞き取れるかに基づいて調べるオージオメータが使用される。このように外耳から入る空気の振動で気導聴力を調べるのを気導検査というのに対して，耳の後ろの骨に振動を与えて骨導聴力を調べるのを骨導検査という。難聴には次のような種類がある。

　伝音性難聴：中耳の炎症や耳小骨の異常などが原因で起こる，空気の振動が十分に伝わらない状態であり，小さな音が聞こえにくい。気導聴力は低下するが，骨導聴力はさほど低下しない場合が多い。

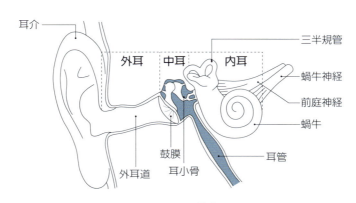

図25　耳の構造

感音性難聴：内耳，聴神経，脳の障害により，音が聞こえにくいだけでなく，音が歪んで聞こえたり，響いて聞こえたり，言葉がはっきり聞こえないなどの状態をいう。気導聴力だけでなく，骨導聴力も低下することが多い。

　突発性難聴：個別の原因は特定しがたいが，メニエール病，騒音性難聴，老人性難聴，聴神経腫瘍などの原因により，片方の耳が突然聞こえなくなる。治療にはステロイド剤投与や高圧酸素療法などがあるが，発症後 48 時間以内，遅くとも 1 週間以内に治療を開始すべきで，2 週間を超えるとほとんど治らなくなる。

　高音部難聴：人間の耳は，一般に 20 ～ 20,000 ヘルツ（Hz）の音を聞き取るとされる。ヘルツは 1 秒あたりのサイクル（サイクル／秒）であり，ヘルツ数が多いほど高い音になる。加齢にともなう難聴（**老人性難聴**）は，高音部から生じやすい。

　特別支援教育における「聾者」は，「両耳の聴力レベルがおおむね 60 デシベル以上のもののうち，補聴器等の使用によっても通常の話声を解することが不可能又は著しく困難な程度のもの」（学校教育法施行令第 22 条の 3）と定められている。なお，「聴力の測定は，日本工業規格によるオージオメータによる」と規定されているが，ここで**デシベル**（dB）の意味は，「1 dB ＝ 20 × $\log_{10}$（難聴者が聞こえる音圧／健聴者が聞こえる音圧）」で定義され，60 デシベルとは，健聴者がようやく聞こえる音圧を 1 とした場合，難聴者はその 1000 倍（10^3 倍）の音圧でないと聞こえないという意味になる。

　聴覚障害者のコミュニケーションの手段に**手話**があることはよく知られているが，「聴覚障害者は手話を使う」というのは一種のステレオタイプであり，特に中途失聴者や中途難聴者にとって手話は簡単に習得できるものではなく，むしろ紙に文字を書いて示す筆談や，健聴者が聞いた話の内容をまとめて記す要約筆記などが重要である[1]。また，話し手の顔や唇の動きから話された言葉を理解する**口話法**の教育も行われている。

4.1.5

嗅　覚

　嗅覚は，空気中の化学物質を鼻腔内上部の嗅上皮に分布する**嗅細胞**で受容し，脳の組織の一部である**嗅球**を経て大脳皮質に伝えられて感じられる香り（＋），匂い（±），臭い（－）の感覚である。嗅覚の研究において，快不快の次元を無視して表したい場合には「におい」と表現される。

　この世にあるさまざまな「におい」を少数のカテゴリーに分類することは，昔から困難な研究テーマとされるが，最近のアメリカの研究では，144 種類の分子を統計的に分析し，①芳香，②樹木・樹脂臭，③果物（ベリー系など），④腐敗臭，⑤化学物質，⑥ミント系，⑦スイーツ系，⑧ポップコーン，⑨焼け焦げ臭，⑩柑橘系の 10 種に分類している[2]。

　フェロモンは，動物の体内で作られる化学物質であり，体外に分泌されると，そのにおいを受けとった同種の個体に一定の反応を引き起こすものをいう。異性を引き寄せる性フェロ

モンが有名であるが，仲間を集める集合フェロモンや，仲間に危険の接近を知らせる警報フェロモンなどもある。人間については，性フェロモンは比喩的表現であり，異性を引き寄せる化学物質は確認されていない。

嗅覚の障害と病気

　嗅覚の障害と病気については，一般社団法人日本鼻科学会が「嗅覚障害診療ガイドライン」を公表している[3]。ガイドラインでは，嗅覚障害は，まず量的障害と質的障害に大別される。嗅覚の量的障害は，においの感覚が弱まる嗅覚低下と，全く感じない嗅覚脱失がある。一般的に，50歳代以後は加齢ともに嗅覚の低下が見られはじめ，高齢者では一層顕著になる。嗅覚の質的障害は，本来はよいはずのにおいを悪臭と感じる嗅覚錯誤，そのものとは異なるにおいを感じる異嗅症，ある特定のにおいを感じない嗅盲，不快なにおいに苦痛を感ずる嗅覚過敏，自己の身体臭を必要以上に苦にする自己臭症などがある。自己臭恐怖は，対人恐怖の一つとみなされる。

4.1.6

味　覚

　味覚は，口腔内に入れた物質を食べられるもの（栄養物，嗜好品など）と食べられない物（毒物，金属片など）に分け，舌の味蕾を通じて①甘味，②塩味，③酸味，④苦味，⑤うま味の基本味などを感ずるものである。

　基本味は，新生児から弁別していることが実験によって示されている[4]。出生から2時間後の新生児12人に甘味，塩味，酸味，苦味の溶液を口腔内に入れて表情の変化を分析したところ，それぞれ大人と同様の異なる表情を示すことが確認されたのである。

　上記の実験では調べられなかったが，うま味は，1908年に池田菊苗が昆布の煮汁からL-グルタミン酸ナトリウムを抽出したことに始まり，今日では umami として英語圏をはじめ国際的に認知された語になっている（中国語「鮮味」，ロシア語 умами など）。昆布のほか，鰹節や椎茸などからうま味は抽出できる。

　味覚を味蕾経由の感覚と厳密に定義すると，味覚と思われているが味覚ではないものとして，触覚経験に類する辛味（唐辛子，わさびなど），渋味（柿渋のタンニン，茶渋のカテキン），油脂味（天ぷら，霜降り肉など），及び三叉神経を刺激する炭酸味とアルコール味などがある。

　以上に加えて，日常の味覚体験は，食べ物の香り（嗅覚），盛り付け（視覚），適度な温度や歯ごたえや舌ざわり（触覚）などの感覚と狭義の味覚が入り混じったものである。

　味覚の形成には，幼少時からの食体験が重要となる。おいしい味は記憶に残り，長く保持される。他方，食後に気分が悪くなったり下痢をしたりした原因として関連づけられる食べ物は，一度で味覚嫌悪学習が成立し，二度とその食品に手を出さなくなる。ガルシアは，ラットにサッカリンを入れた甘い水溶液を飲ませると同時に，放射線を照射して不快な体験をさせると，その後はサッカリン水溶液を二度と口にしなくなるという実験結果を得たが，この

ことはガルシア効果と呼ばれるようになった。

味覚の障害と病気

味覚障害は，料理の味が薄く感じられる，おいしく感じられないなどの味覚減退から，甘いのに苦く感じるなど違った味を感じる異味症，何を食べてもいやな味になると訴える悪味症，ある特定の味だけがわからない解離性味覚障害，何を食べても味がわからない味覚消失までの程度がある。基本的には味蕾機能の障害であるが，亜鉛欠乏も味覚障害の原因となる。うつ病の状態の一つとしての心因性の味覚障害も生じうる。

なお，味盲という言葉があるが，味覚能力全般の欠如ではなく，主としてフェニルチオカルバミド（phenylthiocarbamide; PTC）という特定の化学物質に対する苦みの感覚能力の欠如をいい，劣性遺伝をすることが知られている。味盲の出現率には人種差があり，日本人では一割前後と推定されている。

4. 1. 7

触　覚

人間の皮膚は，成人では総面積 $1.6 \sim 1.8 \mathrm{m}^2$，総重量 $3 \sim 6 \mathrm{kg}$ もあり，最大の臓器といわれるが，触覚は皮膚を介する感覚であり，「触れた」または「圧された」という触圧覚，痛みを感ずる痛覚，熱さや冷たさを感じる温度感覚からなる。触，痛，温，冷の四つの感覚が互いに独立した感覚であることを示したのは，オーストリア出身で主にドイツで活躍した生理学者のフォン＝フライであり，馬の毛先を使って作製したフォン・フライの毛によって身体各部の圧覚の閾値などを検討した。

触覚の障害と病気

触覚の障害は，知覚障害と呼ばれることが多いが，しびれ，感覚鈍麻，感覚麻痺のような触覚機能の低下が生ずる場合と，その反対に特に原因がないのに着ている衣服がちくちくやひりひりするなどの感覚を覚える触覚過敏がある。

4. 1. 8

痛　覚

痛覚は，体表面や臓器など多くの身体部位で生ずるさまざまな種類の痛みの感覚である。1974 年に創設された国際疼痛学会（International Association for the Study of Pain; IASP）は，痛みを「実際のまたは潜在的な身体組織の損傷と結びついた，あるいはそのような損傷について言葉で述べられた，不快な感覚的及び情動的経験」と定義している。痛みは医学的には，①侵害刺激や炎症によって引き起こされる侵害受容性疼痛，②神経の損傷ある

いはそれに伴う機能異常による神経障害性疼痛，③身体的病態が確認できず精神的要因が主因と考えられる心因性疼痛の三種類に分類される。

カナダの心理学者メルザックは，ゲート・コントロール理論の提唱とマギル痛み質問表の作成という二つの大きな貢献を痛み研究に対して行った。ゲート・コントロール理論は，侵害刺激から脊髄に伝わる痛みの情報が，患部をさすったり押さえたりする触覚情報により遮断されて脳に向かうゲートを通らなくなり，短期的にせよ痛みが緩和される仕組みを説明するものである。マギル痛み質問表（McGill Pain Questionnaire; MPQ）は，痛みの感覚，情動，評価をあらわす語句を用いて，痛みの質と強さを患者自身の自己評定によって測定するものである[5]。

最近では，心の痛みと体の痛みは脳内反応が同一であることが実験的に明らかにされるようになった[6]。実験参加者は，コンピュータ画面に出てくる2人とキャッチボールをするサイバーボールゲームを行うが，3人が仲良くボールを投げ合ううちに突然仲間はずれにされ，ボールを投げても2人からは返球がない社会的排除の場面におかれるが，このような社会的痛みを感ずるとき，身体的痛みの知覚に関わる大脳の前部帯状回皮質と，痛みのコントロールに関わる右前頭葉前部腹側部が活性化することが機能的磁気共鳴画像法（fMRI）によって示されたのである。

痛覚の異常

痛みを経験する側からすると，痛みなどない方がよいと思いがちだが，医師にとっては病気の診断上痛みは必要な情報であるだけでなく，遺伝的理由で生まれつき痛みを感じない先天性無痛症の患者は，赤ちゃんの時から唇や舌を噛んで血だらけになったり，包丁などの危ない道具を怖がらずに手を切ったり，外傷，やけど，骨折などに気づかずにいて治療が遅れたり，痛覚だけでなく温度感覚もない場合は熱中症や低体温症になりやすかったりと，さまざまな適応上の問題が生ずる。

4.1.9

共感覚と多感覚統合

共感覚

たとえば文字や数字に色を感じたり，色聴といって音に色を感じたりするなど，感覚刺激に対して通常対応する感覚とは異なる感覚も生じる特殊な知覚現象を共感覚という。19世紀に活躍したフランスの詩人ランボーは，「Aは黒，Eは白，Iは赤，Uは緑，Oは青」とする『母音』という詩を書いた。また，イスラエルのヴァイオリニストのパールマンは，「G線でBフラットを弾くときは深緑色，E線でAを弾くときは赤を感じる」などと述べている。比喩的には，音を「高い／低い」や「明るい／暗い」や「音色」と視覚的に表わしたり，「重い／軽い」と触覚的に評価したり，嗅覚風に「香りのする」音楽とか，味覚風に「甘い」メロデ

ィーと言ったりするのは，いずれも共感覚的表現と言える。

多感覚統合

たとえばキャッチボールをするとき，相手の姿の視覚情報やボールの触覚情報だけでなく，太陽光や騒音や地面の硬さや芝生の匂いや口の中のガムの味など，さまざまな感覚情報が同時に脳に流入するが，その多様な情報を脳内でうまく整理して混乱なく認識することが**多感覚統合**である。

多感覚統合は，通常はあまり意識されずに行われている。心理学実験における有名な例は**マガーク効果**であり，「ガ」という発音をしている映像にあわせて音声は「バ」を聞かせると，そのどちらでもない「ダ」と聞こえるという実験結果が得られ，脳の多感覚統合情報処理の様相が明らかにされた[7]。

他方，たとえば発達障害の子どもがキャッチボールをする時，別のものに気を取られて眼でボールが追えなかったり，周りの音や衣服の感触が気になったりしてはボールのやりとりがうまくいかない。アメリカの女性の作業療法家**エアーズ**は，感覚能力の調整がうまくいかない発達障害児や脳性麻痺児の治療やリハビリテーションのために**感覚統合療法**を開発し実践した。

4. 1. 10

知覚の可塑性

脳神経系は，その発達の過程において，あるいは脳の障害や加齢による変性に抗して，シナプスの結合を柔軟に変更して対応していくことを**可塑性**（プラスティシティ）という。わが国では，大脳生理学者の**塚原仲晃**（なかあきら）が脳の可塑性研究のパイオニアである[8]。

知覚の可塑性は，脳神経系の可塑性のあらわれの一つであり，たとえば逆さめがね（☞ p.60）を着用しても，しばらくすると上下逆さまの世界にうまく対応して行動することができるようになるし，長期間逆さめがねを着用して十分適応した後にめがねを外した場合の再適応もうまくいくことがその例証となる。

4.2

人の認知・思考の機序及びその障害

認知とは「知ること」であり，脳内の情報処理過程をすべてひっくるめた意味を有する。感覚，知覚，学習，言語，感情，社会認知なども認知過程に含まれるが，ここでは他の章や節では扱わない注意，意識，記憶，思考に限定して見ていくことにする。また，認知機能の測定法の一つである脳機能計測技術については，本章では扱わず，第7章で詳しく説明する。

4.2.1

注　意

注意とは，感覚情報に対する処理対象の選択と処理資源の集中の過程ということができる。身のまわりには無数の感覚情報があり，そのすべてを受け入れようとすると大混乱が生ずるので，情報を取捨選択することは必至であり，そのことを選択的注意という。

視覚刺激に対しては，周辺視によって重要な対象やその変化をとらえ，網膜の感度が最も鋭敏な中心窩でその対象像を把握するように，サッケードと呼ばれる高速の眼球運動が起こり，重要な対象と判断される場合には中心窩にその像を保持し続けるようにゆっくりとした追跡眼球運動が起こる。監視作業など，意図的で持続的な視覚的注意を要する行為はビジランスと呼ばれる。この英語の元の意味は「寝ずの番」である。

聴覚刺激に対する選択的注意としては，英国の電子工学者チェリーが提唱したカクテルパーティー効果が知られている。ざわめくパーティー会場で目の前の相手と話している時でも，まわりの会話に自分の名前や関心のある言葉が出ると，耳に入りやすいことをいう。

処理すべき情報がたくさんあって，瞬時に順番にこなしていかなければならないときには，注意分割を行わなければならない。日常生活でも，複数の人と同時に会話をする，テレビを見ながらメモをとる，煮物と焼き物を同時に調理するなど，注意分割を行う場面は数多くある。

注意の障害

注意の障害としてよく知られているのは，注意欠如・多動性障害（AD / HD）であろう。注意欠如の部分だけをとらえると，ケアレスミスをしやすい，注意を持続することが困難，注意散漫，整理することができない，必要なものを忘れがちといったことが問題となる。多動性の方は，そわそわした動きをする，じっとしていることができない，順番待ちが苦手，他の人の邪魔をしたり割り込んだりするなどの特徴を有する。両者は一応別の障害であるが，両方同時にあらわれるケースが少なくない。

認知症でもさまざまな注意の障害を発症するが，特に注意分割の障害が起こると，会話を

したり，料理をしたりすることに困難が生じ，自律的に生活することが難しくなる。

4. 2. 2

意　識

　意識は「通常目覚めていて，外界から与えられた刺激を正しく認識して適切な行動に関連づけていく諸過程を維持する機能の全体」と定義される[9]。意識には，目覚めている状態を維持する覚醒機能と，情報に対して敏感になり正しく認識して適切な行動を行う認識機能がある。

　意識はさまざまな状態になるが，意識が定まらない状態をマインドワンダリング，意識が固着する状態を強迫観念という。

　マインドワンダリングは，意識が一点に集中せず，あちらこちらにさまよう状態のことをいう。一見するとよくないことのように聞こえるが，ぼんやりしているときに活性化する脳の働きにはむしろ建設的で適応的な側面もあり，創造的思考はそのような状態の時に発揮されると指摘されている[10]。

　強迫観念は，意識が一つのことに固着して，そこから離れられない状態をいう。「シロクマ実験」として知られる研究では，意識にのぼることを5分間にわたって言語化する課題において，最初に「シロクマのことを考えないでください」という教示を受けた群の方が「シロクマのことを考えて下さい」と言われた群よりも，シロクマのことが思い浮かぶ（ベルを鳴らして知らせる）頻度が高いという結果が得られた[11]。この理由は，望ましくない思考を無意識かつ自動的に監視する過程と，そのような思考が起こってきたときに意識的に抑制する過程の二つが存在するが，抑制を行うためには監視の対象にいつもシロクマを置いておかなければならないからであり，このことは考えないでおこうと思うほど却って考えてしまう強迫観念のメカニズムの説明となっている。

　強迫観念自体は，多くの場合正常な状態であるが，それが本人自身にとっても無意味と感じられる儀式的反復行動などの強迫行為に結びつくと，強迫性障害に至ることがある。たとえば，体が見えないばい菌に汚染されているという強迫観念が生じ，のべつまくなしに手を洗わずにいられないという強迫行為を引き起こすと，手は洗剤で荒れてがさがさになり，仕事も手に付かなくなる強迫性障害の状態に至ることになる。

意識障害

　意識障害には，大別すると意識混濁と意識変容がある。

　意識混濁は，覚醒水準が極度に低下した状態をいう。覚醒水準の分類には，脳動脈破裂患者などの状態把握のために1974年に開発され，交通事故など救急搬送患者にも適用されるようになり，1986年に改正されたジャパン・コーマ・スケール（Japan coma scale; JCS）が用いられる（**表2**）。意識障害のない状態を意識清明といい，意識混濁の深さは三段階に分けられ，初めから開眼している場合は一桁の数字，問いかけや刺激で開眼する場合は二桁の

表2　ジャパン・コーマ・スケール

0 意識清明

I 刺激をしなくても覚醒している
　　1 だいたい意識清明であるが今ひとつはっきりしない
　　2 見当識障害がある
　　3 自分の名前，生年月日が言えない

II　刺激をすると覚醒する状態（刺激をやめると眠り込む）
　　10 普通の呼びかけで容易に開眼する
　　20 大きな声または体を揺さぶることにより開眼する
　　30 痛み刺激を加えつつ呼びかけを繰り返すと辛うじて開眼する

III　刺激しても覚醒しない状態
　　100 痛み刺激に対し，払いのけるような動作をする
　　200 痛み刺激で少し手足を動かしたり顔をしかめる
　　300 痛み刺激に全く反応しない

（髙橋千晶・奥寺敬 (2016). 新しいスケール：Emergency Coma Scale の解発の経緯と有用性の
検討について. *Journal of the Japanese Council of Traffic Science*（日本交通科学学会誌），**16(1)**,
3-8. より）

数字，痛み刺激でも開眼しない場合には三桁の数字であらわされる。

　意識変容は，覚醒はしているが，意識内容に日常では見られない変化が現れる状態である。せん妄は，病気が重いときや手術後などに一時的に起こりやすい状態であり，覚醒してはいるが意識がはっきりせず，うわごとを言ったり，妄想を述べたり，まわりから見て不可解な行動をとったりすることをいう。なお，「せん」妄の元の漢字である「譫」は，「たわごと」という意味であるが，せん妄には言葉だけでなく行為の異常も含まれる。

4. 2. 3

記　憶

　記憶とは，情報を記銘し，保持し，検索して取り出す一連の処理過程である。記憶の情報処理過程は，図書館の業務と比較して語られることがある。図書館では，図書を受け入れて登録し，書庫に保管し，来館者の求めに応じて検索し，書庫から取り出して貸し出しを行う。両者の情報処理過程を対比的に記すと，次のようになる。

　　　記憶の過程：情報　→　記銘　→　保持　→　検索（再生，再認，再構成）
　　　図書館業務：図書　→　登録　→　保管　→　検索（貸し出し）

忘却は情報を忘れ去ることであるが，その説明には，保持している間に情報の記憶痕跡が消えてなくなるとする減衰説と，情報がごちゃ混ぜに錯綜して取り出せなくなるとする干渉説がある。図書館の場合では，それぞれ本を紛失した場合と，保管場所の棚の位置を間違えて探し出せない場合にあたる。

記憶の検索には，覚えたものごとをそのままの形で想起する再生，あるとき覚えたものを後から「覚えたもの」と正しく判断する再認，覚えたときのものの位置や順序の情報を再現しながら想起する再構成がある。

記憶は，保持される時間によって感覚記憶，短期記憶，長期記憶に分かれる（図26 参照）。

感覚記憶は，行き交う車のナンバープレートの情報のように，1秒間ほど保持されるが，すぐに次に入ってくる情報にかき消される記憶である。しかし，ひき逃げ事件を目撃した場合のように，車の登録番号に注意すべき状態になれば，情報は短期記憶に送られる。

短期記憶は，たとえば電話をかけるときに，調べた番号を数十秒覚えておく記憶である。用が済めばたいてい忘れてしまうが，リハーサルすることを通じて長期記憶に送られる。短期記憶にはその容量に一定の限界があり，「不思議な数7±2」という認知心理学でもっとも有名なミラーの論文のタイトルが示しているように，一度に覚えられるのは7±2チャンクであるとされる[12]。チャンクは文字数ではなく，数字なら5～9個だが，人名なら5～9人分という意味になる。

図27 は，20項目の名詞を提示された後，直後再生を求められた場合の提示順による平均再生率を表したグラフであり，系列位置効果が見られている。最初の3項目の高い再生率は，最初の方で示されたものは印象に強く残るという理由による初頭効果，最後の5項目の高い再生率は，再生時に時間的に近く，短期記憶に残存していることによる新近性効果によると解釈されている。直後再生でなく，少し時間をおくと，新近性効果は低下する。

長期記憶は，自分の電話番号のように，いつでもどこでも検索可能な記憶である。いわゆる知識は長期記憶に保持されており，その情報は必要に応じて短期記憶に呼び出されて処理される。あまり使われない情報はしばしば忘却が起こり，思い出したくない情報は長期記憶から切り離される解離が生じたりする。

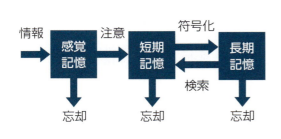

図26　記憶の3過程

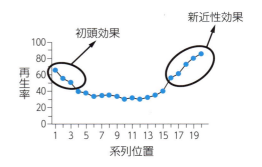

図27　系列位置効果

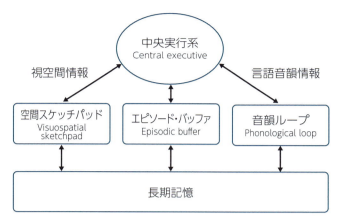

図28　バデリーのワーキングメモリーモデル

　長期記憶は，手続的記憶と宣言的記憶に大別される。手続的記憶とは，自転車の乗り方やピアノの弾き方など，主として身体を介して手順を憶えるものである。宣言的記憶とは，「私は富士山に登ったことがある」や「心理学は科学だ」のように経験や事実について述べる形式の記憶である。宣言的記憶には，上記の例や生後最初の記憶のように，「いつ」「どこで」の情報を伴うエピソード記憶と，たとえば九九の記憶のように，いつどこで覚えたかはあまり重要ではなく，知識のネットワーク構造が重要な意味記憶とがある。

　ワーキングメモリー（作業記憶，作動記憶）は，短期記憶概念の発展として，近年研究が盛んになってきたが，会話，読書，計算，運転など，知的作業時にも記憶が密接に関わっていることに着目するものである。英国の心理学者バデリーは，図28のようなワーキングメモリーのモデルを提唱した。たとえば，公園で遊んでいる子どもたちの人数を目視で数えようとする場合，動き回る子どもたちの位置（視空間情報）を保持し，「1人，2人…」と数えた人数（言語音韻情報）を覚えていく。この視空間情報と言語音韻情報は，誰まで数えたのかの記憶と共にエピソード・バッファに保持され，最終人数に集計され（中央実行系の機能），必要に応じて長期記憶に転送されるのである。

記憶障害

　記憶障害は，短期記憶とワーキングメモリー，長期記憶の手続的記憶と宣言的記憶（エピソード記憶と意味記憶）のすべてにおいて起こりうる。健忘症は，狭義には宣言的記憶の障害である。記憶障害の原因は多種多様であり，頭部強打などの外傷性，飲酒・睡眠薬・抗不安薬などによる薬剤性，認知症やコルサコフ症候群などの症候性，心的外傷やストレスによる心因性などが区別される。健忘症を時間順序の関係で分類すると，受傷・発症の時点以降の記憶が抜け落ち，新しい物事を覚えることができない記銘障害である前向性健忘と，受傷・発症より以前の記憶が抜け落ち，過去の記憶を呼び出すことができない検索障害である逆行性健忘がある。

4.2.4

思 考

思考とは，行動を一時的に停止して，既有の知識を用いながら直面する課題に対処するために，心の中で情報を処理し必要に応じて判断を下す過程をいう。動物の多くは，「いま，ここ」の世界に生きている。目の前にエサがあればさっと飛びつき，遠くから強い敵が近づいて来れば急いで逃げる。一般的に，環境の変化に即応して俊敏に行動すること自体は適応的である。しかし，人間は俊敏に行動することだけでなく，必要に応じて行動を一旦制止し，深く考えてよりよい行動を行うこともできる。長期的な視野に立ちながら，論理的に考え，複雑な問題を解決することは，人間独自のものである。

思考には，論理に基づいて推論を行う合理的な思考と論理が破綻した非合理的な思考が区別できる。論理的思考には集中的思考と拡散的思考の二つの方向がある。集中的思考は，所与の情報から推論を行い一つの結論に到達する「多から一に向かう」思考であり，81ページで述べる問題解決がその典型例である，他方，拡散的思考は所与の情報からさまざまな結論を導き出す「一から多に向かう」思考であり，創造的思考がその典型例である。非合理的思考には，二つの事物に本当は関連がないのに関連があると誤って考える錯誤相関や，論理的には説明のできないことがらを信ずる魔術的思考などがある。

推理

推理は，既知の事実から未知の関係を導出することを言う。推理には演繹推理，帰納推理，転導推理，アナロジー推理の四タイプがある（**図29**）。

演繹推理とは，一般的事実や原理から特殊事例または個別的事実について推理を行うことをいう。たとえば，ピタゴラスの三平方の定理（$a^2 + b^2 = c^2$）を使うと，どんな形の直角三角形でも，二つの辺aとbの値から斜辺cの値が導出できる。

帰納推理とは，特殊事例または個別的事実から，一般的事実や原理を推理することをいう。

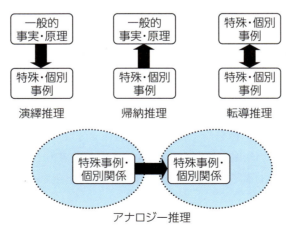

図29　推理の四タイプ

たとえば，数学的帰納法は，nが1，2・・・（自然数）の時に成り立つnの関数式が一般項k の時にも成り立つことを示すものである。

転導推理とは，特殊事例または個別的事実から，別の特殊事例または個別的事実に飛躍してしまうような推理のことをいう。たとえば，「石はなぜ水に沈むか？」という問いに「重いから」と答えた子どもに，「では，ピンはなぜ水に沈むか？」とたずねると「軽いから」と答えるような論理の飛躍である。

アナロジー推理とは，ある領域の特殊事例または個別的事実にあてはまる関係を，別の領域の特殊事例または個別的事実に適用するような推理をいう。たとえば，「電気：電流：電圧＝水：水流：水圧」のように，初めて習う電気の法則を既知の水の法則から敷き写して考えることである。

問題解決

問題解決とは，目標に到達するための解決策を見出し，その解決策を評価する思考のことをいう。二十世紀の終わりごろからコンピュータの問題解決能力が人間を凌駕する事例が数多く積み重ねられているが，コンピュータが得意とするのは，問題の存在する領域が限定され，解法の手順が決まっており，答えが一意に定まる良設定問題であり，それ以外の不良設定問題ではまだほとんど対応ができないことが多い。コンピュータは，膨大な計算量を高速演算能力でカバーして，可能性のあるすべての組合せを計算するアルゴリズムの手法を用いるが，人間のエキスパートは，すぐにダメと分かる「筋の悪い手」は考慮の外に置き，可能性の高い幾つかの「筋の良い手」を中心に考えるヒューリスティックスをよく利用する。コンピュータは考える能力に長け，人間は考えない能力に秀でている。

思考障害

思考障害には，考えている本人が不合理と感じつつ自身の思考から追い出したり消し去ったりできない強迫観念（☞ p.76）と，考えている本人は不合理と感じていないが周囲からは理解が困難な妄想がある。妄想は，不正確な事実や不適切な推論に基づいて形成される誤った考えであるが，周りの人が反証を示したり否定したりしても，強固に維持されることが多い。統合失調症の陽性症状は，幻覚と並んで妄想が重要な特徴とされるが，関係妄想，迫害妄想，誇大妄想などがあらわれる。

文献

1) 山口利勝 (2003). 中途失聴者と難聴者の世界. 一橋出版.

2) Castro, J. B., Ramanathan, A., & Chennubhotla, C. S. (2013). Categorical dimensions of human odor descriptor space revealed by non-negative matrix factorization. *PLoS ONE,* **8(9)**, e73289. doi:10.1371/journal.pone.0073289

3) 一般社団法人日本鼻科学会「嗅覚障害診療ガイドライン」: www.jrs.umin.jp/pdf/20170420.pdf

4) Rosenstein, D., & Oster, H. (1988). Differential facial responses to four basic tastes in newborns. *Child Development,* **59(6)**, 1555-1568.

5) Melzack, R. (1975) The McGill Pain Questionnaire: Major properties and scoring methods. *Pain*, **1**, 277-299.

6) Eisenberger, N. I., Lieberman, M. D., & Williams, K. D. (2003). Does rejection hurt? An fMRI study of social exclusion, *Science*, **302**, 290-292.

7) McGurk, H., & MacDonald, J. (1976). Hearing lips and seeing voices. *Nature*, **264(5588)**, 746-748.

8) 塚原仲晃 (1987). 脳の可塑性と記憶, 紀伊國屋書店, （2010 年に岩波現代文庫で復刊.）

9) 岩田誠 (1999). 意識障害. 世界大百科事典（DVD 版）. 平凡社.

10) マイケル・コーバリス著, 鍛原多惠子訳 (2015). 意識と無意識のあいだ：「ぼんやり」したとき脳で起きていること. 講談社ブルーバックス. (Corballis, M. C. (2015). *The Wandering mind: What the brain does when you're not looking.* Chicago, IL: University of Chicago Press.)

11) Wegner, D. M., Schneider, D. J., Carter, S. R., & White, T. L. (1987). Paradoxical effects of thought suppression. *Journal of Personality and Social Psychology*, **53(1)**, 5-13.

12) Miller, G. A. (1956). The magical number seven, plus or minus two: Some limits on our capacity for processing information. *Psychological Review*, **63(2)**, 81-97.

第5章

学習及び言語

5.1

人の行動が変化する過程

5.1.1

学習の生物学的基礎

学習の古典的な定義は，「経験による比較的永続的な行動の変容」である。この定義から除外されるものは，経験によらない遺伝的に規定された発生や加齢による変化，疲労や薬物の影響などによる一時的な変化，行動としては観察されえない内的な現象などである。この定義を「古典的」と呼ぶ理由は，最後の点が行動主義心理学の観点が色濃く，認知心理学の観点からは行動だけでなく外には表れない心の中の変化（認知の変容）も重要だからである。一般的に，学習は学校での勉強という意味でとらえられることが多いが，心理学では学習を広くとらえ，たとえば心理的問題の中には誤った学習により生じているものがあり，その解決には学習解除の手続きが有効な場合があると考える。

学習の生物学的基礎は，ひとことで言うと神経細胞（ニューロン）間の情報伝達が長期的に強まるとする長期増強にある。ラモン＝イ＝カハールは，p.22 で述べたように神経細胞同士は直接には接していないとする説をはじめて唱えたが，学習は新しい神経細胞が形成されることではなく，神経細胞間の接続が増大することであると考えた。その後，ヘッブは，ニューロンが隣のニューロンに繰り返し発火すると二つのニューロン間の結合が強まっていくとするヘッブの法則を提唱した（☞ p.23）。

5.1. 2

さまざまなタイプの学習

動物の学習

学習についての研究は，伝統的に各種動物の学習の研究がさまざまな形で行われてきたが，その成果である学習の理論は，人間の学習の理解にとって大きな役割を果たしてきた。

生命誕生直後の初期学習について，孵ったばかりの鳥のヒナの刻印づけとその現象が生ずる臨界期あるいは敏感期の存在を明らかにしたオーストリアの比較行動学者ローレンツの研究が心理学にも大きな示唆を与えてきた（☞ p.2）。

学習の実証的研究のはじまりは，パヴロフがイヌを対象に行った条件づけ研究であり（☞ p.11），後に古典的条件づけと呼ばれるようになった。肉片とベルの音を繰り返し対提示することが強化となり，ベルの音だけでも唾液が分泌するようになることが示されたが，ベルの音がしても肉片が与えられない（対提示強化をやめる）と唾液の分泌が生じなくなる消去が生じる。また，ベルの音で起こったことがブザーの音でも生ずれば般化，ベルの音とブザーの音を区別する反応が起これば分化または弁別が生じたと考える。

パヴロフは，イヌを対象に円と楕円の弁別訓練を利用して実験神経症の研究を行った。横の最大長が同じ円と楕円を提示し，実験者が決めた方に反応すればエサがもらえる弁別訓練を行う実験において，楕円の長径と短径の比が 2：1 のわかりやすいものからはじめ，次いで 3：2，さらに 4：3 と徐々に楕円を円に近づけていくと，9：8 ではイヌは楕円と円の区別ができなくなり，吠えたり嚙みついたりする反応が生じたのである。

パヴロフ以後の動物を対象とする学習研究の成果には，次のようなものがある（(1) ～ (5)についての詳しい説明は p.12 ～ 14 を参照）。

(1) ソーンダイクは，ネコの「問題解決箱」の研究から，試行錯誤の概念を提唱した。ただし，試行錯誤の繰り返しだけでは学習は成立せず，満足な結果をもたらした行動が反復される効果の法則こそが重要であるとソーンダイクは考えた。

(2) ケーラーは，チンパンジーたちが天井から吊るされたバナナを木箱を積んで取ったり，手の届かない位置にあるエサを棒で手繰り寄せて取ったりする行動を観察し，練習量ではなく見通しが重要と結論した（洞察学習）。

(3) ハルは，ネズミの迷路学習において，実験前に食物を与えず空腹状態にしたり，水を与えず渇きの状態にしたりして動因を高めておくと，その後の迷路学習の成績が良くなるとする研究を行った。これは，動因低減説と呼ばれている。

(4) トールマンは，迷路学習において目標地点にエサを置かない 10 試行を経験したネズミが，11 試行目で目標地点にエサを置いたとたん学習の成果をあらわす潜在学習の証拠を実験的に証明した（次ページの図30 のグラフ参照）。

(5) スキナーは，ネズミとハトのオペラント条件づけの研究を行った。これは先行刺激（スキナー箱のレバーまたはボタン）－ 行動（押す）－ 結果（エサが出る）という三項随伴性による学習と説明される。

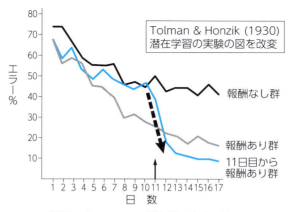

図30　トールマンの潜在学習実験の結果
(Tolman, E. C., & Honzik, C. H. (1930). Introduction and removal of reward, and maze performance in rats. *University of California Publications in Psychology*, 4, 257-275. より)

(6) マウラーは，パヴロフの古典的条件づけとスキナーのオペラント条件づけの関係を次のような学習の二過程説で説明した。床に電気が流れるようにした隣接するAとBの箱から成るシャトル箱を用いた逃避学習と回避学習の実験において，Aの箱にいる動物が電気ショックから逃れるためにBに移動するのが逃避学習であり，これは古典的条件づけにあてはまる。他方，Aの箱に取り付けられたランプが点灯するとすぐに床に電気が流れる警告となり，その合図でBに移動するのが回避学習であり，これはオペラント条件づけにあてはまる。

(7) セリグマンは，電気ショックの回避学習をイヌに行わせた後，AからBに逃げても電気ショックから免れられない状態に置くと，再びBへの回避が可能な状況になっても，Aの箱でうずくまって電気ショックを浴び続ける現象を学習性無力感と名づけた。行為の結果何も起こらない随伴性の欠如は，動物であれ人間であれ，無力感を生み出してしまう。なお，セリグマンは，後年，ポジティブ心理学の提唱者となった。

(8) ガルシアは，サッカリンを入れた甘い水溶液を飲ませると同時に放射線を照射して不快な体験をさせたネズミは，その後サッカリン水溶液を二度と口にしなくなる（ガルシア効果）という嫌悪条件づけの研究を行った（☞ p.71, 72）。

人間の学習

　動物の学習の研究の結果は人間の学習にもさまざま示唆を与えてくれるものではあるが，他方では人間固有の学習上の問題や，人間対象にしかできない学習研究もある。

　ワトソンの行ったアルバート坊やの実験は，最初はネズミを全く怖がらなかった乳児にネズミを提示する時に大きな音刺激を随伴させて恐怖条件づけを生じさせるものである（☞ p.12）。恐怖反応が生ずること自体は生得的であるが，何に対して恐怖感を持つかは獲得的であることが示されたが，このことは恐怖症を考えるうえで示唆的な結果である。たとえば行動療法の技法の一つである系統的脱感作法は，特定の対象や状況に対する恐怖症がその強弱によって階層化されて学習されたものであることを前提として，相対的に弱い恐怖感をあたえる対象または状況からはじめて順次緊張を解消していく学習解除の方法である（☞ p.15）。

　馴化－脱馴化法は，乳児の視知覚の研究からはじまったものであり，二つの刺激の弁別を

しているかどうかを調べる実験法である（図31）。乳児は，同じ事物を繰り返し見せられると，飽きて注意が持続しなくなる。このことを馴化という。馴化が成立した後，馴化が起こった事物と異なる事物見せた時に注意が回復すると，脱馴化が生じたことになる。脱馴化後しばらくすると再馴化が生ずる。この方法によって，乳児が二つの図形の形の違いや色の違いを認識できるかどうかなどについて調べることが可能になる。

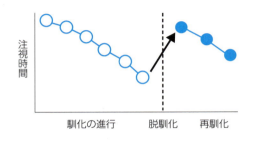

図31　馴化－脱馴化法
この手続きにより○と●は別と認識することを確認

　学校場面での学習の方法については，スキナーが考案したプログラム学習（☞ p.13），ブルーナーが主導した発見学習，そしてオーズベルが提唱した有意味受容学習などがある。発見学習は学習者自身が学習活動を通じて課題やその解決策を見出すものであるのに対し，有意味受容学習は，機械的暗記学習を求めるのではなく，学習者の既有知識に同化できるような有意味な情報提供を教師が行うことを重視し，その手法の一つとして，学習単元や授業の開始に先立って学習内容の要点やキーワードなどを含む要約的情報の提示を行う先行オーガナイザーの役割を重視するものである。

　バンデューラは，他者の行動を観察することによって行動の獲得や価値観の形成のような幅広い学習が成立する側面を強調する社会的学習の理論を提唱した。とりわけ観察学習は，報酬や罰のような直接的強化を必要とせず，モデルとなる他者の行動を観察し同化するモデリングと，モデルの行動に与えられる強化（報酬または罰）の観察を通じて間接的に体験する代理強化によって成立する学習である。バンデューラは，攻撃的行動のようなネガティブな行動においても観察学習が成立することを実験的に証明した。バンデューラは，自身の行為が望ましい結果を生み出しうるという確信を自己効力感と呼び，自身の達成経験だけでなく，観察学習によるポジティブな代理経験も自己効力感の形成に資すると考えた。

学習障害

　学習障害 (learning disability; LD) は，文部科学省のホームページの「学習障害 (LD) の定義」において次のように規定されている[1]。

　「学習障害とは，基本的には全般的な知的発達に遅れはないが，聞く，話す，読む，書く，計算する又は推論する能力のうち特定のものの習得と使用に著しい困難を示す様々な状態を指すものである。学習障害は，その原因として，中枢神経系に何らかの機能障害があると推定されるが，視覚障害，聴覚障害，知的障害，情緒障害などの障害や，環境的な要因が直接の原因となるものではない。」

　学習障害は，注意欠如・多動性障害（☞ p.75）と並んで，2006年4月から特別支援教育の通級指導の対象に位置づけられた。学習障害の中で特に「読み書きの学習」に著しい困難がある場合をディスレクシアといい（ディスレクシアには読字障害，失読症，難読症など複数の訳語がある），文章を読むときに文字や行の読み飛ばしや読み誤りが生じやすく，その結果として教科の学習においても著しい困難が生ずる場合が少なくない。

5.2

言語の習得における機序

5.2.1

言語の多面性

　言語行為は，人間の認知活動のうちでも最も多面性の強いものであり，言語そのものを研究する言語学には，次のような基礎的研究分野がある。

　音声学（フォネティックス）は，音声の物理的，生理学的側面を研究するものである。空気が肺 → 気管 → 喉頭（声帯）→ 咽頭 → 鼻 → 舌 → 唇を経由して音声となる過程を，たとえばサウンドスペクトログラムによって，音声の周波数の時間的変化を記録して研究する。

　音韻論（フォノロジー）は，音声学的に確認できる音声を**弁別素成**（母音 / 子音，有声音 / 無声音など）によって区別する音韻（音素）として研究する。リズムやアクセントなどの韻律も音韻論の研究対象となる。

　文字論（グラフィミックス）は，書記言語の基本である文字について研究するものである。ひらかなやカタカナのような表音文字と漢字や数字のような表意文字が区別される。言語を文字で正しく記述する規則を**正書法**（オーソグラフィ）というが，日本語では正書法が唯一に定まっていない[2]。たとえば，「見積」，「見積り」，「見積もり」「みつもり」のいずれも正しいとみなしてよく，書き手に選択の自由がある。

　形態論（モーフォロジー）は，一般的には，生物学における生き物の形や地理学における地形など，形について研究する学問を意味するが，言語学では単語を意味をなす最小単位（形態素）に分析して検討する研究分野である。たとえば，「心理学」という単語は，「心－理－学」の三つの形態素に分解することができる。それを二つにして組み合わせた「心理」，「理学」，「心学」はそれぞれ別の意味の単語になる。

　語彙論（レクシコロジー）は，単語の語源，品詞，意味などについて研究するものである。語彙論は，次の意味論の一部とみなすこともできる。語彙論の研究成果は，日本語の場合，国語辞典などの辞書作成の基本となる。体系的に収集した実際の文章から語彙を抽出し整理して一覧にしたものを**コーパス**という。

　意味論（セマンティックス）は，単語，語句，文，文章の意味を研究するものである。スイスの言語学者で「近代言語学の父」と言われる**ソスュール**の区分した能記と所記（あらわすものとあらわされるもの）の関係を共時的及び通時的に，すなわち現時点の言語の意味とその意味の歴史的変遷にわたって，体系的に調べるのが意味論の基本である。

　統語論（シンタックス）は，「統辞論」あるいは「構文論」と訳されることもあるが，たとえば語順など文の構成の仕方を決定する文法規則を研究するものである。**チョムスキー**は，文はその深層構造をもとに変形規則によって表層構造としての文が生成されるという**生成文**

法の理論を提唱した。チョムスキーはまた，子どもが幼児期という比較的短期間に母語の基本部分の習得を行えるのは，普遍文法を習得可能にする生得的能力である言語獲得装置を備えているからだと考えた。他方，ブルーナーは，子どもが母親など大人との言語的やりとりによって言語を習得する仕組みを言語獲得支援システム（language acquisition support system; LASS）と呼んだ。

　語用論（プラグマティックス）は，言語表現がその使用者の意図や，表現が行われる文脈によって，多様な意味を有するという現象を研究するものである。たとえば，言語表現には文字通りの表現と文字通りでない表現がある[3]。文字通りの表現は，言っている通りの意味もあれば，それ以上の言外の意味もある。「雨が降っている」は，現に雨が降っていることを指摘したい場合だけでなく，「雨だから遠足は中止になった」という残念な気持ちを伝えたい場合もある。他方，文字通りでない表現は，外が暴風雨の時に「嵐があばれ狂っている」といえば比喩（メタファー）になり，「何ていい天気だ」といえば皮肉（アイロニー）になる。言語の障害は，上記のすべての研究分野で生ずるものであるが，語用論的言語理解は，自閉症児などが特に苦手とするものであることが指摘されている。

5. 2. 2

認知言語学と社会言語学

　発話行為を，言語学的アプローチというよりも，認知能力の発現と考える認知科学的アプローチをとるのが認知言語学[4]であり，発話者の性別，社会階層，居住地域などの社会的要因との関連で検討するアプローチをとるのが社会言語学である。

　認知言語学は，日本認知言語学会設立趣意書[5]において「意味を生み出し，意味を読みとる主体としての人間の認知的な営みの密接な関連において言語を捉える」観点から研究を行うものであり，カテゴリー，プロトタイプ，メタファー，イメージ・スキーマなどのテーマを扱う認知意味論が重要な役割を果たしている[6]。

　社会言語学の古典的研究として，社会階層による子どもの言語使用の差異性をとらえた英国の言語社会学者バーンステインの言語コード論がある[7]。すなわち，労働者階層の子どもたちは，文脈依存度が強く文法的に不完全であり論理的表現よりも感情的表現が中心となる限定コードに基づく言語使用しかできないことが多いのに対し，中間階層の子どもたちは，文脈に依存しない論理的で文法規則にかなった表現が中心となる精密コードに基づく言語使用もでき，そのことが精密コードによる言語表現が重要となる学校教育を受けたときの教育達成の階層差を生み出す，とバーンステインは考えたのである。

5. 2. 3

言語獲得過程

　一般的に言語獲得過程とは，誕生から6歳くらいまでの乳幼児期における母語あるいは第

一言語の獲得にいたるプロセスをいう。子どもは，言葉を発する前から，母親などの他者との相互的やりとりを通じて言語を獲得していく。

　赤ちゃんの発声は，不機嫌なときや何かを訴えたいときの泣き声からはじまり，生後 1 〜 2 か月頃からは機嫌のよいときに「ウーウー」のような音声が加わるが，これは英語ではハトの鳴き声の「クークー」のようにも聞こえるのでクーイングと呼ばれている。

　生後半年前後から，赤ちゃんは「ババババ」のような発声を行うが，日本語では「ナンナンナン」という音声に着目して喃語と呼ばれ，英語では「バブバブバブ」という音声に着目してバブリングと呼ばれている。

　発達の個人差はあるが，およそ 1 歳ごろに，前後の状況から判断して「言葉らしきもの」が初めて発せられたと周囲の大人が感ずる初語が出はじめる。発達初期の発話は，「マンマ」や「ワンワン」など，一つの単語だけで文が構成される一語文であるので，その時期は一語期と呼ばれる。一語文だけの状態から「ワンワン　コワイ」のような二語文も言えるようになる二語期に到達するまでには，一般的に数か月の期間を要し，その移行は発達的にきわめて大きな一歩である。なぜなら，二語文が言えるようになると，三語文，四語文は容易に話せるようになり，多語期へと移行していけるからである。たとえば，子どもが「さっきのおいしい　おかし　ちょうだい」という四語文を言ったとしたら，文法が正しく使えているだけでなく，過去の記憶，感情の表明，個物の認知，要求の表明ができているのであり，豊かな言語表現になっているのである。

共同注意

　乳児が言語獲得に向かう時期に重要な条件の一つに，養育者が注意しているものと同じものに注意を向ける共同注意（ジョイント・アテンション）が可能になることがあげられる。乳児と対面して座り，しっかり目を合わせてから，乳児の左や右に置かれた物に対してゆっくり視線を向けて注視したとき，乳児も同じ方向を見る視覚的共同注意は，1 歳前後に成立する[8]。共同注意には，この視線の追従の他に，養育者に対する注意を引く指さし，子ども自身の行動の是非を確かめるかのように養育者を見る社会的参照などがある。

　トマセロは，乳幼児の言語獲得における共同注意の役割を重視し，自己－他者の二項関係から発展して，第三のもの（人，物）が介在する三項関係が成立する生後 9 か月の時期を 9 か月革命と呼んだ[9]。上記のように，初語の発生はそれから数か月後のことになるが，その前提として共同注意の成立があると考えるのである。

認知的制約

　語彙の獲得過程において，子どもは新しい言葉に接するたびに概念を正しくカテゴリー化することはできない。たとえば，「イヌ」という言葉に初めて接したとき，その動物だけの固有名なのか，小さめの四つ足の動物をさすのか，単に動く生き物をさすのか，子どもにはわからないはずである。「イヌ」と呼ばれたその動物の特徴情報は限りなく多いが，その特徴情報の一部しか処理できないという認知的制約をむしろ利用することによって，言葉は対象の全体的特徴をさすものであること，同種のものは同じ名で呼ぶこと，同じ対象は別の名で呼

ばないこと（相互背反）の三原則によって言葉を覚えていく[10]。「イヌ」を習った子どもは，最初はキツネもタヌキも「イヌ」と呼ぶ過剰拡張を行うが，動物に出会うたびに「道で出会った小型の白いイヌ」のように部分的特徴を利用して個々に名をつけて行くのは認知的負荷が大きくなるのである。

5. 2. 4

言語障害

　既に述べたように，言語障害は言語学の研究対象となるすべての分野で生じうるものであるが，発声や発音など音声学及び音韻論が関わる話し言葉（スピーチ）の障害と，言語の理解及び産出・表記など文字論，形態論，語彙論，意味論，統語論，語用論が関わる言語（ランゲージ）の障害に大別することができる。

　スピーチの障害には，声が正常に出ない発声障害，発音が正しくできない構音障害，発音の流暢さや円滑さの障害である吃音症などがある。聴覚障害は，その程度によってスピーチの障害の原因となる。ランゲージの障害には，言語発達障害，失語症（☞ p.8）などがある。文字の読み書きの障害については，ディスレクシア（☞ p.86）がある。

　言語聴覚士（speech-language-hearing therapist; ST）は，1997 年に国家資格に定められたが，その英語名称が示すようにスピーチ，ランゲージ及び聴覚の障害に対して，検査と評価を実施し，訓練・指導・支援などを行う専門職である。

文献

1) 文部科学省「学習障害（LD）の定義」：http://www.mext.go.jp/a_menu/shotou/tokubetu/004/008/001.htm
2) 今野真二 (2013).　正書法のない日本語．岩波書店．
3) Winner, E., & Gardner, H. (1993). Metaphor and irony: Two levels of understanding. In A. Ortony (Ed.), *Metaphor and thought* (pp. 425-443). New York: Cambridge University Press.
4) 籾山洋介 (2010).　認知言語学入門．研究社．
5) 日本認知言語学会設立趣意書：http://2jcla.jp/
6) レイコフ，G. 著，池上嘉彦・河上誓作・辻幸夫・西村義樹・坪井栄治郎・梅原大輔・大森文子・岡田禎之訳 (1993). 認知意味論—言語から見た人間の心．大修館書店．(Lakoff, G., *Women, fire, and dangerous things: What categories reveal about the mind*. Chicago, IL: University of Chicago Press. 1987.)
7) Bernstein, B. (1960). Language and social class (Research note). *British Journal of Sociology*, **11**, 271-276.
8) Scaife, M., & Bruner, J. S. (1975). Capacity for joint visual attention in the infant. *Nature*, **253**, 265-266.
9) Tomasello, M. (1999). *The cultural origins of human cognition*. Cambridge, MA: Harvard University Press.
10) Markman, E. M. (1990). Constraints children place on word meanings. *Cognitive Science*, **14**, 57-77.

第6章

感情及び人格

6.1
感情に関する理論と感情喚起の機序

6.1.1

感情とは何か

感情は，だれもが日常的に体験することであるのに，心理学的に定義することは簡単ではない。感情には，状況や対象に対する主体の価値づけという側面があり，プラスまたはマイナスに価値づけされると，それに応じて接近または回避の行動を引き起こす。感情は，楽しいというプラスの感情の場合も，怒りというマイナスの感情の場合も，目標に向かう行動への動機づけとなりうる。別の側面から見ると，感情は行動のエネルギーとなりうるが，時に溢れ出る感情のコントロールが困難な感情暴発の状態になったり，反対にエネルギーが低下した無感動や感情鈍麻の状態になったりする。

感情には，喜怒哀楽など，身体に表出されやすく時に激しい一過性の感情である情動（エモーション）と，明るい，暗い，おだやか，ゆううつなど，強くはないが比較的長期間にわたって持続する感情である気分（ムード）が基本的に区別される。

基本感情論

基本的な感情の種類がいくつあるかについて検討する基本感情論に関しては，古来さまざまな議論があり，たとえば上記の「喜怒哀楽」は4種の感情で感情全体をあらわすものである。エクマンは「幸福，怒り，悲しみ，嫌悪，驚き，恐怖」の6感情を基本感情とし，表情をつくる筋肉の動作の分析を前提とした顔動作記述システム（facial action coding system; FACS）という表情分類法を考案して研究を行ったが，パプアニューギニア高地の原始社会に暮らし西欧人と接触する機会のない人びと（調査対象となったのは大人189人，子ども130人）が，西欧文化の人の表情を写した写真から基本表情を正しく読み取れたことから，表情の認知は文化依存的ではなく，人類に普遍的で生得的基盤を持つことを示した[1]。

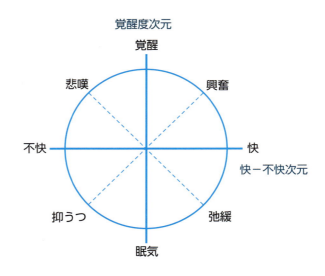

図32 感情の円環モデル

次元論

基本感情論が各種の感情を独立したものと考えるのに対し，**次元論**は各種の感情が相互に系統的に関連しあうものであるととらえ，X軸を快－不快次元，Y軸を覚醒度次元とする座標軸の原点を中心として描いた円の円周上の位置の0度方向に快，45度方向に興奮，90度方向に覚醒，135度方向に悲嘆，180度方向に不快，225度方向に抑うつ，270度方向に眠気，315度方向に弛緩を想定し，感情間の類似性判断のデータを多次元尺度構成法などで分析する円環モデルである[2]。**図32**は，この円環モデルを模式的に示したものである。

構成主義理論

感情の**構成主義理論**は，社会構成主義（☞ p.26）の考え方と近く，感情を実体のあるものとしてとらえず，社会や文化を通じて人間が構成するものであるという考え方である。たとえば，脳画像を調べる**ニューロイメージング**の手法で怒りや悲しみの感情に固有の神経回路を見つけようとする多くの研究の**メタ分析**（☞ p.50）の結果からは固有の神経回路は見出されていないということも，基本感情は実体を伴わないという考え方を後押ししている[3]。

個別の感情

接近か回避かが比較的明確な基本感情に対して，状況に応じて生ずる，より複雑な**個別の感情**も存在する。一つは，誇り，希望，絶望，困惑，罪，恥，後悔のような自己意識に関わる感情であり，もう一つは感謝，共感，同情，賞賛，羨望，嫉妬，憎しみなど対人的場面で生ずる社会的感情である。後者に関して，ドイツ語に基づく**シャーデンフロイデ**は，「他人の不幸は蜜の味」という感情をあらわすものであり，最近研究が増えている[4]。

6.1.2

感情の生物学的基礎

　既に述べたように，ダーウィンの『人及び動物の表情について』（1872年）は人間とその他の動物のさまざまな表情，姿勢，身振りなどについて，多くの絵と写真を利用して，人間の心の進化と動物行動との連続性を論じた（☞ p.1）。

　アメリカの大脳生理学者マクリーンは，人間の脳の構造を動物の脳の比較から以下のような爬虫類脳，旧哺乳類脳，新哺乳類脳の三層に分ける三位一体脳説を提唱した[5]。

　(a) 脳の深部の爬虫類脳は，脳幹にあたる部分をいい，呼吸など生命を維持する基本的機能をつかさどる。

　(b) その上部の旧哺乳類脳は，マクリーンが辺縁系と名づけた部分であり，情動（扁桃体と帯状回）と記憶（海馬）などの機能をつかさどる。

　(c) 脳の表層に近い新哺乳類脳は，大脳の新皮質にあたる部分であり，言語や思考や問題解決などのいわゆる高次脳機能をつかさどる。

　この三位一体脳説は，よく引用され広く知られてきたが，脳の三層構造の分類はともかく，動物の脳の進化の説明としては誤っていると批判されている[6]。すなわち，脊椎動物（魚類，鳥類，両生類，爬虫類，哺乳類の五類）では，大脳－小脳－脳幹という基本構造は同一であり，それぞれの大きさと機能が動物によって異なっているのである。

　動物にも感情があることは，身の回りの動物の日常的な観察からも理解できるが，動物の感情が人間の感情と同じメカニズムで生ずるかどうかを検討することは難しい。しかし最近，イヌを閉所でもじっとしていられるように飼い主の自宅で訓練した後，機能的磁気共鳴画像法（fMRI）でイヌの脳を撮像したところ，報酬がもらえることを期待する喜びや，飼い主にほめられる喜びの場面において，脳の尾状核という部分が強い反応を示すことが明らかにされた[7,8]。

6.1.3

感情の神経生理学的機序

　感情の重要な柱である情動が生ずる機序（メカニズム）の説明として，これまで末梢起源説，中枢起源説，二要因説の三つが提唱されてきた。この三つの説について見た後，精神力動論に触れる。

末梢起源説

　ジェームズは，1884年に「悲しいから泣くのでなく，泣くから悲しいのである」とする情動の末梢起源説を公表した（☞ p.5, 6）。身体変化の知覚が主観的な情動経験を生じさせるとする末梢起源説は，ジェームズの後に同様の説を述べたランゲの名前とあわせてジェームズ

＝ランゲ説と呼ばれている。

中枢起源説

末梢起源説に対する批判として，キャノンと弟子のバードは，同じ身体反応が状況によって別の情動反応を引き起こす事実や，ネコの交感神経系を切断しても情動反応は起こるが，脳の視床や視床下部を除去したネコが情動反応を示さなくなるという実験結果などから，視床と視床下部が大脳皮質に情動刺激の情報を伝達することによって情動反応が生ずるとする情動の中枢起源説を提唱した（1927年）。これは，キャノン＝バード説と呼ばれている。キャノンは，1929年に闘争－逃走反応という概念も提唱している。動物は，捕食者などに出会ったとき，交感神経系のはたらきによって，瞬時に戦うか逃げるか（fight or flight）の判断を行う。逃げる場合は，恐怖の情動が差し迫る危険から素早く逃れさせてくれる働きをするのである。

二要因説

シャクターは，情動の成立には身体反応とその原因の認知の両方が不可欠であり，生理的覚醒と認知的ラベル（喜び，怒りなどの感情語）の両方の要因が相互的に作用すると説明する情動の二要因説を唱えた。1962年の実験[9]では，視力検査のためと称して実は興奮剤（エピネフリン）を投与された実験参加者は，心拍数と呼吸数が上昇するなどの身体変化を体験するが，その場では感情は変化しない。しかし，サクラ（☞ p.58）が楽しそうにしている状況か，サクラが怒りを示す状況下のどちらかにおかれると，その状況に対応して喜びあるいは怒りの感情を認知することが示された。

情動の二要因説は，環境の中の刺激や状況を自身にとってどのようなものと解釈するかが適応的行動に影響するという認知的評価理論につながるものであるが，後者は認知的評価が情動だけでなく，ストレスとその対処などにも深く関わると考えるものである。

精神力動論

精神力動論は，S. フロイトの精神分析とユングの分析心理学を源流とする考え方である。

生理学者として出発したフロイトは，脳内の心的エネルギーとその定常性という当時の生理学的仮説を発展させ，表に出すことをはばかられる感情は，意識から無意識に追いやられるが，抑圧された感情のエネルギーは消滅せず保存され，時に夢やしくじり行為や神経症の症状として噴出すると考えた。

ユングは，無意識の複合的な感情をコンプレックスと呼び，研究の初期の段階で開発した言語連想検査を用いて100の刺激語に対する連想反応を求め，反応時間の遅延，言いよどみ，言い間違い，感情的反応などから，患者のコンプレックスの内容を分析した（☞ p.11）。

6.1.4

情動の脳内機構

　情動の脳内機構については，前述のキャノンの実験のように動物の脳の特定部位を破壊したり，脳の特定部位を電気刺激したりして情動の変化を調べる実験研究，特定の情動が生じている時の脳部位のニューロイメージング法による計測研究，脳損傷患者の情動障害の症状を調べる臨床研究などから解明が進められてきた[10]。

　上記のような研究の結果，大脳辺縁系の中にあるアーモンドの形状で左右対になっている扁桃体（へんとうたい）が情動の発現にとって重要な役割を果していること，また扁桃体と密接に連絡する視床下部が情動変化に伴う自律神経系の反応に関与していること，扁桃体との間で情報のやりとりをする島皮質（とうひしつ）も特にその前部が情動情報の処理に関わることなどが明らかになっている。

　情動反応を引き起こす情報を受け取る低次神経回路と，その情報をもとにさまざまな感情判断を行う高次神経回路を区別した場合，前頭前野腹内側部は後者の回路にあたり，道徳感情や罪悪感など高度の社会的感情をもたらし，感情のコントロールにも関わっているとみなされている（☞ p.106）。

6.2

感情が行動に及ぼす影響

　かつて基礎系の心理学において，感情は認知や行動を妨害するものとしてネガティブにとらえられがちであり，感情と認知の関係を詳しく調べようとする研究は少なかった。1987 年に英文専門誌『認知と情動（*Cognition & Emotion*）』が創刊され，研究が進展する契機の一つとなった。同誌は創刊 30 周年を迎えるにあたり，過去 30 年にわたる研究の発展を回顧する論文を掲載した[11]。その 30 年を三期に分け，第一期（1987 ～ 1999）を情動の科学的研究に認知理論が応用されはじめた時期，第二期（2000 ～ 2007）を情動の自動的処理のバイアス研究とその臨床的応用が展開した時期，第三期（2008 ～ 2017）を情動の自己調整過程の研究が盛んになった時期とまとめている。この間に感情と社会・文化の関係を明らかにする研究も盛んになっている。

　感情と表出行動の関係について，エクマンは表示規則（ディスプレイ・ルール）という概念を提唱した。心の中でどのような感情を抱いているかに関わらず，その場面で表出すべき感情は何か，表出の場合その程度をどのようにすればよいかなどを判断する際の適用規則のことを指していうものである。

　表示規則は，子どもの感情の発達において重要な要素となる。アメリカの児童を対象として，物語の主人公が「期待はずれのプレゼント」をもらうなどの場面を示し，そのときの主人公

の本当の情動と表出すべき情動について尋ねる研究の結果では，表示規則の理解は6歳児と8歳児よりも10歳児の成績が良く，表示規則は児童期中期以後に発達することが示された[12]。

感情と心身の健康

感情の障害は，DSM-5（p.iv 参照）では不安，抑うつ，罪悪感，羞恥心，怒りといった否定的感情，感情的関わりを忌避する「離脱」，他者に嫌悪感や反感を抱く「対立」，その場の感情に流されて衝動的な行動に走る「脱抑制」など，パーソナリティ障害の症状の中に含められている部分が多い。**表3**は，反社会性パーソナリティ障害の診断基準を示すものである。

うつ病と双極性障害は，以前はあわせて気分障害と呼ばれていたが，DSM-5 ではそれぞれが独立した精神疾患とみなされ，気分障害に一括することは行われなくなった。

表3　DSM-5 による反社会性パーソナリティ障害の診断基準

A．他人の権利を無視し侵害する広範な様式で，15歳以上で起こっており，以下のうち3つ（またはそれ以上）によって示される。

(1) 法にかなった行動という点で社会的規範に適合しないこと。これは逮捕の原因になる行為を繰り返し行うことで示される。

(2) 虚偽性。これは繰り返し嘘をつくこと，偽名を使うこと，または自分の利益や快楽のために人をだますことによって示される。

(3) 衝動性，または将来の計画を立てられないこと。

(4) いらだたしさおよび攻撃性。これは仕事を安定して続けられない，または経済的な義務を果たさない，ということを繰り返すことによって示される。

(5) 自分または他人の安全を考えない無謀さ。

(6) 一貫して無責任であること。これは仕事を安定して続けられない，または経済的な義務を果たさない，ということを繰り返すことによって示される。

(7) 良心の呵責の欠如。これは他人を傷つけたり，いじめたり，または他人のものを盗んだりしたことに無関心であったり，これを正当化したりすることによって示される。

B．その人は少なくとも18歳以上である。

C．15歳以前に発症した素行症の証拠がある。

D．反社会的な行為が起こるのは，統合失調症や双極性障害の経過中のみではない。

(American Psychiatric Association, 日本精神神経学会日本語版用語監修, 高橋三郎・大野裕監訳, 染矢俊幸・神庭重信・尾崎紀夫・三村將・村井俊哉訳 (2014). DSM-5 精神疾患の診断・統計マニュアル. 医学書院. p. 650. より)

6.3

人格の概念及び形成過程

6.3.1

人格の概念

公認心理師養成科目では「人格」の語が用いられているが，優劣の価値基準を含めないために，現在では「パーソナリティ」の語を主として使うようになっている。ちなみに，日本パーソナリティ心理学会は，1992 年に日本性格心理学会として発足したが，2003 年に現在の名称に変更している。

パーソナリティは，仮面を意味する「ペルソナ」を語源とし，外から見たその人らしさという意味合いもあるが，個人としての認知・感情・行動の連続性や時間的空間的一貫性を表す言葉である。パーソナリティと関連する用語として，気質，性格，社会的性格などがある。

気質（テンペラメント）は，「職人気質」のように「かたぎ」と読むときは，その職業に特徴的なものの考え方やふるまいをいうが，「きしつ」と読むときは，かなり生得的に規定された生理学的な基盤に基づく感情面の個性をあらわす。

性格（キャラクター）は，一般的にはさまざまに理解される言葉であるが，生得的というよりも獲得的な，環境との相互作用により形成されるものとしての個人の認知・感情・行動の様式をいう。

社会的性格（ソーシャル・キャラクター）は，個人がある民族・国民・階級・職業など一定の社会集団に長期間所属することによって形成される，その社会集団の成員に比較的に共通してみられる認知・感情・行動の様式をいう。

6.3.2

人格の形成過程

哲学の分野では，知情意の三分法で人格を説明してきた。心理学も基本的にこの考え方を受け継ぎ，パーソナリティは，遺伝要因と環境要因の両方の影響を受けながら，知性と感情と意志が一体となって発達し，個性が形成されていくと考える。パーソナリティに及ぼす遺伝要因の影響は，家系研究や双生児研究から解明され，環境要因は家庭環境，教育環境，地域環境の影響が調べられてきた。

パーソナリティの連続性と変化については，地域や出生時期などを同じくする集団（コーホート）を長期にわたって繰り返し調査するコーホート研究によって調べられている。アメリカ，カナダ，英国などの国々で大規模縦断研究が行われているが，比較的古い時期に開始

され長期間のデータが得られているのがニュージーランドの「ダニーディン健康と発達に関する長期追跡研究」である[13]。ニュージーランド南島のダニーディン市で 1972 年から 1973 年に生まれた子ども 1,037 人を対象とし，40 年以上にわたって身体の健康（ぜんそく，血圧，けが，歯の健康など）と精神の健康（家族と養育環境，肯定的自己評価，タバコ・アルコールなどの依存症，性行動，非行・反社会的行動など）の問題について調査し，精神障害の発症率を下げるためには，幼児期や児童期には社会的な能力を高めるような支援を提供すること，両親の離別に対する効果的な支援を行うこと，青年期には自分は強いと思いこんだり，恥ずかしがったりして必要な支援を受けないことのないように体制を整えることなどが提案されている。

6.4

人格の類型，特性

6.4.1

類型論から特性論へ

パーソナリティの理論は，類型論から特性論へと発展した。

類型論は，何らかの基準によって人間をごく少数の典型的タイプに分類する考え方である。ドイツの精神科医クレッチマーは，体型と気質の関連性を調べ，細長型は神経質で非社交的な分裂気質，肥満型は社交的でユーモアを好む循環気質，闘士型は几帳面で粘り強いが時に感情が暴発する粘着気質などと類型化する研究を 1920 年代に公表した。類型論は一般的に，説明としてはシンプルで分かりやすく，確かに類型にぴったり当てはまる人もあるが，多くの人はどの類型にも当てはまらない中間型になるなどの問題があった。

特性論は，因子分析によって抽出された複数のパーソナリティ特性の量的差異によって個人差の特徴を表す考え方である。特性論に基づくパーソナリティ検査には以下のようなものがある。

16PF 質問紙（The sixteen Personality Factor Questionnaire）：16PF は，キャッテル（☞ p.51）が 1940 年代に開発した 16 因子，185 項目（第 5 版）からなる。これは，次ページのビッグ・ファイブに連なる。

ミネソタ多面人格目録（Minnesota Multiphasic Personal Inventory; MMPI）：MMPI は，ミネソタ大学で開発され，1943 年に公刊された。妥当性 4 尺度と臨床診断 10 尺度，総計 550 項目からなり，心理アセスメントのツールとなることを目的として開発されたものである。

モーズレイ人格目録（Maudsley Personality Inventory; MPI）：p.14 で述べたように，

MPI は，ロンドンのモーズレイ病院に勤務していたアイゼンクが 1950 年代に開発した検査であり，外向性－内向性尺度，神経症的傾向尺度，虚偽尺度を加えて全 80 項目である。

　矢田部・ギルフォード性格検査：Y-G 検査と略称で呼ばれるこの検査は，1954 年に矢田部達郎らによって開発されたもので，12 尺度各 10 問，計 120 問の質問項目から成る。

　ビッグ・ファイブ：アメリカの心理学者ゴールドバーグがパーソナリティをあらわす 1,431 の形容語をクラスターに分ける語彙アプローチにより開発した「外向性，情緒不安定性，誠実性，調和性，開放性」の五因子からなるパーソナリティ尺度である[14]。その後，項目内容と項目数はさまざまであるが，五因子を維持する尺度が種々開発され，総称として五因子モデルと呼ばれるようになった[15]。

　ビッグ・ファイブ日本語短縮版（29 項目）は，下記のような項目となる[16]。下線は逆転項目であることを示している。

外向性：無口な，社交的，話好き，外向的，陽気な。

情緒不安定性：不安になりやすい，心配性，弱気になる，緊張しやすい，憂鬱な。

誠実性：いい加減な，ルーズな，成り行きまかせ，怠惰な，計画性のある，軽率な，几帳面。

調和性：短気，怒りっぽい，温和な，寛大な，自己中心的，親切な。

開放性：多才の，進歩的，独創的：頭の回転の速い，興味の広い，好奇心が強い。

6. 4. 2

人間－状況論争

　特性論は，個人のパーソナリティ特性が状況を超えてある程度一貫していることを前提とするが，1968 年にアメリカの心理学者ミシェルがパーソナリティ特性の状況間の相関が低いというデータを示しつつ一貫性に対して疑問を提出した[17] ことから，多くのパーソナリティ研究者を巻き込む一貫性論争が起こった。この論争は，パーソナリティの一貫性を人間の側の問題と考える特性論と，人間がおかれた状況の側の問題と考える状況論との間の議論になったため，人間－状況論争とも言われる。この論争は，パーソナリティ特性の一貫性は人間と状況との相互作用により生ずるという相互作用論に収斂していった[18]。

文献

1) Ekman, P.& Friesen, W. V. (1971). Constants across cultures in the face and emotion. *Journal of Personality and Social Psychology*, **17(2)**, 124-129.

2) Russell, J. A. (1980). A circumplex model of affect. *Journal of Personality and Social Psychology*, **39(6)**, 1161-1178.

3) 大平英樹・木村健太・白井真理子・藤原健 (2017). 座談会：感情の心理学的構成主義に見るこれからの感情研究. エモーション・スタディーズ, **3(1)**, 38-51.

4) リチャード・H. スミス著, 澤田匡人訳 (2018). シャーデンフロイデ一人の不幸を喜ぶ私たちの闇. 勁草書房.

5) 福田正治 (2008). 感情の階層性と脳の進化―社会的感情の進化的位置づけ―. 感情心理学研究, **16(1)**, 25-35.

6) 篠塚一貴・清水透 (2016). 比較神経科学からみた進化にまつわる誤解と解説. 心理学ワールド, **75**, 17-20.

7) Berns, G. S., Brooks, A. M., & Spivak, M. (2012). Functional MRI in awake unrestrained dogs. *PLoS ONE*, **7(5)**, e38027. doi.org/10.1371/journal.pone.0038027.

8) Berns, G. S., Brooks, A. M., & Spivak, M., & Levy, K. (2017). Functional MRI in awake dogs predicts suitability for assistance work. *Scientific Reports*, **7**:43704. DOI: 10.1038/srep43704.

9) Schachter, S., & Singer, J. (1962). Cognitive, social, and physiological determinants of emotional state. *Psychological Review*, **69(5)**, 379-399.

10) 村井俊哉 (2006). 情動認知・社会行動の脳内機構とその障害. 認知神経科学, **8(1)**, 56-60.

11) Rothermunda, K., & Kooleb, S. L. (2018). Three decades of Cognition & Emotion: A brief review of past highlights and future prospects. *Cognition & Emotion*, **32(1)**, 1-12.

12) Saarni, C. (1979). Children's understanding of display rules for expressive behavior. *Developmental Psychology*, **15**, 424-429.

13) フィル・A. シルバ, ワレン・R. スタントン編, 酒井厚訳 (2012). ダニーディン子どもの健康と発達に関する長期追跡研究 ―ニュージーランドの 1000 人・20 年にわたる調査から―. 明石書店.

14) Goldberg, L. R. (1990). An alternative "description of personality": The Big-Five factor structure. *Journal of Personality and Social Psychology*, **59(6)**, 1216-1229.

15) Srivastava, S. (2019). Measuring the Big Five Personality Factors. Retrieved [January 6th, 2019] from http://psdlab.uoregon.edu/bigfive.html.

16) 並川努・谷伊織・脇田貴文・熊谷龍一・中根愛・野口裕之 (2012). Big Five 尺度短縮版の開発と信頼性と妥当性の検討. 心理学研究, **83(2)**, 91-99.

17) Mischel, W. (1968). *Personality and assessment*. New York: Wiley.

18) 若林明雄 (1993). 展望：パーソナリティ研究における "人間―状況論争" の動向. 心理学研究, **64(4)**, 296-312.

第7章

脳・神経の働き

7.1

脳神経系の構造と機能

　心を知るためには，脳のしくみを最新の知見にもとづいて理解することが今や不可欠になっている[1]。

　脳という臓器には，およそ千億個のニューロン（神経細胞）と一兆個のグリア細胞があるとされる。ニューロンは，電子顕微鏡でしか確認できない距離で相互に離れているが，隣のニューロンから化学的に受け取った情報を次のニューロンに化学的に伝えることによって一方向的に情報の伝達を行う細胞であり，ニューロン間の接合部位をシナプスという（☞ p.22）。グリア細胞は，ニューロンに栄養を与えたり，シナプス伝達効率や局所脳血流の制御を行ったりするなど，脳が円滑に機能するようにサポートする役割を担っているとされる。

　脳は，入ってくる血管を介して必要な栄養を受け取るが，脳にとって有害な物質は受けつけない性質があり，このことは血液脳関門と呼ばれている。血液脳関門は，有害な物質だけでなく届いてほしい薬物も通さない問題があるだけでなく，他方では酒のアルコール成分やタバコのニコチン成分は通してしまうので，それぞれの中毒を起こしやすい。

　脳神経系は，受容器（感覚器）から情報を入手し，何らかの判断を行い，効果器（筋肉と腺）への影響を通じて身体活動を行うためのものであり，構造的には脳及び脊髄からなる中枢神経と，脳に出入する脳神経及び脊髄に出入する脊髄神経からなる末梢神経に分けることができる。以下，それぞれについて見ていく。

7.1.1

中枢神経の構造と機能

脳

　脳は，解剖学的には頭頂部から順に大脳，間脳，中脳，小脳（後方に位置），橋，延髄の6領域に分けられる（図33参照）。間脳，中脳，橋，延髄をまとめて脳幹という。脳死は，わ

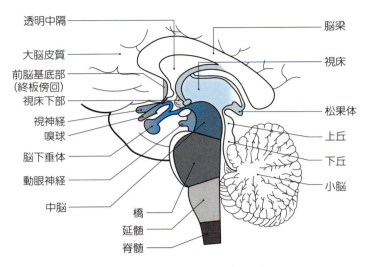

図33　間脳，中脳，小脳，橋，延髄
間脳にあたる領域は下記の本文で確認すること。

が国では「臓器の移植に関する法律」において脳幹を含む全脳死と定義されるが，英国では脳幹死を脳死と定義している。

　大脳は，構造的に左半球と右半球に分かれるが，両半球はその間の脳梁を介してつながっている。大脳表面の数ミリほどの層を大脳皮質といい，知覚・記憶・言語などいわゆる高次脳機能に関わっている。大脳皮質は，前頭葉，側頭葉，頭頂葉，後頭葉に分けて見ることができる。大脳皮質の下部には大脳辺縁系と呼ばれる部位があり，記憶に関与する海馬と情動に関与する扁桃体が含まれる。

　間脳は，①視床，②視床下部，③松果体，④脳下垂体から成る。①視床は，嗅覚以外の感覚情報の経由地であり，大脳皮質に送る情報を選別するゲート機構であるとされる。②視床下部は，闘争－逃走反応（☞p.94）を支えるために心臓の働きの促進，血管の収縮，消化器系と泌尿器系の活動の抑制，瞳孔の散大などを引き起こす交感神経と，その反対の作用を引き起こす副交感神経の二系統からなる自律神経をつかさどる。副交感神経のうちの迷走神経は，多くの臓器や器官に多岐にわたって分布するので「迷走」と呼ばれている。動物実験で視床下部を破壊すると摂食行動が減少し，反対に刺激すると亢進するので，視床下部は食欲と飲水の中枢と考えられている。また，視床下部からのホルモン放出により性ホルモンの分泌が生ずると性行動が起こりやすくなる。③松果体は，サーカディアンリズムを調節するホルモンのメラトニンを分泌する。サーカディアンリズムは，概日リズムともいい，睡眠－覚醒や体温調節などが「24時間＋α」の周期性を示すことにより，入眠と起床のサイクルを支えるものである。このサイクルに乱れが生ずると，不眠症や日中の過度の眠気など睡眠障害の症状が見られる。④脳下垂体は，成長ホルモンなど多種類のホルモンを分泌する器官である。

　中脳は，視覚，聴覚，運動調節などに関わっている。中脳の黒質と呼ばれる神経核の細胞が減りドーパミンの産生が少なくなると，震えや身体動作に支障が出るパーキンソン病になる危険性が高まる。

小脳は，大脳の後部の下に位置し，重さは大脳の一割程度であるが，ニューロンの数は大脳に匹敵するくらい多いとされる。運動の調整と平衡感覚をつかさどるとされるが，感覚情報の統合や情動の調整など幅広い役割を担っていることが近年明らかにされてきた。

　橋は，大脳と小脳を結ぶブリッジの役目を果たし，聴神経，顔面神経，三叉神経など多くの脳神経核が存在する部位である。

　延髄は，橋の下で脊髄につながる部位であり，呼吸，血液循環，体温調節などの自律神経中枢と，せき，嚥下，嘔吐などの反射中枢もあるので，生命の維持に不可欠の部分である。大脳皮質の運動野から下降する随意運動をつかさどる神経は，延髄の錐体と呼ばれる部位を通るので錐体路と呼ばれるが，そこから交差して体の反対側に出るので，脳損傷の影響は大脳と体では左右が反対になる。他方，不随意的・無意識的な運動の神経伝達経路は錐体外路という。

脊髄

　脊髄は，延髄の下部からはじまり，背骨（脊椎後方の脊柱管）の中を通り，骨盤のあたりまで伸びる長い器官である。脊髄から脊柱管の外に伸びる神経は，内臓，筋肉，皮膚に分布する神経につながるものである。脊髄もニューロンとグリア細胞からできている。

　脳と脊髄は，脳脊髄液に満たされている。脊髄は背骨で守られ，脳脊髄液の中に浮いた状態にあるので，通常の状態では圧迫などの影響を受けない。しかし，脳脊髄液が漏れたり減少したりする脳脊髄液減少症になると，頭痛，めまい，耳鳴り，倦怠感などさまざまな症状が見られ，特に交通事故の後遺症に多いむち打ち症との関連性が指摘されている。

7. 1. 2

末梢神経の構造と機能

　末梢神経は，脳と脊髄（両方あわせて中枢神経）から末端の身体各部に連絡する神経である。感覚器，筋肉，内蔵など身体の各部から中枢神経に向かうものを求心性，中枢神経から骨格筋，心筋，腺など身体各部に向かうものを遠心性という。求心性の神経は脊髄の背側（脊髄後根）から入って中枢神経に連絡し，遠心性の神経は脊髄の腹側（脊髄前根）から出て身体各部に連絡する。このことは，19世紀初頭にその事実を発見し証明した英国の医師ベルとフランスの生理学者マジャンディの名前を取って，ベル＝マジャンディの法則と呼ばれる。

　脳に出入りする脳神経は全部で12対あり，視神経，顔面神経，三叉神経（☞ p.71）など頭・顔の機能に関わる神経や，内臓及び腺など広くあちこちに連絡する迷走神経などがある。脊髄に出入りする脊髄神経は，主として首から下の身体各部に連絡する31対の神経の総称であり，頸神経8対，胸神経12対，腰神経5対，仙骨神経5対，尾骨神経1対から成る。

7.1.3

神経伝達物質

神経伝達物質は，ニューロンの末端のシナプスで情報伝達に介在する化学物質であり，それを受け取る受容体（レセプター）は決まった特定の物質のみと結合する。具体的には，以下のようなものがある。

グルタミン酸：興奮性の神経伝達物質の一つで，記憶・学習などに重要な役割を果たしている。

γ-アミノ酪酸（gamma-aminobutyric acid; **GABA**）：英語の頭文字をとった「ギャバ」が略称として用いられる。不安を鎮めたり，睡眠を促したりする抑制性の神経伝達物質である。

アセチルコリン：骨格筋，心筋，内臓筋の受容体に働いて筋の収縮を促進する。副交感神経を刺激し，脈拍を遅くし，唾液の産生を促す。

ノルアドレナリン：ノルエピネフリンともいう。交感神経に作用し，心拍数をあげ，血圧を上昇させるなど闘争−逃走反応（☞ p.94）を引き起こす神経伝達物質である。ノルアドレナリンは，副腎髄質で**アドレナリン**（エピネフリン）に変換され，体内を循環するホルモンとなる。

ドーパミン：ノルアドレナリン，アドレナリンの前駆体であり，活動への意欲を高める作用がある神経伝達物質である。統合失調症の陽性症状（幻覚・妄想など）はドーパミンの過剰と，パーキンソン病はドーパミンの過少と，それぞれ関連すると考えられている。

セロトニン：生体リズム，睡眠，体温調節などに関与する。セロトニン不足は，うつ病の原因となりうると考えられている。

オピオイド類：オピオイドの語源となる「オピウム」は，ケシから採取されるアヘンのことで，そこから抽出されるモルヒネは鎮痛や陶酔の作用がある麻薬である。オピオイド類の代表格である神経伝達物質の**エンドルフィン**は，内在性モルヒネ（endogenous morphine）をつづめて endorphin と命名された。たとえば，ランナーが長時間走り続けると生ずることがある多幸感は**ランナーズハイ**と呼ばれ，エンドルフィンの影響とされる。

7.2
記憶，感情等の生理学的反応の機序

7.2.1

意識と睡眠

　意識には覚醒と認識の両機能があるが（☞ p.76），覚醒の方は生理学的機序が明らかになっている。すなわち，中脳・脳・延髄の網目状の神経ネットワークである脳幹網様体は，刺激によって賦活されると覚醒，抑制されると睡眠になる。

　睡眠は，松果体が生成するメラトニンが眠気を起こし体温を低下させることによって入眠を容易にする機能を有するが，その生成は網膜への光によって阻害され，暗闇によって活発になる。人類は，日の出と共に起床し，日の入りと共に眠りの準備に入る生活を長く送ってきたのである。

　睡眠には，閉じたまぶたを介して急速眼球運動（rapid eye movement; REM）が見られ，覚醒した場合は夢の内容を覚えていることが多いレム睡眠と，そのような急速眼球運動は見られないノンレム睡眠の2タイプの睡眠が約90分周期で繰り返されるとされる。

　睡眠障害には，中途覚醒，熟睡困難，不眠症，概日リズム睡眠障害，ナルコレプシー（居眠り病），睡眠時無呼吸症候群などがある。それぞれ問題となる脳機能の異常と治療法は異なる。

7.2.2

記　憶

　記憶の生理学的機序について，てんかんの手術で海馬と扁桃体の約3分の2を切除され新しい経験の記憶ができなくなったH. M.の症例は，多くのことを明らかにしてくれた（☞ p.40）。H. M.は，手術後も言語と知能の能力は衰えなかったが，新しく学んだことを長期記憶に定着させることができず，彼の伝記のメイン・タイトルは「永遠の現在時制」とされた[2]。しかし，H. M.は手術以前の過去のことはかなりよく記憶しており，長期記憶そのものに問題があるのではなかった。H. M.は図26(p.78)の記憶の三過程のうち短期記憶から長期記憶への情報の転送ができなくなったのであり，海馬の損傷は短期記憶の情報を大脳皮質（前頭前野）に転送するはたらきを阻害することが明確になった。もう一つ重要な事実として，H. M.は新しい運動学習を行うことはできたのであり，運動学習のような手続的記憶の機能は，海馬ではなく，大脳基底核と小脳がはたす役割が大きいと考えられている。

7.2.3

感　情

　感情の生理学的機序は，動物の脳の破壊実験と脳損傷患者の情動変化の知見などから解明されてきた。

　<u>キャノン＝バード説</u>（☞ p.94）は，ネコの視床と視床下部を除去すると情動反応を示さなくなるという実験結果から，情動喚起刺激の情報は，視床から視床下部に伝わって生理的変化を生じさせるが，同時に視床から大脳皮質に伝わって情動意識が生ずるという伝達メカニズムを提案するものであった。

　ドイツ出身の生理心理学者クリューバーとアメリカの神経外科医ビュシーは，海馬と扁桃体を含む脳の側頭葉前部の両側を切除したアカゲザルがヘビに対する恐怖感情を失うことなどを示した（1937年）。この現象は，<u>クリューバー＝ビュシー症候群</u>と呼ばれるようになったが，切除部位が広範囲であったため，何でも口に入れる口唇傾向，性衝動の亢進，<u>視覚失認</u>（☞ p.110）など，ほかにもさまざまな反応が生じた。しかし，恐怖感情を失う情動変化は，扁桃体の切除の影響であると考えられている。

　<u>前頭前野腹内側部</u>が<u>感情コントロール</u>に関わることは，フィニアス・ゲージ（**図34**の写真参照）の1848年の事故の事例がよく知られている。鉄道敷設工事の監督をしていたゲージは，爆破用の火薬を穴に詰める作業中に鉄棒でつついていた火薬が爆発し，飛び出した鉄棒が左の頬から頭蓋骨を突き抜ける事故にあい，左目の視力を失いながらも一命をとりとめ，言語も身体動作も影響を受けなかったが，人が変ったように粗暴な行動をとるようになったされる。

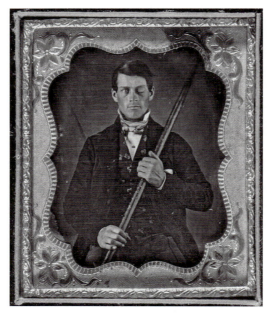

図34　フィニアス・ゲージと事故にあった時の鉄棒

（https://hms.harvard.edu/news/new-view-phineas-gage A New View of Phineas Gage より）

7.2.4

生理的活動の計測

　心の活動と体の活動は密接に結びついているので，心が体にどのような影響を与えるかを調べるときも，体が心にどのような影響を当たるかを調べるときも，体の生理的活動の測定結果が重要な資料となる。そこで，研究目的に対応して生理的活動の計測を行うためにさまざまな計測機器が考案されてきた。なお，日本工業規格「計測用語（JIS Z 8103）」では，測定は「ある量を，基準として用いる量と比較し数値又は符号を用いて表すこと」，計測は「特定の目的をもって，事物を量的にとらえるための方法・手段を考究し，実施し，その結果を用い所期の目的を達成させること」とそれぞれ定義し，測定と計測を区別している。

　生理的活動は，人間が生きている証しなので，「生の徴候」という意味でバイタルサインと言われるが，意識があり，呼吸をし，心臓が拍動し，血圧を維持し，体温を維持し，排尿と排便をし，脳波が特定のパターン示すことなどがバイタルサインに含まれる。この反対が古来死亡診断の基準とされてきた「呼吸停止，心停止，瞳孔反応停止」の死の三徴候である。

　心理学におけるバイタルサインの計測は，呼吸計，心電計，血圧計，体温計，脳波計が基本的な計測機器であるが，血管内の血液の容積変化を測るプレティスモグラフィー（容積脈波計），離れた位置から皮膚表面の温度分布を測るサーモグラフィー，発汗の変化を測る皮膚電位計，筋肉の活動電位を測る筋電計，瞳孔の大きさの変化を測る瞳孔計などが研究目的に応じて使用される。

　ポリグラフは，呼吸，脈拍，血圧，皮膚電位などを同時に測定し記録する「多重計測機器」が本来の意味であるが，犯罪捜査で重要参考人などに対する心理学的検査に使われるため，一般には「うそ発見器」と理解されている（☞ p.60）。

7.2.5

脳活動の計測

　脳画像計測技術の出発点は，1972 年に英国 EMI 社から発売されたコンピュータ断層撮影（computed tomography; CT）である。EMI（Electric and Musical Industries）は，現在は吸収合併で消滅したが，当時は音楽レコード部門所属の The Beatles が会社全体の大きな収益を稼ぎ出し，CT は「ビートルズの偉大な遺産」と言われている。CT は，検査対象の周囲を X 線源と検出器が回転し，撮像結果において脳画像が輪切りで見える画期的な技術であったが，脳の構造を見るものであり，脳の機能（脳活動）を測定するものではない。また，検査対象者は X 線を一定時間全方位から受けるので，放射線被曝線量が多く，安全範囲内としても，完全に非侵襲的な（人体を傷つけない）検査法であるとはいえない。

　脳活動を非侵襲的に測定して画像化する技法をニューロイメージングという。この技法を用い，脳の機能局在を想定し，脳の特定部位と脳機能あるいは心のはたらきとの対応関係を調べて脳地図を作成することを脳機能マッピングという。

ニューロイメージングは，脳の電気的活動を計測する方法（EEG, MEG）と局所脳血流変化を計測する方法（fMRI, PET, NIRS）に大別できるが，一般的に前者は時間分解能は高いが空間分解能が低く，後者は空間分解能は高いが時間分解能は低い[3, 4]。時間分解能とは時間に伴う脳活動の変化がつぶさに分かることであり，空間分解能とは活動する脳部位を局所的に細かく特定できるということである。

EEG

脳波（electroencephalography; EEG）は，頭皮上などに電極をペーストで貼り付けて，脳活動の際にニューロンから生じる微弱な電気活動を記録するものである。脳波測定は歴史が古く，1920年代から研究が始まっており，わが国では1951年に国産初の脳波計が商品化された。脳波計測は，てんかんなどの診断に有用な検査となっている。脳波測定を利用した事象関連電位は，刺激に対する多数回の反応記録を加算平均し，安静状態の測定値と比べて，たとえば言語刺激ではN400成分（刺激提示から約400ミリ秒後の陰性の電圧変位）が出現するなどといった点に着目する。

MEG

脳磁図（magnetoencephalography; MEG）は，脳活動にともなうニューロンの電気活動が発生させる微量な磁場の変化を超電導量子干渉計により測定するものである。EEGと同じく脳内の電気活動を調べるものなので，てんかんの診断に有用であるだけでなく，異常な電気活動が生じている部位の特定という点でEEGよりも優れている。しかし，微量な磁場を測定するためには，MEG設置の際に磁気シールドルームと振動対策を必要とし，刺激提示や反応の記録にも電磁波ノイズを出さない装置が必要となるなど，EEGよりはずっと大掛かりな設備となる。

fMRI

機能的磁気共鳴画像法（functional magnetic resonance imaging; fMRI）は，MEGが脳神経の微小電流から発生する微量な磁場の変化を検出するものであるのに対し，脳の外部から強力な磁場を発生させ磁気共鳴信号を得て脳の構造を画像化する磁気共鳴画像法（magnetic resonance imaging; MRI）を発展させ，脳の構造だけでなく脳の機能を測定できるようにしたものである。脳が活動すると酸素を供給するために酸素化ヘモグロビンが増え，磁場を乱す脱酸素化ヘモグロビンが少なくなって磁気共鳴信号が増強することを利用するが，この原理は日本の物理学者の小川誠二が1992年頃に確立した。基本的に非侵襲的計測法だが，大きな磁場を発生させるので，金属類を身につけて受けることはできない。

PET

ポジトロン断層法（positron emission tomography; PET）は，体内に入るとポジトロン（陽電子）を放出するトレーサーを投与し，電子との衝突で発生するガンマ線を記録して画像化するものである。トレーサーの種類によって脳内の血流量，酸素消費量，糖代謝量などが

測定できる。アルツハイマー病など脳の萎縮が疑われる場合，特定部分の糖代謝量の低下を確認して診断するために用いられる。なお，放射性物質であるトレーサーを体内に投与（注射）するので，PET には非侵襲的でない要素がある。

NIRS

近赤外線分光法（near-infrared spectroscopy; NIRS）は，近赤外光を用いて大脳の表面近くの酸素化ヘモグロビンと脱酸素化ヘモグロビンの濃度を光の透過度の差を利用して測定する。脳活動が活発な部位は血管中の酸素化ヘモグロビンが脱酸素化ヘモグロビンに変わる脱酸素化反応を利用したものである。開発メーカーの日立製作所は「光トポグラフィ」を登録商標にしているが，この名称の利用は公開されている。NIRS は，うつ病の診断補助として使用することが厚生労働省に承認されている。微弱な光の照射なので安全性が高く，シールド設備などが不要であり，姿勢や運動の変化に比較的強いので，子どもの脳機能の測定に適している。

7.3
高次脳機能の障害と必要な支援

7.3.1
高次脳機能障害の定義

　高次脳機能障害を国立障害者リハビリテーションセンターの高次脳機能障害情報・支援センターは「学術用語としては，脳損傷に起因する認知障害全般を指し，この中にはいわゆる巣症状としての失語・失行・失認のほか記憶障害，注意障害，遂行機能障害，社会的行動障害などが含まれる」と定義し，そのような認知障害を主たる要因として，日常生活及び社会生活への適応に困難を有する一群の人々を行政的に高次脳機能障害者と呼ぶことが適当であると述べている。その診断基準は，脳の器質的病変の原因となる事故による受傷や疾病の発症の事実が確認され，脳波，CT，MRIなどにより認知障害の原因と考えられる脳の器質的病変の存在が確認されているか，あるいは診断書により脳の器質的病変が存在したと確認できること，先天性疾患，周産期における脳損傷，発達障害，進行性疾患を原因とする者は除外することとされる[5]。

7.3.2
高次脳機能障害の諸相

　前項の引用個所に示されるように，失語，失行，失認，記憶障害，注意障害，遂行機能障害，社会的行動障害が高次脳機能障害の主要な障害であるので，以下に順番に見ていくが，記憶障害以下の例と説明は，高次脳機能障害情報・支援センターのホームページを参照した[4]。

　失語は，脳の言語中枢（言語野）の損傷により，獲得した言語機能が障害された状態であり，発話が障害される運動性失語と言葉の理解が障害される感覚性失語に大別される（☞ p.8）。

　失行は，麻痺などの障害がないのに，行為の順序や行為の対象をまちがえるなど，目的に沿った行動ができない状態をいう。

　失認は，視覚，聴覚，触覚など感覚モダリティごとに特異的に生ずる，対象物を認知することができない状態をいう。視覚失認のうち，顔を見てもだれかが分からない状態を相貌失認という。聴覚失認は，言語音が理解できない場合と，音楽など非言語音が理解できない場合がある。触覚失認は，触覚には特に障害がないが，物に触ってもその物が何であるかわからない状態をいう。半側空間無視は，左右どちらかの大脳半球の障害により，その反対側の刺激が認識できなくなるものをいう。たとえば右半球に障害があると，両眼の左側の視野にある情報が認識されないため，対象の左側部分が欠けた絵を描いたりする。半側空間無視は，

患者自身はそのことに気づいていないことが多いとされる。

　記憶障害は，物の置き場所を忘れる，新しいできごとが覚えられない，同じことを繰り返し質問するなど新しい情報の記憶ができない前向性健忘と，受傷・発症以前のことが思い出せない逆行性健忘がある（☞ p.79）。

　注意障害は，ぼんやりしていてミスが多い，二つのことを同時に行うと混乱してうまくいかない，作業を長く続けられないなど，注意散漫，注意の集中困難，注意の持続・維持困難な状態をいう。

　遂行機能障害は，自分で計画を立ててものごとを実行することができない，人に指示してもらわないと何もできない，約束の時間に間に合わないなど，目的に適った行動計画と行動実行の障害をいう。なお，認知心理学では遂行機能を実行機能という。

　社会的行動障害は，興奮する，暴力を振るう，思い通りにならないと大声を出す，自己中心的になるなど，情動コントロールの障害や対人関係の障害が生ずる状態をいう。

7. 3. 3

高次脳機能障害に対する支援

　高次脳機能障害からの回復には，リハビリテーションが必要となる。高次脳機能障害の受傷または発症の最初の段階では，外科療法や薬物療法などの医学的対処が重要であるが，段階を経て生活訓練の支援と就労移行支援を行っていくことになる。

　生活訓練は，日常生活能力と社会活動能力を高め，日々の生活の安定と積極的な社会参加ができるようにすることを目的とし，生活リズムの確立，生活管理能力の向上，外出・移動・買物など社会生活技能の向上，対人技能の向上などを目指すものである。

　就労移行支援は，本人の障害の程度と就労（復職）の希望を勘案し，可能な家族の協力体制，職場環境の調整などに対する支援を行うものである。

文献

1) 池谷裕二 (2016). 脳と心のしくみ. 新星出版社.
2) Corkin, S. (2013). *Permanent present tense: The unforgettable life of the amnesic patient, H. M.* New York: Basic Books.（鍛原多惠子訳，『ぼくは物覚えが悪い―健忘症患者 H・M の生涯』，早川書房，2014.）
3) 宮内哲 (2013). 脳を測る―改訂ヒトの脳機能の非侵襲的測定―. 心理学評論，**56(3)**, 414-454.
4) 宮内哲・星詳子・菅野巖・栗城眞也著，徳野博信編 (2016). 脳のイメージング. 共立出版.
5) 国立障害者リハビリテーションセンター　高次脳機能障害情報・支援センター「高次脳機能障害を理解する」：www.rehab.go.jp/brain_fukyu/rikai/

第8章

社会及び集団に関する心理学

8.1
対人関係並びに集団における人の意識及び行動についての心の過程

8.1.1

個人過程と集団過程

儒教の経典である四書五経の内の『大学』の中に「修身斉家治国平天下」という言葉がある。「身を修め，家をととのえ，国を治め，天下を平和にする」という天子（支配者）の心得を述べたものである。この中には「集団」という言葉はないが，人間は一人の個人として生きていると同時に，家族・学校・企業・地域・社会（日本社会，国際社会など）のうちのいくつかの集団の中で，その一員として生きていくことを求められている。

集団は，狭義には，所属する成員が決まっていて，成員間に直接／間接の社会的相互作用があり，共通の目標と明示的／暗黙的ルールと集団規範が定まっているものをいう。家庭や学級や職場や近隣の人びととの関係は，集団という概念にあてはまる。他方，偶然同じ時に同じ場所に集まっている人びとは，集団ではなく群衆と呼ばれる。たとえば，コンサート会場において，舞台の上のオーケストラやロックバンドは集団だが，客席にいる聴衆は全体として群衆である。群衆は，相互に匿名性があり，統制がとれていないので，時に興奮して衝動的で無責任な行動をとることがあり，その背後にあるものはいわゆる群衆心理と呼ばれる。

他方，正規の集団といえども，常に合理的な判断や決定が行われるわけではなく，たとえば高学歴のエリートが構成員となっている組織において，慎重な議論の末に最も愚かな意思決定をしてしまうことは，集団思考という名の集団浅慮が起こる過程として心理学的に分析されてきた[1]。「三人寄れば文殊の知恵」と「船頭多くして船山に登る」は，正反対のことを述べているようだが，個人過程と集団過程は別ものであるという点では共通している。個人過程については 8.2 節で述べることとし，この節では集団過程の諸相について見ていく。

8.1.2

リーダーシップ

　集団の指導者としてふさわしい条件を検討する**リーダーシップ**の理論は，指導者個人に求められる高い資質と能力を追究する**偉人論**から，集団が置かれた状況に必要な指導者の特性を分析する**状況論**に移った。

　唐の時代の 636 年，第二代皇帝の太宗は側近たちに「創業と守成といずれが難き」と尋ねると，一人は「国を興す創業」，別の一人は「国を維持する守成」と答えた。父と共に唐王朝を建国し，皇太子の兄を滅ぼして皇帝の位を勝ち取った太宗は，その前の隋王朝が二代しか続かなかったことが念頭にあったと思われるが，「創業の時期は終わったので，これからは守成が大切だ」と臣下を諭し，「貞観の治」と呼ばれる中国史上最も平和で安定した時代を築いた。この例のように，時代や状況が求めるリーダー像は何かを探る状況論が現代の心理学の主流となっている。

　三隅二不二は，1960 年代にリーダーシップの **PM 理論**を提唱した（**図35**）。リーダーの果たす機能を，組織の目的を達成させる職務遂行機能（performance, P 機能）と，組織の人間関係をまとめる集団維持機能（maintenance, M 機能）の二次元からとらえ，リーダーを PM, Pm, pM, pm に分類した。リーダーの型と組織の業績及び士気との関係についていくつかの企業などで調査したところ，業績では PM>Pm>pM>pm，士気では PM>pM>Pm>pm となることがわかった。ここで重要なことは，P と M は個人の属性ではなく組織の機能であるので，一人のリーダーが P と M の両方の機能を果たす必要はなく，組織全体として P 機能を担う者と M 機能を担う者がいればよいと理解できる。

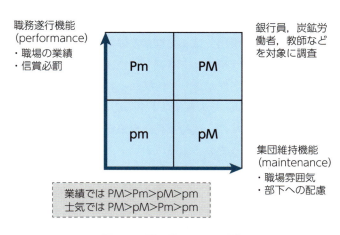

図35　三隅二不二の PM 理論

8.1.3

集団の内と外

　人間はある集団に属すると,「わが家」,「わが校」,「わが社」,「わが国」など**われわれ意識**（we-feeling）が強くなり，その集団の内と外を峻別するようになる。内集団の属性や内集団で起こることは基本的によいことであると思い，外集団の属性や外集団が起こすことは押しなべてよくないことのように理解する傾向を**内集団バイアス**あるいは**内集団びいき**という。このように集団の目標や価値を個人が取り入れることを**社会的アイデンティティ**という。社会心理学で最も有名な二つの実験というべきミルグラム実験とスタンフォード監獄実験は，基本的に社会的アイデンティティの形成にも関わる研究である。

　アメリカの心理学者**ミルグラム**が 1963 年に公表した研究は，通称**ミルグラム実験**と呼ばれている[2]。「記憶に関する実験」と称して，新聞広告を通じて参加者（20 歳 ～ 50 歳の男性）がイェール大学に集められ，ペアを組む別の男性（実は**サクラ**）とくじを引き，教師役と生徒役に別れ，隣りあう部屋でインターフォンを通じて互いの声のみが聞こえる状況に置かれた。実は，くじには両方とも「教師」と書かれており，実験参加者は必ず教師役が割り当てられた。実験が始まり，生徒役が記憶課題で答えを間違える度に，教師役は罰として「電気ショック」を与える機器を操作するが，間違える度に電圧の強さを上げていくよう指示された。生徒役のサクラは，実際に電気ショックを受けたかのように，強さに応じて絶叫したり，苦悶の金切り声をあげたり，壁を叩いて実験中止を求めたりした。実験参加者が実験中止を申し出ても，その度に重要な科学研究であり続けてほしいと説得された。その結果，40 人中 26 人が最後の「危険域」まで実験を続行し，**権威への服従**が容易に生ずることが示されたのであるが，科学研究に参加する集団の社会的アイデンティティを取り入れたためという側面もあったと考えられる。

　アメリカの心理学者**ジンバルドー**が 1971 年に行った**スタンフォード監獄実験**では，スタンフォード大学の地下実験室を監獄のように改造して実験が行われた[3]。新聞広告などで集められた大学生 24 人を看守役，受刑者役各 9 人プラス交代要員 3 人にグループ分けした。受刑者役は自宅で「逮捕」され，パトカーで移送され，指紋採取後囚人服を着せられ，足に鎖の重りをつけて収監された。看守役は，勝手に罰則を決めて囚人役に守らせようとし，反抗する囚人役は独房に見立てた倉庫に監禁された。バケツへ排便排尿するように強制されるなどの仕打ちに耐えかねた囚人役の一人は中止を求めるが，実験は継続された。精神を錯乱させた囚人役が実験から離脱したが，仲間を連れて監獄を襲撃するという情報（デマ）が入り大騒動になったりもした。実際に監獄でカウンセリングをしている牧師に状況を見てもらったところ，問題が多すぎると指摘した。しかし，ジンバルドーが実験を続行したため，牧師が家族に連絡し，家族達は弁護士を連れて中止を訴えたので，2 週間の計画が 6 日間で中止となった。毀誉褒貶のある研究だが，たまたま割り当てられた看守役と囚人役が短期間にそれぞれの集団の役割にあった行動をとり始め，相互に外集団に対して強い敵意を持つようになった点が重要な結果である。

8. 1. 4

社会的相互作用

コミュニケーション

　集団を維持するためには，集団内においても，集団間においても，情報の伝達が重要な機能を果たす。英語のコミュニケーションは，ラテン語の「共にする」という意味の動詞を語源とし「通信，交通，感染」など多くの意味を持つ言葉である。個人の社会的スキルとしてのコミュニケーション能力の重要性がしばしば強調されるが，コミュニケーションが成立する「場」にも焦点を当てる必要がある。

　講演や発表であれ，セールス・トークであれ，気楽なお茶飲み話であれ，聞き手に事実を述べたり，正確に情報を伝えたりするリポート・トーク（report talk）と，聞き手とのつながりを確認したり，信頼感と共感を高めたりするラポート・トーク（rapport talk）という二通りの話し方があるとされるが，その適切な割合は話す場によって大きく異なる。

　社会的影響は，いわばコミュニケーションの方向と強さを示すベクトルである。親→子，教師→生徒，上司→部下，売り手→買い手などの方向の社会的影響が日常的にみられる。その影響内容は，説得，指導，懐柔，圧力，賞罰などであり，社会的影響の受け手の側に生ずるのは，応諾，同調（☞ p.19），同化，服従，無視，反発，抵抗などである。

　説得は，受け手の思考と行動などを変えようとするものであり，コミュニケーションの重要な目的の一つである。説得が政治的意図を持つ場合をプロパガンダ，商業的意図を持つ場合を広告，行政的意図などを持つ場合を広報という。アメリカの心理学者ホヴランドは，第二次世界大戦中，陸軍省の情報・教育部門に所属し，戦意高揚映画（プロパガンダの一種）が戦争に対する兵士の態度の変容につながるかどうかについて研究した。その結果，情報源の信憑性の高低は時間の経過とともに効果が減少していき，情報の内容の効果が時間と共に現われてくるというスリーパー効果の現象を見出した。

　社会的ネットワークは，コミュニケーションの経路のパターンに基づく集団内の好意・敵対の人間関係や集団間の連携・対抗関係をあらわすもので，数学のグラフ理論を応用してノード（結節点）とエッジ（線や矢印）であらわされる。ルーマニア生まれのアメリカの精神医学者のモレノは，サイコドラマ（心理劇）を用いた集団療法の創始者であると共に，集団構造の理論化を行い，ソシオメトリーの技法を開発した。その表現方法の一つにソシオグラムがある（図36）。

　ミルグラムのスモールワールドの研究は，遠く距離を隔てた二地点に住む見知らぬ人同士が何人の知人（ファースト・ネームで呼び合える間柄）を介してつながるかを調べるものであり，社会的ネットワークのノードをつなぐエッジ数を調べるものである。1967年のミルグラムの最初の研究では，ネブラスカ州オマハからマサチューセッツ州ボストンに手紙が届くのに平均5.83人を介したので六次の隔たりと呼ばれたが，1969年の追試研究では，双方向に手紙を送るように条件を変更して平均5.2人が得られた[4]。郵便全盛時代のこの研究をインターネットの時代に見直したのがFacebook社のミラノ大学との共同研究（2011年）であり，

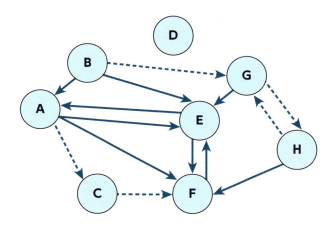

図36 ソシオグラムの例
英字は個人，実線は好意，点線は非好意を示す。人気のあるEを軸に
A－E－Fの連携ができ，Dは孤立している。

当時の同社の全ユーザー7億2,100万人を対象に調査したところエッジ数は平均4.74人だった[5]。インターネットは，明らかに世界をよりスモールにしているのである。

他者の存在の影響

自分一人でいる時とそばに人がいる時とで行動が異なるのは当然である。アメリカの心理学者**F. オルポート**は，他者の存在は各種の課題の成績の向上につながるとして**社会的促進**の概念を提唱した。その後，ポーランド出身のアメリカの心理学者**ザイアンス**は，メスのゴキブリを被験体として実験を行い，他のゴキブリの存在は，同時に行う場面であれ，観察されるだけの場面であれ，迷路実験では促進効果はないが走路実験では促進効果があることが示された[6]。

社会的促進の反対の概念は，直接には他者の存在が課題遂行の妨害となる**社会的抑制**になるが，別のケースとして，集団で共同して作業を行う時に一人当たりの作業量が人数の増加に伴って低下する現象があり，その現象を**社会的手抜き**，あるいはその現象について1913年に最初に研究報告を行ったフランスの農業機械の研究者ランジェルマン（Ringelmann, M.）の名前を英語読みし，**リンゲルマン効果**と呼ぶ[7]。すなわち，綱引き，荷車引き，石臼挽きの作業における引っ張る力は，1人の時の力の量を100%とすると，2人では93%，3人では85%，4人では77%，5人では70%，6人では63%，7人では56%，8人では49%と，どんどん低下することが報告されたのである。

同様の社会的抑制の現象は，**傍観者効果**としても見られる。この研究の契機となったのは，1964年にニューヨークで起こった**キティ・ジェノヴィーズ事件**であり，28歳の女性が午前3時過ぎに自家用車で帰宅した時に暴漢に襲われ，大声で助けを求めたが，近所の住人38人は声を聞いたのに誰もすぐには警察に通報せず，何度も刺されて殺されてしまった悲惨なできごとである[8]。被害者の悲鳴を聞いた人が38人もいたのに，なぜ一人として救助の行動を起こさなかったのか。アメリカの心理学者**ラタネ**らは，何かの事件に遭遇しても，自分以外

に傍に人がいる時には自ら率先しては行動を起こさないのが人間の心理であることを次のような実験で示した[9]。実験参加者は，別の参加者（実はサクラ）とある話題について討論するように求められる。途中で相手はてんかん発作を起こしたように演技をするが，実験参加者が一人の場合は「発作」から2分以内に85％が援助活動を行ったのに，他に4人の実験参加者がいる場合には援助活動の割合は31％に減ったのである。その理由は幾重にも解釈できるが，社会的抑制が存在するという事実は否定できない。

コンフリクト

心理学では，コンフリクトを主に個人内の欲求のせめぎあいという意味でとらえ，葛藤と訳してきた。レヴィン（☞ p.18）の葛藤の分類はよく知られている。すなわち，二つのプラスのものから選ばなければならない接近−接近型の葛藤，二つのマイナスのものから選ばなければならない回避−回避型の葛藤，一つのものにプラスとマイナスの両方の要素があり決めかねる接近−回避型の葛藤である。

コンフリクトを社会的相互作用にあてはめた場合は，個人間の関係であれ，個人と集団の関係であれ，集団間の関係であれ，最も厳しい対立状態がコンフリクトである。国際政治では，コンフリクトは紛争と訳されるが，その実態は戦争である。1907年の「開戦に関する条約」において，締約国は戦争を開始するには宣戦布告をすべきことが求められた。第二次世界大戦が終わった後，国連憲章において戦争は違法とされ，宣戦布告も行われないので，形の上では戦争はなくなり，紛争と呼ばれるようになった。

国内における紛争は，軍事衝突に発展すれば内戦であるが，平和な国では紛争はおだやかに裁判所で取り扱われる。法律用語としての和解は，裁判所の判決をまたずに行われるもので，民法第695条に「和解は，当事者が互いに譲歩をしてその間に存する争いをやめることを約することによって，その効力を生ずる」とある。和解には裁判所が関与するケースと関与しないケースがあるが，裁判所が関与して決まった和解は判決と同様の効力を有する。

紛争の原因の一つとなる社会的ジレンマは，個人にとって合理的な行動が社会全体としては望ましくない不都合な状態を生み出すことをいう。社会的ジレンマをあらわす言葉に共有地の悲劇というものがある。村人が共有する牧草地にみんなが無際限に飼育牛を増やして放牧すると，たちどころに牧草地は荒れ果て，結果として村人全員が被害を受けることになる。自家用車があふれかえる都市の大気汚染問題や交通渋滞問題も同じ構図である。

対人心理学

対人心理学は，対人認知，対人魅力，対人関係，対人行動，対人距離（パーソナル・スペース）など，基本的には個人同士の関係において生ずるさまざまな問題を扱う研究分野である。

対人認知は，個人の表情や行動を通じて，その人がある場面でどのような感情や意図を持っているか，どんな性格特性の持ち主であるかなどを推測することをいう。アッシュは，対人認知を印象形成の過程としてとらえ，印象形成の核となる中心的特性と印象形成に寄与しない周辺的特性に分けて考えた。たとえば，家が貧しいために苦学して名門大学に進んだ人を「エリート」とみるか「苦労人」とみるかによって，その後のその人の行動についての解釈は異

なることだろう。

対人魅力は，どのような個人に魅力を感じるかの問題であり，住居や学級や職場でよく出会う人に魅力を感じる近接性の要因，性格や考え方や趣味などが合う人に魅力を感ずる類似性の要因，自分にない能力や性格などの持ち主に魅力を感じる相補性の要因，顔や体型や服装の良さに魅力を感じる外見の要因などがあげられる。このほか，初対面の第一印象が重要とする説もある。

対人関係は，具体的には親子関係，友人関係，師弟関係，職場の同僚や上下の関係など，比較的長期の日常的なつきあいから生まれるものである。対人関係で重要なキーワードの一つはレシプロシティであり，心理学では返報性，文化人類学では互酬性，経済学では互恵性と訳されている。何かを与えれば何かが返ってくる（そのことの期待により行動する）ということがレシプロシティの基本的意味であるが，与えるものがマイナスと相手から受け止められれば，返ってくるのはお礼ではなく報復になる。

対人行動は，対人関係の中で相手に影響を与える行動であり，困っている相手を助ける援助行動，共通の目標の達成や利益の獲得に向かって力を合わせる協同，関係が悪化した相手に言葉の暴力や物理的暴力を行使する攻撃行動などがある。

対人距離は，相手との関係に応じて物理的距離を調整することであり，アメリカの文化人類学者ホールは，四種のパーソナル・スペースを区分した。それぞれ近接相と遠方相を区別し，インチとフィートの単位で距離を示しているが，細かな点は省き，四種の距離だけを取り出すと以下のようになる[10]。

密接距離：両手を広げた範囲におさまる距離であり，親しい相手には入ってきてほしいが，親しくない相手は，取っ組み合いのけんかでもしないかぎり，入れたくない距離。

個体距離：個人としてのつきあいの範囲で，相手の表情は読み取れるが，それほど親しくない距離。

社会距離：役所での事務手続きや商談の時など，大きな机を挟んで相対する時の距離。

公衆距離：講演の講師と聴衆のような数メートル以上離れるパブリックな関係の距離。

8.2

人の態度及び行動

8.2.1

行動の背後にある態度

態度

　心理学でいう態度は，個人の行動の背後にあると想定される比較的一貫した認知や感情のあり方をいう。個人の態度の一貫性は比較的強固であり，説得などの方法により参加者の態度を変えようとする実験の結果は，態度変容を起こすのは容易でないことを示している。たとえば，訴求力と話題性のあるテレビコマーシャルを作ることができても，それがただちに消費者の購買行動につながるわけではない。フェスティンガーは，態度変容が起こりにくいメカニズムを認知的不協和理論で説明した[11]。たとえば，タバコを吸う者にとっては，喫煙が肺がんの大きなリスクファクターであるという情報は，自身の態度と相容れない不協和の感覚を認知させるので，そのような情報を頭から受けつけないようにしたり，自分はそうならないと否認したりして対処するのである。

自己と他者に向かう態度

　p.18, 19 で述べたように，ハイダーは帰属理論を提唱し，自己や他者の特性について推論する過程（特性帰属）と自己や他者の行動の原因を推論する過程（原因帰属）を分析した。以下では，自己に向かう態度と他者に向かう態度のそれぞれについて要点を説明する。

　自己に向かう態度には，自己過程，社会的自己，社会的比較などがある。自己過程は，自己自身を意識し，自己の特徴を理解し，自己についての評価を行うプロセスをいう。G. H. ミードは，主体的に知る立場としての主我 (I) と知られる立場の客我 (Me) を区別したが（☞ p.6），自身に関して他者から与えられるメッセージとそれに対する応答など，他者との相互作用を通じて自身の理解を深める社会的自己を客我の重要な構成要素としている。フェスティンガーは，自己評価の重要な方法として，自身に近い他者との比較によって自己理解を深めるという社会的比較理論を提唱した。

　他者に向かう態度には，社会的推論，社会的感情，社会的動機，偏見などがある。社会的推論は，他者やさまざまな社会的できごとについての推論である。社会的感情は，誇り，得意，共感，責任，甘え，恥，嫉妬，嫌悪など，他者との関わりから生ずる感情をいう。社会的動機とは，比較，競争，顕示，親和，承認，支配，服従，攻撃など他者と関わる動機をいう。偏見は，他者に対する十分な根拠のない否定的態度をいう。

8.3

家族，集団及び文化が個人に及ぼす影響

8.3.1

家族の成立

　家族は夫婦を単位としてできあがっているので，その基本的な出発点は結婚（法律用語では婚姻）である。日本国憲法第 24 条は〔家族関係における個人の尊厳と両性の平等〕の見出しのもと，「婚姻は，両性の合意のみに基いて成立し，夫婦が同等の権利を有することを基本として，相互の協力により，維持されなければならない。2　配偶者の選択，財産権，相続，住居の選定，離婚並びに婚姻及び家族に関するその他の事項に関しては，法律は，個人の尊厳と両性の本質的平等に立脚して，制定されなければならない」と規定しており，旧民法の男性の家長を中心とする家制度から脱却し，平等な夫婦関係を宣言している。国際連合は，1994 年を国際家族年に指定したが，そのスローガンは，「家族からはじまる小さなデモクラシー（Building the smallest democracy at the heart of society)」であった。

　結婚統計に関する厚生労働省の資料[12] によれば，2015 年に結婚した「夫婦とも初婚」のカップルの結婚年齢は男 30.6 歳，女 29.0 歳，夫婦の年齢差 1.6 歳であり，その 40 年前の 1975 年の男 26.9 歳，女 24.4 歳，年齢差 2.5 歳と比べると「晩婚化」の進行と夫婦の年齢の接近の傾向が見て取れる。また，2015 年のデータでは夫が年上 55.0％，夫婦同年 20.8％，妻が年上 24.2％であり，カップルの 4 組に 1 組は女性が年長になっている。

　結婚して子どもが生まれると，ポルトマンの生理的早産説（☞ p.3）が示すように，人間は長い妊娠期間にもかかわらず「不完全」な状態でこの世に出てくるので，当然育児が夫婦の重要な課題となるが，子どもはそこからの伸びしろも大きいので，子どもの日々の成長は親の大きな喜びとなる。

　親がいだく養育信念の一つとして，育児幸福感のあり方について 6 歳以下の子どもを持つ母親（20 ～ 47 歳，平均 34.4 歳）872 名を対象に調べた研究[13] では，①子どもの成長，②希望と生きがい，③親としての成長，④子どもに必要とされること，⑤夫への感謝の念，⑥新たな人間関係，⑦子どもからの感謝や癒し，⑧出産や子育ての意義の 8 因子が抽出された。

　結婚があれば一定数の離婚があるのが世の習いであるが，離婚率をその年の「離婚件数÷結婚件数」であらわす統計指標は，少子化が進行する状態では，離婚件数が増え結婚件数が減少していって見かけ上の離婚率が高まっていく。もう一つの離婚率の指標は，「人口 1,000 人あたりの離婚件数」であり，2015 年は 1.73 であった[14]。この指標では，2002 年の 2.3 をピークに離婚率は漸減している。

　離婚の法的規定は，民法 763 条に「夫婦は，その協議で，離婚をすることができる」と書

かれている。協議離婚のほか，調停離婚，審判離婚，裁判離婚がある（家庭裁判所の所管）。

民法770条は「夫婦の一方は，次に掲げる場合に限り，離婚の訴えを提起することができる。

1　配偶者に不貞な行為があったとき。

2　配偶者から悪意で遺棄されたとき。

3　配偶者の生死が三年以上明らかでないとき。

4　配偶者が強度の精神病にかかり，回復の見込みがないとき。

5　その他婚姻を継続し難い重大な事由があるとき。」と規定している。

このうち第4項は，精神病患者を保護の見込みなしに遺棄するようなことは認められず，実際には適用の制限が大きい。第5項は解釈の幅が広く，ドメスティック・バイオレンス（DV），犯罪行為による服役などのほか，性格の不一致もここに含まれる。

8. 3. 2

家族の病理

「幸せな家族はどれもみな同じようにみえるが，不幸な家族にはそれぞれの不幸の形がある（トルストイ[15]）」。幸せを求めて結婚しても，夫婦間や親子間のコンフリクト，そこに介在する暴力などは，家族の病理として子どもから大人までを不幸に落とし入れ，長く苦しめる。

夫婦間のコンフリクトは，「夫婦喧嘩は犬も食わぬ」などと言われた時代は終わり，2001年に配偶者暴力防止法が成立し，夫婦間暴力の防止と被害者の保護が法制化された。この法律でいう「配偶者」にはいわゆる事実婚も含まれている（第1条第3項）。このいわゆるDV防止法に関する警視庁の統計では，2017年のDV相談件数は8,421件（うち男性16.8％，女性83.2％；関係は婚姻75.3％，同棲21.5％，内縁3.2％），DV防止法検挙件数は771件となっている[16]。

ここで関連する用語の整理をしておくと，家庭内暴力（family violence）は，本来は夫婦間と親子間の両方の暴力事案をあらわす言葉であるが，多くの場合は子から親への暴力に限定して使われている。ドメスティック・バイオレンス（domestic violence; DV）は，婚姻関係にある男女だけでなく，内縁関係や同棲関係を含むパートナー間の暴力をあらわす。親しいパートナーからの暴力（intimate partner violence; IPV）は，同性のパートナー間，同居していないパートナー間，恋人間などを含む，さらに広義の概念である。

次に，親子間のコンフリクトとしては，親から子への暴力である児童虐待が不適切な養育の代表であり，大きな社会的問題となっている。厚生労働省は，児童虐待を次のように分類している[17]。

身体的虐待：殴る，蹴る，投げ落とす，激しく揺さぶる，やけどを負わせる，溺れさせる，首を絞める，縄などにより一室に拘束するなど

性的虐待：子どもへの性的行為，性的行為を見せる，性器を触る又は触らせる，ポルノグラフィの被写体にするなど

ネグレクト：家に閉じ込める，食事を与えない，ひどく不潔にする，自動車の中に放置す

る，重い病気になっても病院に連れて行かないなど

　心理的虐待：言葉による脅し，無視，きょうだい間での差別的扱い，子どもの目の前で家族に対して暴力をふるう（ドメスティック・バイオレンス：DV）など

　警察庁生活安全局少年課の 2017 年の統計では，通告児童数 65,431 人（うち身体的虐待 18.9％，性的虐待 0.4％，ネグレクト 9.8％，心理的虐待 71.0％），保護児童数 3,838 人，検挙件数 1,138 件（うち身体的虐待 79.4％，性的虐待 14.9％，ネグレクト 1.8％，心理的虐待 3.9％）となっている[18]。検挙件数の加害者は，男 72.1％，女 27.9％であるが，「養父・継父・内縁の夫」が全体の 30.6％を占めている。なお，検挙件数の対象となる被害児童の男女比は，ほぼ 1 対 1 である。

　このような家族の病理を考える時の視点として，個人の問題をその個人だけに焦点化せず，家族全体のありかたから検討する家族システム論が重要であるとされ，そのような観点から家族療法が行われる。

8. 3. 3

文化が心に及ぼす影響

　文化は，定義の難しい言葉の一つであるが，文明が物質を基盤とするのに対し，文化は精神を基盤とし，言語，宗教，科学，芸術，法と道徳など，ある地域や民族や集団に見られる価値の総体と見ることができる。文化差の研究は，心理学に限らず，二つ（以上）の国でとったデータを単純に比較するだけでは「国民差」の研究にとどまる。

　比較文化心理学（cross-cultural psychology）と文化心理学（cultural psychology）は，その名称も複数の文化を研究対象とする点でもよく似ているが，基本的な考え方は異なる。比較文化心理学は，欧米の文化で研究された心のメカニズムが他の文化でも同様に見られるかを研究するものであるのに対し，文化心理学は，それぞれの文化における文化と心の相互構築過程を研究するものである[19]。

　ブロンフェンブレンナーは，『二つの世界の子どもたち―アメリカとソ連のしつけと教育』[20] を書き，子どもの発達に関する生態学的システム理論[21] を提唱して文化的環境の重要性を主張したので，文化心理学の源流の研究者の一人と位置づけてもよいだろう。

　生態学的システム理論は，図式的には個人の周りに四つのシステムが同心円の入れ子状に示されるモデルである。一番内側のマイクロシステムは，家族，友達，学校，教会，病院などが個人を直接に取り巻いている。その外のメゾシステムはマイクロシステムの要素間の関係（たとえば親と教師の関係）から成る。さらにその外のエクソシステムは，社会奉仕，近隣，警察，マスコミ，産業などの要素から成るもので，子ども自身よりも両親とエクソシステムとの関わりが重要である。その外の外周部分は，マクロシステムと呼ばれ，民族や社会階層の要素を含めた文化のシステムである。

個人主義と集団主義

ベネディクトの『菊と刀』（☞ p.25）は，第二次世界大戦中の日本の軍国主義者の精神構造が何に由来するのかを分析するために，日系アメリカ人からの聞き取りや日本人に関する文献研究を行い，アメリカ人が原則主義，個人主義，自律性を重視するのに対し，日本人は状況主義，集団主義，協調性を重視するのがそれぞれの文化の大きな特徴であるとまとめた[22]。ベネディクトのこの考え方は，戦後の日本人論にも大きな影響を与えてきた。

しかし，同調性や献身的な協力行動などに関する比較文化心理学の研究をはじめ，言語学，教育学，経営学などの研究を調べても，個人主義と集団主義の傾向に関する日本とアメリカの差は小さく，軍国主義の時代の日本人の振る舞いは，外的脅威を感じた集団のメンバーが普遍的に取る行動であったと考えるべきであるとされる[23]。

文化心理学は，それぞれの文化に固有の認知的メカニズムを見出そうとするものであるが，その代表は文化的自己観の研究[24, 25]であり，西洋文化（特にアメリカ人）の相互独立的自己観は，自己と他者の明確な二分法に立ち，自己は周囲の他者とは本質的に独立した独自の特性を有する主体であるという認識を持ち，自己実現に向かうように動機づけられていると考える（図37A）。他方，東洋文化（特に日本人）の相互協調的自己観は，自己は周囲の他者とつながりを持っているという認識を持ち，行動は周囲の人間や状況を勘案すべきであり，個人を越えた大きな集団の成員として調和を保つ行動をするように動機づけられていると考える（図37B）。このような文化的自己観の違いは，個人の認知，感情，動機づけなどのさまざまな側面に影響し，文化のさらなる違いを生み出すものとなる。

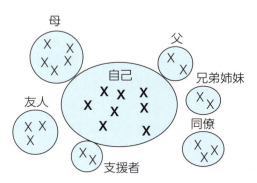 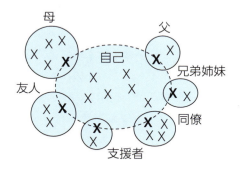

A. 相互独立的自己観　　　　　　　　B. 相互協調的自己観

図37　相互独立的自己観と相互協調的自己観

(Markus, H. R., & Kitayama, S. (1991). Culture and the self: Implications for cognition, emotion, and motivation. *Psychological Review*, 98(**2**), 224-253. より)

文献

1) Janis, I. (1982). *Groupthink: Psychological studies of policy decisions and fiascoes.* Boston, MA: Houghton Mifflin Co.

2) Milgram, S. (1963). Behavioral study of obedience. *Journal of Abnormal and Social Psychology*, **67(4)**, 371-378.

3) スタンフォード監獄実験の詳細は，ジンバルドー自身により下記サイトに記録されている（英語）．
STANFORD PRISON EXPERIMENT: https://www.prisonexp.org/

4) Milgram, S., & Travers, J. (1969). An experimental study of the small world problem. *Sociometry*, **32(4)**, 425-443.

5) Anatomy of Facebook という英文記事：
https://www.facebook.com/notes/facebook-data-team/anatomy-of-facebook/10150388519243859

6) Zajonc, R. B., Heingartner, A., & Herman, E. M. (1969). Social enhancement and impairment of performance in the cockroach. *Journal of Personality and Social Psychology*, **13(2)**, 83-92.

7) Ringelmann, M. (1913). Recherches sur les moteurs animés: Travail de l'homme. *Annales de l'Institut National Agronomique*, **12**, 1-40.

8) A・M・ローゼンタール著，田畑暁生訳 (2011). 38人の沈黙する目撃者―キティ・ジェノヴィーズ事件の真相．青土社．

9) Latané, B., & Darley, J. M. (1968). Group inhibition of bystander intervention in emergencies. *Journal of Personality and Social Psychology*, **10(3)**, 308-32.

10) エドワード・T・ホール著，日高敏隆・佐藤信行訳 (1970). かくれた次元．みすず書房．

11) レオン・フェスティンガー，末永俊郎監訳 (1965). 認知的不協和の理論―社会心理学序説．誠信書房．

12) 厚生労働省「平成28年度人口動態統計特殊報告「婚姻に関する統計」の概況」：
https://www.mhlw.go.jp/toukei/saikin/hw/jinkou/tokusyu/konin16/dl/gaikyo.pdf

13) 清水嘉子・関水しのぶ・遠藤俊子・落合富美江 (2007). 母親の育児幸福感―尺度の開発と妥当性の検討．日本看護科学会誌，**27(2)**，15-24.

14) 厚生労働省「平成28年度人口動態統計の年間推計」：
https://www.mhlw.go.jp/toukei/saikin/hw/jinkou/suikei16/dl/2016suikei.pdf

15) トルストイ，望月哲男訳 (2008). アンナ・カレーニナ〈1〉，光文社古典新訳文庫．

16) 警視庁「配偶者からの暴力事案の概況」：
http://www.keishicho.metro.tokyo.jp/about_mpd/jokyo_tokei/kakushu/dv.html

17) 厚生労働省「児童虐待の定義と現状」
https://www.mhlw.go.jp/seisakunitsuite/bunya/kodomo/kodomo_kosodate/dv/about.html

18) 警察庁生活安全局少年課「平成29年における少年非行，児童虐待及び子供の性被害の状況」：
https://www.npa.go.jp/safetylife/syonen/hikou_gyakutai_sakusyu/H29-revise.pdf

19) 増田貴彦・山岸俊男著 (2010). 文化心理学　上・下．培風館．

20) U. ブロンフェンブレンナー 著，長島貞夫訳 (1971). 二つの世界の子どもたち―アメリカとソ連のしつけと教育．金子書房．

21) U. ブロンフェンブレンナー 著，磯貝芳郎・福富護訳 (1996). 人間発達の生態学：発達心理学への挑戦．川島書店．1996年．

22) ルース・ベネディクト，長谷川松治訳 (1967). 菊と刀―日本文化の型．社会思想社．〔別訳あり〕

23) 高野陽太郎 (2008). 「集団主義」という錯覚―日本人論の思い違いとその由来．新曜社．

24) Markus, H. R., & Kitayama, S. (1991). Culture and the self: Implications for cognition, emotion, and motivation. *Psychological Review*, **98(2)**, 224-253.

25) 北山忍 (1994). 文化的自己観と心理的プロセス．社会心理学研究，**10(3)**，153-167.

第9章

発　達

9.1
認知機能の発達及び感情・社会性の発達

9.1.1

発達の基礎

　発達は，人間の誕生から死に至るまでの心身の変化をいう。成長は，発達とほぼ同じ意味で使われることが多いが，専門的に強いて区別するとすれば，発達は歩行や言語の開始などの質的変化を，成長は身長や体重の増減などの量的変化をさすものとして使われる。また，成熟は経験によらない生物学的変化をさし，経験による比較的永続的変化である学習と対比される。

　発達は，栄養条件や教育環境などさまざまな要因により，時代と共にあるいは世代と共に進み方が変化する。発達加速現象は，後の世代ほど身体的発達が促進される現象をいい，身長・体重などの量的側面の成長速度が加速する成長加速と，初潮・精通などの性的成熟の開始年齢が早期化する成熟前傾がある。

　知能の発達加速現象に関しては，知能指数（IQ）は 20 世紀の間世界中で上がり続けたとされ，その現象をデータで明らかにしたニュージーランドの心理学者フリンの名を冠して，フリン効果と呼ばれている[1]。ただし，最近のノルウェーの研究結果[2]では，徴兵検査を受けた 1962 年から 1991 年生まれのノルウェーの男子 736,808 人のデータにおいて，1975 年までは知能指数が上昇したが，それ以後は低下していることが示され，調査の対象と期間による違いも明らかになっている。

　発達期の分類についてはいくつかの考え方があるが，発達心理学では以下の 8 期に分けるのが標準的である。

　出生前期：母親の胎内にいる妊娠期間。最終月経からかぞえて 40 週 280 日が出産予定日。

　新生児期：出生後 28 日を経過しない乳児（母子保健法第 6 条の規定）。

　乳児期：歩行と言語の準備期である 1 歳半までの時期。母子保健法では 1 歳未満児。

　幼児期：1 歳半から小学校入学までの身辺の自立と話し言葉の形成期。

児　童　期：小学生の時期全体をさす。読み書きや計算などの能力を形成する時期。

青　年　期：中学生から始まり，20 代後半までの時期とする考え方が有力。

成　人　期：20 代後半から老年期の始期まで。労働，家族，育児の課題。

老　年　期：65 歳以上（老人福祉法，高齢者虐待防止法）。老化と死に直面する時期。

　なお，思春期は，性的成熟との関連で論じられ，児童期後期から青年期前期の期間があてはまるが，年齢範囲は研究者によって幅がある。また，中年期は，成人期の間の一定期間を指すものとして使われるが，こちらも年齢範囲は研究者によって幅がある。

9. 1. 2

ピアジェとヴィゴツキーの発達理論

Piaget の発達理論

　ピアジェは，自身の発達理論を発生的認識論（☞ p.20）と呼んだが，最も包括的な認知発達理論である[3]。発達は，認識の枠組みであるシェマにより情報を取り入れる同化と，同化ができない時にシェマを修正して対応する調節との繰り返しによって進む均衡化の過程であるということを前提として，ピアジェは誕生から 15 歳までの発達を四期に分けた。以下にあげる各期の年齢は，あくまで目安にすぎず，個人差が大きいことに留意したい。

　感覚－運動期：0 ～ 2 歳。新生児反射のように感覚と運動が中枢で処理されずに直結した状態から，脳内にさまざまな表象ができあがっていく方向に向かう時期である。生後 8 か月頃，目の前から消えたものもなお存在することが理解できる対象物の永続性が成立すると，見えなくなったものをさがし始める。1 歳前後に，単一行動の連続的で目的的な反復である循環反応（詳しく言うと三次に分かれる循環反応のうちの第二次循環反応）が見られ，1 歳半頃から，何かの行為のモデルを見て模倣をしてから相当な時間が経過した後に，モデルなしに模倣行動を示す延滞模倣が見られる。

　前操作期：2 ～ 7 歳。言語，描画，ごっこ遊びなど，記号的機能が現れる。ピアジェのいう操作は，手で物を動かすことではなく，暗算のように心の中で行うことをいう。前操作期は，たとえば指を使って数えることはできても，まだ心の中で行うことはできない時期のことをいう。自身から見えるものと他者から見えるものの違いがわからないという意味で自己中心性が見られ，無生物にも生命を感じるアニミズムや，サンタクロースが実在すると思ったり，お祈りをすれば願い事がかなうと信じたりする魔術的思考などの思考が見られる時期である。

　具体的操作期：7, 8 ～ 11 歳。論理操作ができるようになるが，まだ材料の具体性に影響され，同じ論理操作を求める課題でも，材料が抽象的になると正解率がさがる。ものを順番に並べる系列化，色と形の二要因で分けるような二次元分類，ものの見かけが変わってもその本質（数，長さ，質量，重量，液量など）は変わらないことを理解する保存性などがこの時期に理解できるようになる。

　形式的操作期：11, 12 歳～ 15 歳。「A かつ B」，「X または Y」，「もし P ならば Q」のような論理操作を含む命題の組合せの思考，複数の要因の中からある現象の真の原因を見つけ出

す（例：振り子の振動数は紐の長さによる）関連要因の発見，A：B＝C：Dという比例概念の理解など，抽象的材料であっても形式的な思考ができるようになる。

　ピアジェの理論からは離れるが，科学的に証明された正しい理論ではなく，経験的に獲得された強固な考え方を素朴理論という。素朴理論はそれなりに説明力があるので，正しい科学的知識を教えたとしても，受け入れられずに無視されたり，素朴理論と矛盾しない形で同化されたりする。たとえば，地動説という科学的理論は，地面が動くはずがなく空の天体が動いていると考える天動説という素朴理論によって長い間否定されてきた。

Vygotsky の発達理論

　ロシア，ソ連の時代に活躍した心理学者ヴィゴツキーは，芸術心理学の新境地を開拓し，発達心理学で独自の理論を打ち立てたが，37 歳で夭折した。没後に刊行された『思考と言語』において，ヴィゴツキーは子どもの独りごとを自己中心的言語ととらえたピアジェの考え方を批判し，内言（思考）から外言（発話）に向かって発達するのでなく，周囲の大人とのコミュニケーションから子どもの外言（発話）が発達し，それが内言（思考）になっていくという外言から内言への発達過程を提唱した[4]。

　ヴィゴツキーのもう一つの重要な考え方は，発達の最近接領域というものであり，子どもが自力で問題を解決できる発達水準と，他者からの援助により解決可能となる発達水準の間にある状態をいい，教育的働きかけはそこに対して行うべきであると主張した。ヴィゴツキーの理論は，ブルーナーの教育理論の中核概念であるスキャフォールディング（足場かけ）の考え方にも大きな影響を与えた[5]。

9.1.3

知能の発達

　知能の研究は，フランスの心理学者ビネーがパリ市当局の依頼を受けて子どもの知能を具体的に測定するビネー＝シモン知能尺度（ビネー検査）を 1905 年に開発したことから始まった。ビネー検査の特徴は，日常生活での適応を重視し，子ども自身の名前，性別，貨幣の名称などを尋ねる問題も含めたこと，問題を沢山収集し，通過率によって易しい問題から難しい問題に並べ替え，年齢水準ごとの問題構成を行い，通過した問題数に応じて精神年齢（mental age; MA）で個人の知能水準を表示したこと，個人ごとに与える問題が異なる適応的検査であることなどがあげられる。ビネー検査の実施・得点化のイメージは図 38 に示される。

　その後，ドイツの心理学者シュテルンが「知能指数＝精神年齢／生活年齢×100」とする知能指数（intelligence quotient; IQ）の概念を考案し，それを受けてアメリカのスタンフォード大学の心理学者ターマンが 1916 年にスタンフォード＝ビネー知能検査を開発し，その中で IQ を実用化した。ターマンは，知能検査の対象を優秀児にも拡大し，高知能児の大規模追跡的研究も行った。

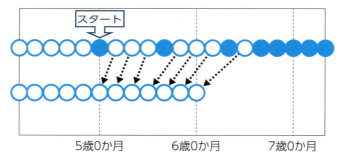

図38 ビネー式検査の実施・得点化のイメージ図
上段：5歳0か月相当の問題からスタートしたが，誤答だったので，年齢をさげて5問連続正答まで実施し，その後，年齢をあげて5問連続誤答になるまで実施したという例
下段：正答数だけを数えると，精神年齢6歳0か月に相当

　ルーマニア生まれのアメリカの心理学者ウェクスラーは，言語性知能と動作性知能を区別し，臨床的アセスメントに使える知能検査として，成人用のウェイス（Wechsler Adult Intelligence Scale；WAIS），児童用のウィスク（Wechsler Intelligence Scale for Children；WISC），幼児用のウィプシ（Wechsler Preschool and Primary Scale of Intelligence；WPPSI）の各検査を開発した[6]。

　知能検査は，問題をできるだけ速く正確に解く能力を見るもので，学校知能またはアカデミックな知能を測定するものである。これに対し，芸術的知能や人格的知能も知能に含めて考えようとするのがアメリカの心理学者ガードナーの多重知能理論である[7]。具体的には，言語的知能，論理－数学的知能，空間的知能，音楽的知能，身体－運動的知能，個人内知能，対人的知能の7つの独立した知能があげられた。その後ガードナーは，博物的知能，霊的知能，実存的知能についても独立した知能となりうるかを検討した[8]。

　個人内知能と対人的機能は，情動知能として研究されている[9]。情動知能には，自己の情動状態の認識，自己の情動を適切な状態に制御，他者の情動状態の理解，他者の情動に対する適切な働きかけなどの能力が含まれるとされる。

9.1.4

感情・社会性の発達

満足の遅延

　ミシェル（☞ p.99）は，即時の欲求をがまんする満足の遅延の能力が幼児期と児童期にどのように発達していくかを調べるために，いわゆるマシュマロ・テストと呼ばれる実験を考案した[10]。この実験では，子どもの目の前にマシュマロ1個を置き，実験者が別室に行く前に，「すぐに食べたければ，ベルを押すと実験者が戻って来て食べられるが，実験者が戻るまでがまんすれば2個もらえる」という条件を子どもに伝えて行われた。満足の遅延能力は，幼児

期から児童期にかけて発達していくが，より重要なこととして，40年後の追跡研究の結果，子どもの時に満足の遅延ができた子どもは，問題のない青年期を過ごし，大学進学適性検査の成績が満足の遅延ができなかった子どもよりずっと高かった（2400点満点で210点の差）のである。欲求や感情のおもむくままに振舞わないように自制する自己制御の大切さを如実に示す研究である。

社会性の発達

社会性とは，社会生活を営むうえで必要な社会的スキルを身につけた状態のことである。社会的スキルを仲間集団の中で関係をうまく維持し発展させていくための技法という意味に限定すると，集団のきまりや暗黙のルールを尊重する規範意識，仲間と一緒に力を合わせる協調性，仲間の喜びや悲しみに寄り添う共感性，困っている仲間を援助する向社会的行動，仲間の考えていることを正しく理解する心の理論，不必要に感情的にならないようにする感情制御，自身の考えや意図が正しく伝わるように表現する自己呈示，必要なことはきちんと相手に伝える自己主張などのことがらである。

心の理論の発達

心の理論とは，自己や他者の行動に対してその背後に心のはたらきを想定し，その目的・意図・知識・信念・思考・疑念・推測・ふり・好みなどの内容を理解することと定義される[11]。ほぼ同じ意味でメンタライゼーションという言葉も使われることがある。

心の理論の発達心理学的研究は，物語の登場人物の思い違いを理解できるかどうかを調べる誤った信念課題を用いて1983年に開始された[12]。オリジナルの物語は，マクシという名の男児とその母親が登場するものだが，サリーとアンという二人の女児が出てくるバージョンの方がよく知られている[13]。図39に筆者が用いた誤った信念課題の日本語版の図版を示す。この課題は，3歳児には難しいが，4歳から6歳の間に急速に理解が進むことが示されている。

道徳性の発達

道徳性の発達の研究の源流もピアジェにある[14]。たとえばお母さんの手伝いをしていて誤って皿を10枚割った場合と，お母さんに黙ってお菓子を盗み食いしようとして皿を1枚割った場合のどちらがいけないかを子どもに聞くと，年少の子どもは結果論だけで10枚割る方がいけないと答えるが，年長になると結果論だけで判断せず，どういう目的で行った行為かという動機論も勘案して答えるようになることが示された。

アメリカの心理学者コールバーグは，上記のピアジェの研究を受けて，独自の道徳性発達の理論を展開した。実験課題として，重病の妻を救う薬が買えないので，命は何ものにも代えがたいと薬局に盗みに入ったハインツという男の物語「ハインツのジレンマ」を聞かせ，その行動に対する賛否の判断基準を求める研究から，次ページに示す3水準6段階の道徳性の発達段階を提唱した。

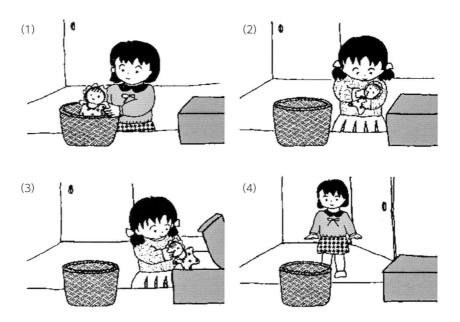

図39 誤った信念課題（服部敬子画）
(1) いずみさんがお人形であそんだ後、それをかごの中にしまって部屋を出ました。
(2) いずみさんがいない間に、なつこさんがやってきて、かごからお人形を出してあそびました。
(3) なつこさんはお人形であそんだ後、それを箱にしまって出ていきました。
(4) いずみさんが、もう一度お人形であそぼうと思ってやって来ました。
〔質問〕 ①いずみさんは、お人形がどこにあると思っていますか？ ②いまお人形はどこにありますか？ ③最初お人形はどこにありましたか？〔3問とも正解なら通過〕

1. 慣習以前の水準
    第1段階：罰と服従への志向。ほめられるか罰せられるかのみで判断。
    第2段階：道具主義的相対主義への志向。自己の欲求や利益を満たすかで判断。
2. 慣習的水準
    第3段階：「よい子」への志向。他者に善いと認められる行為を実施。
    第4段階：「法と秩序」の維持への志向。社会的権威を尊重して規則を遵守。
3. 脱慣習的水準
    第5段階：社会契約的遵法への志向。規則は自分たちのためにあり変更可能と判断。
    第6段階：普遍的倫理的原理への志向：「良心」に則った行為かどうかで判断。

9.2

自己と他者の関係の在り方と心理的発達

9.2.1

自己と非自己

　自己と非自己を身体的に区別するのは，生物としての恒常性維持機能の一種である免疫系である。免疫は，語源的には「疫病から免れる」という意味で，体内で病原菌や毒素やがん細胞などの「非自己」を認識し攻撃し消滅させ，病気から身体を守るしくみである。すなわち，身体的に自己を規定しているのは免疫系であって脳ではない[15]。

　免疫系が誤って自己を非自己と認識してしまい，自分自身の正常な細胞や組織に対して攻撃を加える同士討ちの症状を自己免疫疾患といい，関節リウマチなどの膠原病がよく知られている。

　爪や髪は自己の一部であるが，切り離すと非自己となり，捨てることができる。しかし，事故や病気で切り離された腕・手あるいは脚・足は，別れるのが忍び難いだけでなく，なくなってもなお存在するように感じる幻肢という現象が生ずることがあり，時にはもうないはずの四肢に痛みを感ずる幻肢痛という現象さえ見られることが知られている。

　自己に非自己が入り込む場合として輸血があるが，血液型（ABO 式，Rh 式）が不適合でない条件では他人の血液が体内に入り込んでも免疫反応を起こさずに受け入れられる。

　妊娠と出産は，自己と非自己の関係を考えるうえで重要なケースである。卵子と精子の結合である受精は，それ自体が自己に非自己が入り込むことであるが，子宮に定着した受精卵が胎芽の状態から妊娠 8 週目以後に胎児になっていくと，母親は胎内に明確な非自己を抱えることになる。母親にとって本来は非自己である胎児は，免疫系がまだ発達していないことがプラスに働き，胎盤で母子の血液が分離されていることもあり，免疫反応を起こさない免疫寛容の状態で妊娠期間を過ごす。しかし，出産は最終的に「異物」である胎児への拒絶反応と解することもできる。心理面では，母親にとって胎児は自己の一部であり，出産後も引き続き自己の一部と思えることが愛着と養育の動機づけとなる。

9.2.2

自己理解と他者理解

　自己理解は自分のことなのだからよく分かるはずで，他者理解は他人のことなどよく分からないと思われがちだが，実はそう簡単な話ではない。そもそも自分の体で自分に見えているのは，ほぼ体の前半分だけであり，しかも肝心の自分の顔は，鏡を使わないと見ることが

できない。自分の声を録音した音声を聞くと，何か自分と違うように聞こえるが，自分の声は耳からだけでなく，骨伝導で顔の内側から蝸牛に伝わる音も聞いているからである。「人の振り見てわが振り直せ」という言葉の通り，他者の姿や行動を見てようやく自分の姿や行動が理解できる部分がある。

鏡像自己認知

鏡に映る自己を自分自身と正しく認識する鏡像自己認知が自己理解の始まりの一つとされる。鏡像自己認知の研究は，チンパンジーなどの動物を対象にして 1970 年に始まり，麻酔で昏睡状態にして顔の一部に無臭の赤い染料を塗った後，目覚めてから鏡で自己像を見せた時に鏡の方でなく染料が付着した自己の身体に触れることを鏡像自己認知が可能であることの証拠とし，チンパンジーには可能であるが，マカクザルやアカゲザルでは見られないことが示された[16]。この方法は，鏡を用いるのでミラー・テスト，あるいは口紅（ルージュ）を使う場合にはルージュ・テストと呼ばれ，その後さまざまな動物種を対象に実験が行われてきた。

子どもを対象とする鏡像自己認知の発達研究は，もちろん麻酔は使わずに染料をこっそり付着させる方法を用いて，乳幼児 88 人を対象に 1972 年に開始され，生後 6 か月～ 12 か月児は鏡に映った自己像をだれか別の他者だとみなす反応，13 か月～ 24 か月児では鏡を避けるような反応や鏡の中の像に慎重に対処するような反応，20 か月～ 24 か月以後でようやく鏡の中の像が自分自身であることが分かり始め，鼻に付けられた染料に手で触れたりする反応が見られることが示された[17]。

フランスの精神科医で S. フロイトの精神分析の考え方を受け継いだラカンは，幼児は生後 6 か月から 18 か月の間に鏡に映る自己像を見る経験を通じて自己同一視が可能となり，自己意識が芽生える鏡像段階を経て言語を獲得していくことを既に 1930 年代に指摘している。実験研究の知見と臨床研究の知見を統合的に理解していくことが重要である。

自己をめぐる概念

ジェームズと弟子の G. H. ミードは，主体的に知る立場としての主我（I）と知られる立場の客我（Me）の区別を行った（☞ p.6）。主我と客我をあわせたものが自我である。自我は哲学用語として伝統的に用いられてきたが，S. フロイトの精神分析用語としては，快楽原則に従う本能的衝動であるイド（ドイツ語ではエス）と道徳性や社会規範が内面化された超自我との関係を現実原則に立って調整するものが自我であるとされる。

自我同一性は，ドイツに生まれアメリカで活躍した心理学者エリクソンの用語であり，青年がさまざまな人間関係を経験する中で自我を発達させ，自身の社会的役割や職業意識などを明確にして形成する全体として統一のとれた自己像をいう。

近年は，自我（ego）よりも自己（self）の語の方がよく使われるようになり，自己概念や自己意識が研究の対象となっている。

性同一性

性同一性は，自己の性別に関する意識であり，身体の性，心の性（性自認），好きになる相手の性（性的指向）の三要素があるとされる。この三要素がすべて一致する場合以外の人はLGBTと定義される。LGBTは，女性の同性愛者（lesbian），男性の同性愛者（gay），両性愛者（bisexual），トランスジェンダー（transgender）の頭文字を組み合わせた略号である。トランスジェンダーは，生まれたときに決められた性とは異なる性にアイデンティティを感じる場合をいう。なお，「性別」を意味する英語は，以前はセックスが用いられたが，最近はジェンダーを使うことが多い。ジェンダー（gender）は，フランス語のジャンル（genre）と同じく，「類」を意味するラテン語を語源としている。

電通ダイバーシティ・ラボが全国の6,229人（20～59歳）を対象に行った「LGBT調査2018」というインターネット調査によると，この言葉を「よく知っている」と「なんとなく知っている」の合計で定義される「LGBTという言葉の浸透率」は68.5パーセント，「LGBT該当者」は8.9パーセントであった[18]。

内的作業モデル

ボウルビィのアタッチメント（愛着）理論（☞ p.3）では，子どもと養育者との愛着関係において形成される自己と他者のイメージが内的作業モデルという用語で表現され，自己像と他者像が共にポジティブであるならよいが，両方ネガティブであったり，片方がネガティブであったりする場合はさまざまな心理的問題につながりやすくなり，その影響が成人期にまで及ぶ場合にはアダルト・アタッチメントの問題となる[19]。

9. 2. 3

子どもが育つ社会環境

社会環境は，自然環境（空気，水，土，気候，生物など）及び人工環境（建物，道路，交通，通信，照明，騒音など）と並んで重要な人間を取り巻く環境であり，家庭，学校，職場，地域などでの夫婦関係，親子関係，仲間関係，友人関係，同僚関係，異性関係など，さまざまな人間関係がもたらすものである。

子どもの発達は，気質（☞ p.97）を始めとする内在的要因と子どもを取り巻く環境要因とが相互に影響し合う（気質と環境のレシプロシティが生ずる）複雑でダイナミックなプロセスである。このような考え方を相互規定的作用モデル（transactional model）という。英語では，アクション－リアクションが相互に繰り返されるとトランスアクションになるという意味である。

子どもが環境と相互作用する中で集団や社会の成員として必要な知識，技能，行動様式，規範などを獲得していくことを社会化という。他方，集団や社会が方向づけるさまざまな価値観を取り入れつつ，他者とは異なる自己の独自性を求め，自分らしさを自覚していくことを個性化という。

9.3

生涯における発達と各発達段階での特徴

9.3.1

生涯発達の遺伝的基盤

　発達に影響を及ぼす要因として遺伝と環境のどちらが重要かという二者択一的な観点に立って遺伝派と環境派に分かれ，生まれ／育ち（nature／nurture）論争が行われた時代もあったが，現在はそれぞれの要因の役割を共分散構造分析（☞ p.52）などの統計的手法を用いて遺伝率などを計算する行動遺伝学の考え方が重要となっている[20]。

　遺伝学では，身長，体重，血液型，知能，パーソナリティなどの個人差の特徴を形質と呼ぶが，外見で分かる形質の違いを表現型，眼には見えない遺伝子レベルでの違いを遺伝子型という。たとえば ABO 式血液型では，表現型は A，B，AB，O の4タイプだが，遺伝子型では AA，AO，BB，BO，AB，OO の6タイプになる。形質の多くは，このような単一遺伝子型の遺伝ではなく，多くの遺伝子が関与する多遺伝子（ポリジーン）型の遺伝をする。

　遺伝率は，表現型の全分散を遺伝分散，共有環境分散，非共有環境分散に分けたときの「全分散に対する遺伝分散の割合」で定義され，同じ環境または異なる環境に育った一卵性双生児と二卵性双生児の形質データの比較に基づいて算出される。

　遺伝と環境の関係について考える時に近年重要になってきたのは，遺伝子が表現型を形成するために環境とどのように後成的に相互作用するかを研究するエピジェネティクスの分野である。すなわち，遺伝子の発現のプロセスは，絶対不変のものではなく，環境の影響を受けながら進行すると考えるのである。進化発達心理学は，このエピジェネティクスの考え方に立脚し，子どもから大人になる過程で遺伝子が環境とどのように相互作用するかを検討する研究分野である[21]。

9.3.2

生涯発達の環境的基盤

DOHaD

　DOHaD（developmental origins of health and disease）は，「健康及び病気の発達的起源」と訳することができるが，胎児期など発達初期の悪い環境による影響が成人病の大きな発症リスクになるという意味であり，このことは多くの疫学的研究で支持されている。

　この説に大きな影響を与えたできごとの一つにオランダ飢餓の冬がある。第二次世界大戦時，オランダは中立国を宣言していたにもかかわらず，1940 年にナチス・ドイツの侵攻を受

けて占領された。その占領末期の1944年秋に実施された連合国軍のアーネム強襲作戦が失敗し，その手引きをしたかどでドイツ軍からの報復として食料封鎖を受けたオランダ西部の国民は，1944年から1945年にかけての冬に凄惨な飢餓状態に陥った（その中には当時15歳のオードリー・ヘプバーンもいた）。この時期に妊娠していた母親から生まれた子どもたちは，特に妊娠初期に母親が飢餓状態にあった場合に顕著であるが，生まれたときは低体重ではなくても，成人してから肥満，高血圧，心臓病，糖尿病などの病気になる頻度が他の群よりも高いことが追跡調査で明らかにされた[22]。

周産期の環境

周産期は，出産前後の期間のことであるが，医学では妊娠22週から出生後7日未満と定義されている。胎児が死亡して胎外に出た場合，22週未満では流産，22週以後は死産と呼ぶ。22週から37週までに生まれた場合を早産という。出生後28日未満の時期を新生児期という。低出生体重児は出生時に体重が2,500グラム未満の新生児のことをいう。なお，「未熟児」という言葉は，現在では用いない。

国連児童基金（UNICEF）の2018年の報告書 *Every child alive* では，日本の新生児死亡率は出生児1,000人中0.9人であり「生まれるのが世界一安全な国」とされる[23]。また，生後1年未満の死亡率である乳児死亡率は，2016年の人口動態統計で1,000人中2.0人であり，世界的にも最も低い国に入る[24]。新生児死亡率と乳児死亡率の低さは，医学的ケアだけでなく，子どもをとりまくあらゆる環境条件が影響する問題である。

成長障害

成長障害（failure to thrive; FTT）は，医学では発育不全と訳され，年齢と性別に応じた体重の分布に関して，一貫して下位から数えて3～5パーセン未満の状態と定義される。

器質性FTTは，栄養摂取，代謝，排泄が阻害されたり，さまざまな病気にかかったりすることにより生じる。

非器質性FTTは，成長を阻害する明らかな器質的疾患はみられず，子どもと養育者との関係の障害が複雑にからみ合った結果であることが多い。たとえば，養育者の養育技能の不足，子どもへの虐待あるいはそれに伴うアタッチメント障害（愛着障害）などが原因となる。

9.3.3

ライフサイクル論

古来，人間の一生は，黎明から日没までの一日や，春夏秋冬の季節や，階段あるいは山の昇り降りなどにたとえられてきた。エリクソンのライフサイクル論は，次ページに示すように人生を八期に分け，その時期の発達課題の達成目標と，その発達課題が達成されなかった場合に起こる状態を示した[25, 26]。なおエリクソンの年齢区分は，p.127, 128で示した発達期とは観点のずれにより一致しないところがある。

乳児期（0〜1歳半）：基本的信頼 対 基本的不信。重要な人物としての母親の愛情によって安心感が与えられ，基本的信頼を育むが，養育がうまくいかないと基本的不信となる。

　幼児前期（1歳半〜3歳頃）：自律性 対 恥と疑惑。何にでも興味をもち，無理なことでも自分でやりたがる自律性を育む時期だが，失敗が重なると恥と疑惑が生まれる。

　幼児後期（3〜6歳頃）：積極性 対 罪悪感。小学校に入学するまでの時期。集団生活に勤しみ，自分が進んで行うという積極性が育まれるが，失敗は罪悪感につながる。

　児童期（6〜12歳頃）：勤勉性 対 劣等感。集団の中で切磋琢磨し，高みを目指すために勤勉性が出てくるが，仲間より遅れたり失敗をしたりすると劣等感が強くなる。

　青年期（12〜18歳頃）：同一性 対 役割混乱。自分が一体何者か，何をなすべきかを考え始める同一性（アイデンティティ）の探求が始まる。他方失敗により，役割混乱が生ずる。次の成人前期にかけて，決定を先延ばしする心理社会的モラトリアムを体験する者もある。

　成人前期（18〜40歳頃）：親密性 対 孤独。ライフコースの選択，職業意識の高まり，恋愛，結婚，新たな家族形成の時期である。親密性が育まれるが，失敗は孤独を招く。

　成人後期（40〜65歳頃）：生殖性 対 沈滞。親としての発達が進み，生殖性あるいは生成継承性（generativity）が育まれるが，うまくいかないと沈滞に陥る（中年期危機）。

　老年期（65歳〜）：自我統合性 対 絶望。「第二の人生」の時期が始まる。人生を振り返って受容し，自我統合性を図るが，それがうまくできないと絶望感が強くなる。

9.4

非定型発達

9.4.1

神経発達症群 / 神経発達障害群

　発達には大きな個人差があるが，標準的な発達の順序とその発現の時期があるとする考え方から，定型発達と非定型発達が区別される。非定型発達の多くは，精神医学的には DSM-5 の神経発達症群 / 神経発達障害群として分類されている[27]。なお，DSM-5 の日本語訳では，「症」と「障害」が併記される方針が取られている。

知的能力障害群

　知的能力障害（知的発達症 / 知的発達障害）は，発達期に発症し，概念的領域，社会的領域，実用的領域における知的機能と適応機能の両面にわたる障害であり，その診断基準には認知的能力（知能指数）と適応機能の両方の評価が必要である。

コミュニケーション症群 / コミュニケーション障害群

　コミュニケーション症群 / コミュニケーション障害群には，言語症 / 言語障害，語音症 / 語音障害，小児期発症流暢症（吃音）/ 小児期発症流暢障害（吃音），社会的（語用論的）コミュニケーション症 / 社会的（語用論的）コミュニケーション障害が含まれる。語音症 / 語音障害は，従来「音韻障害」と呼ばれていたものに対応する。

自閉スペクトラム症 / 自閉症スペクトラム障害

　DSM-IV では自閉性障害，アスペルガー障害，レット症候群，小児期崩壊性障害，特定不能の五タイプの広汎性発達障害（pervasive developmental disorders; PDD）に分類されていたが，DSM-5 では①社会的コミュニケーションと社会的対人関係の欠陥，②制限された反復性の行動・関心・活動という二つの特徴を有する場合に，自閉スペクトラム症 / 自閉症スペクトラム障害（autism spectrum disorder; ASD）に一括された（アスペルガー障害については p.40 を参照のこと）。

注意欠如・多動症 / 注意欠如・多動性障害

　注意欠如・多動症 / 注意欠如・多動性障害（attention-deficit hyperactivity disorder; AD / HD）は，一つのことに集中することが難しい不注意の状態と，じっとしておられない衝動性と多動性を特徴とする。子どもだけでなく，大人の AD/HD も診断の対象となっている。

なお，以前用いられていた「注意欠陥」は，DSM-5 では「注意欠如」に訳語が改められた。

限局性学習症 / 限局性学習障害

限局性学習症 / 限局性学習障害（specific learning disorder; SLD）の「限局性」は，全般的な知的発達には遅れがなく特定のタイプの学習のみに障害が見られることを意味する。この診断名は DSM-IV の読字障害（ディスレクシア），書字障害（ディスグラフィア），算数障害（ディスカルキュリア），特定不能の学習障害を統合した概念である（p.86 の「学習障害」の説明も参照のこと）。

運動症群 / 運動障害群

運動症群 / 運動障害群は，次の 3 タイプに大別される。

①発達性協調運動症 / 発達性協調運動障害（developmental coordination disorder; DCD）は，体の動きや手先が不器用であったり，運動技能が遅くて不正確であったりする状態を指す。②常同運動症 / 常同運動障害は，反復的に無目的な身体運動が生ずる状態を指す。③チック症群 / チック障害群は，突発的で不規則な運動あるいは音声が一定期間継続する状態を指す。トゥレット症もここに含まれる。

以上のように，非定型発達の状態像はきわめて多様であるので，非定型発達に対する介入及び支援のあり方もまた個々人の事情を見極めることが大切である。

9.5

高齢者の心理社会的課題と必要な支援

9.5.1

高齢者の定義

　高齢者の法的定義は，実は法律によってまちまちである。

　60 歳以上：「高齢者の居住の安定確保に関する法律」第 52 条の規定。

　65 歳以上：「高齢者の医療の確保に関する法律」では，65 歳から 75 歳の前月までを前期高齢者（第 32 条），75 歳以上を後期高齢者と規定している（第 50 条）。

　70 歳以上：「道路交通法」第 108 条において免許更新の際，加齢に伴って生ずる身体の機能の低下が自動車等の運転に影響を及ぼす可能性があることを理解させるための講習を 70 歳以上のドライバーに義務づけている。

　心理学の研究では，公的年金受給開始年齢が 65 歳であることなどを考慮して，65 歳を高齢者の年齢と定義するのが一般的である。

　なお，日本老年学会と日本老年医学会は，高齢者の定義を 75 歳以上に見直し，65 ～ 74 歳は「准高齢者」として社会の支え手と捉え直すように求める提言を 2017 年 1 月に発表した。将来的には高齢者の年齢範囲の規定が大きく変わる可能性がある。

9.5.2

寿命と社会の高齢化

　寿命（ライフ・スパン）とは個人の命の長さ，あるいは生きられる期間の長さであり，平均寿命は 0 歳における平均余命（ライフ・エクスペクタンシー）をいう。人類の平均寿命は，太古より長らく 30 年前後であった。このことは，人間の一世代が 30 年あるいは 33 年と定義されていることとも平仄が合う。産業革命以後の先進工業諸国では，平均寿命が延びていき，20 世紀初頭には 40 ～ 50 年，21 世紀には 80 年以上となり，人類の平均寿命の伸長の半分近くは 20 世紀に達成されたが，特に乳幼児死亡率減少の寄与が大きい[28]。この間の先進工業諸国の人口動態の変化は，人口転換という言葉であらわされる。多産多死で人口も生産も増えない時代から，乳幼児死亡率の減少と衛生状態の改善などにより多産少子で人口と国民総生産が増える人口ボーナスの時期を経て，家族計画の普及や家族観の変化により少産少子で人口と国民総生産が減っていく人口オーナスの時期を迎えるのである。

　日本人の平均寿命は，1947 年には男 50.06 歳，女 53.96 歳であった。第二次大戦以前は，名実ともに人生 50 年であり，55 歳定年制は終身雇用とほぼ同義であった。その後，男性は

1951 年に 60 歳代，1971 年に 70 歳代，2013 年に 80 歳代に到達した。女性はペースが速く，1950 年に 60 歳代，1960 年に 70 歳代，1984 年に 80 歳代に到達している。わが国では，65 歳以上の高齢者が人口の 7 パーセントを越える高齢化社会が 1970 年に，14 パーセントを越える高齢社会が 1995 年に，21 パーセントを越える超高齢社会が 2010 年にそれぞれ到来し，2017 年の平均寿命のデータでは男 81.09 歳，女 87.26 歳となっている[29, 30]。

　平均寿命の変化を経年的に見ると，その大きな減少には感染症，飢饉，戦争の三大要因が関わっている。感染症の世界的流行はパンデミックと呼ばれ，1918 年～1919 年のスペイン風邪と呼ばれるインフルエンザの流行では，世界人口の 3 分の 1 の約 5 億人が感染し，死亡者数は 4,000 万人～1 億人（日本は約 45 万人）とされる[31]。飢饉は全世界的ではなく地域的な事象であるが，1769 年～1773 年のインド・ベンガル地方の大飢饉では，人口の 3 分の 1 の約 1 千万人が死亡した。戦争による犠牲者（戦死だけでなく戦病死や餓死を含む）の数は，言うまでもなく第二次世界大戦が最大であり，軍人と民間人をあわせて 6,000 万人～8,000 万人と推定されている。このような厄災は，関連する国の人口だけでなく平均寿命を数年にわたって下げるものである。

　健康寿命は，「健康上の問題で日常生活が制限されることなく生活できる期間」をいい，平均寿命との差は 2010 年のデータでは男性で 9.13 年，女性で 12.68 年とされる[32]。高齢化する社会は，健康状態が悪くて日常生活にさまざまな制限があり，しかも生活費，医療費，介護費などがかさむ状態で長い期間を生きる長命リスクを伴うものでもある。

9.5.3

加齢のメカニズム

　加齢は生まれてから死ぬまでの経年変化，老化は成長期以後の経年変化を指すが，英語では共にエイジングが用いられ，加齢と老化が同じ意味で用いられることが少なくない。ここでも主に加齢という用語で以下の説明を行うこととする。

　加齢による心身機能の変化は，次の四つのレベルで生ずる。

　① 分子レベル：細胞の代謝過程における DNA 損傷ならびにその修復の限界が生ずる。

　② 細胞レベル：細胞分裂の回数に限界が生ずる。

　③ 組織・臓器レベル：白髪・しわ・シミの増加，臓器の機能の低下や不全が生ずる。

　④ 個体レベル：身体的能力の低下および認知的能力の低下が生ずる。

　加齢のメカニズムについての説明には，プログラム説と非プログラム説がある[33]。

　プログラム説は，上記の②に関わるもので，細胞の分裂回数は遺伝子によりプログラムされており，それが加齢と寿命を規定するというものである。さまざまな動物種の細胞分裂回数（人間では約 50 回）と寿命の長さとの関連性からその可能性が指摘されてきた。

　非プログラム説にはさまざまなものがあり，①の分子レベルでは DNA 損傷の修復限界が原因とするエラー説，あるいは，細胞内のたんぱく質の分子同士が不必要に結合してしまうクロスリンク説，②の細胞レベルでは活性酸素による酸化ストレスが細胞の老化の原因とす

る活性酸素説，③の組織レベルでは紫外線がしわやシミの原因とする紫外線老化説がそれぞれ提唱されている。④の個体レベルでは，アミロイドβ（アルツハイマー型認知症）あるいはレビー小体（レビー小体型認知症）というたんぱく質が脳内に蓄積することが認知症に関わることが分かっている。以上の説は，相互に矛盾するものではない。

9. 5. 4

加齢による心身機能の変化

上記④の個体レベルの加齢にともなう能力の変化については，身体的能力では酸素消費能力の低下，バランス能力の低下，骨質の減少などにより身体運動能力が衰えていく。その結果，高齢者は転倒しやすく，転んで動けなくなって寝たきりの状態になると，さらに身体運動能力が低下していくという悪循環が生じる。

認知的能力のうち，感覚的能力については，通常はまず視力の老化が最初にはじまり，ピント調節機能の低下である老眼は 40 歳代から見られる。夜間視力や動体視力の低下がそれに続く。聴力では，老人性難聴は高音部の聞こえにくさから始まり，悪化すると低音部の聞こえに波及する。味覚と触覚の老化の進行は一般的に遅い。高齢者の楽しみが食事と風呂である根拠はここにある。

認知的能力のうち情報処理能力については，加齢と共に反応時間の遅れ，ワーキングメモリー容量の低下，注意の分割能力の低下などが生ずる。その結果，動作が緩慢となり，今聞いたばかりのことが覚えられなかったり，計算力が低下したり，同時に複数のことができなくなったりする。しかし，キャッテルが分類した二つの知能（☞ p.51）のうち，問題を速く正確に解き未知の環境に適応するための能力である流動性知能は加齢と共に低下するが，教育や文化の影響を受け蓄積されていく能力である結晶性知能は老化による衰えは軽微であり，むしろ向上していく高齢者も少なくない。作家や芸術家が高齢になってもすぐれた作品を残し，「円熟の境地」と讃えられるのは結晶性知能の発達に支えられている。

認知症は，若年性認知症もあるが，高齢者が中心であり，加齢と共に有病率は高まっていく。認知症は，認知能力の低下だけでなく，日常生活動作（activities of daily living; ADL）にもさまざまな困難が生じ，重篤化すると介護を必要とするようになる。日常生活動作の評価は，セルフケア（食事，整容，更衣，トイレ動作），排泄（排尿と排便のコントロール），移乗（ベッド・椅子・車椅子，トイレ，浴槽・シャワー），移動（歩行・車椅子，階段）の各項目について行われる[34]。なお上記の ADL 以外に日常生活上重要となる電話，買物，食事の準備，家事，洗濯，服薬管理，金銭管理などの項目は手段的 ADL と呼ばれている。

9. 5. 5

サクセスフル・エイジング

高齢者は，年齢と共に心身の機能が衰え，そのことを否応なしに自覚させられるだけでなく，

親しい大切な人の死に目に合う機会も増え，喪失と悲嘆を感じたり，独居・孤独の生活を送ったりする加齢のネガティブな側面が強まる。孤独と悲嘆にたいしてはグリーフケアが，独居・孤独には高齢者を取り巻くソーシャル・コンボイのような社会的サポートが重要な役割を果たす。なお，「コンボイ」は「護送船団」という意味であり，ソーシャル・コンボイの概念は，元々は日本の子どもたちの集団的成長過程の分析から生まれたが，高齢者を取り巻く人間関係の分析に転用されたものである[35]。

　加齢のネガティブな側面に対してだけでなく，加齢のポジティブな側面に目を向けようとする考え方がサクセスフル・エイジング（幸せな老後）である。アメリカの教育学者ハヴィガーストは，発達期ごとに達成すべき発達課題の概念（☞ p.137）を提唱したことで知られるが，サクセスフル・エイジングを最初に理論化した[36]。ハヴィガーストは，サクセスフル・エイジングを，高齢者が最大限の満足感と幸福感を享受し，かつそれが世代間の満足のバランスを適切に維持できる状態と定義し，そのためには老後に社会的活動をやめてしまう社会的離脱の考え方でなく，老後も社会的活動を継続する活動理論に立脚すべきであると主張した。

　サクセスフル・エイジングの実現のためには，健康長寿，生活の質，社会的参加の三条件が必要とされる。健康長寿は，栄養摂取と運動などセルフケアによる病気の予防だけでなく，心の健康の維持も重要となる。生活の質（quality of life; QOL）は，幅広い分野で使われる概念であり，定義も一つに定まらないが，医学的には侵襲的検査や治療によってそれまでの生活条件が維持できなくなることは望ましくないという考え方を示すものである。社会的参加は，定年退職後の再就職などの高齢者就労のほか，学校での学びを継続するリカレント教育，各種のボランティア活動やサークル活動などその姿は多様である。

　サクセスフル・エイジングは，高齢者のウェルビーイングの問題とみなすこともできる。ウェルビーイングもまた幅広い分野で使われる概念であり，「幸福」「福祉」「福利」などの訳語が充てられてきたが，現在はカタカナ表記がほぼ定着している。ハピネスがより主観的な「幸福感」をあらわすとすれば，ウェルビーイングはより客観的な裏づけのある「幸福度」と定義できる。なお，英語の well-being は，being well（健康）と being well-to-do（裕福）の両方の状態を含む「幸福度」をあらわす言葉であり，主観的な「幸福感」をあらわすときには subjective well-being という表現になる。

　高齢者は，年齢と共に加齢のネガティブな側面が強まっていくにもかかわらず，幸福感は必ずしも低くならないという現象をエイジング・パラドクスという。ドイツの心理学者バルテスは，高齢者が加齢の進行に伴って獲得よりも喪失が増えていく獲得と喪失の問題に直面した時，自身の弱点を自覚的に補い，活動の範囲を選択的に制限しつつ，最良の状態を求めていく補償を伴う選択的最適化によって対応する叡智を持つことがサクセスフル・エイジングにとって重要であると考えた。

9.5.6

死の受容

　高齢者ではなくても，すべての人間の行きつく先は死であり，死が間近に迫ったとき，**死の受容**の問題に直面する。末期がんなど延命治療が困難な終末期の患者には，身体的苦痛や精神的苦痛を軽減することによって QOL を維持するために**ターミナルケア**が用意され，そのような末期患者とその家族を支える医療施設として**ホスピス**がある。

　スイス生まれのアメリカの精神科医**キューブラー＝ロス**は，末期の患者の聞き取りの結果を『死ぬ瞬間』（1969 年）にまとめ，すべての患者がたどるわけではないが，死の受容に下記のような五段階が生ずることを示した[37]。

　否認と孤立：自分が死ぬことが信じられず，周りから孤立する段階。

　怒　　り：なぜ悪くもない自分が死ななければならないのかという怒りを周囲に向ける段階。

　取　　引：何とか死なずにすむように，神にすがったり，取引をしようとしたりする段階。

　抑うつ：悲観と絶望で何もできなくなる段階。

　受　　容：最終的に自分が死に行くことを受け入れ，平穏に過ごす段階。

*　　　　*　　　　*

　「人が生まれ，成長し，やがては年老い，死んでいくことの意味は何か？」これは，答えのない問い，あるいは永遠の問いであり，問うこと自体に意味のある問いである。

文献

1) ジェームズ・R・フリン，水田賢政訳 (2015). なぜ人類の IQ は上がり続けているのか？―人種，性別，老化と知能指数．太田出版．

2) Bratsberga, B., & Rogeberg, O. (2018). Flynn effect and its reversal are both environmentally caused. *Proceedings of the National Academy of Sciences of the United States of America*, **115(26)**, 6674-6678.

3) ジャン・ピアジェ，滝沢武久訳 (1972). 発生的認識論．白水社・文庫クセジュ．

4) ヴィゴツキー，柴田義松訳 (2001). 思考と言語（新訳版）．新読書社．

5) 佐藤公治 (2015). ヴィゴツキーの思想世界―その形成と研究の交流．新曜社．

6) いずれの検査も何度か改訂されており，日本語の最新版は発行元の日本文化科学社のホームページで確認のこと：https://www.nichibun.co.jp/kensa/

7) Gardner, H. (1983). *Frames of mind: The theory of multiple intelligences*. New York: Basic Books.

8) ハワード・ガードナー，松村暢隆訳 (2001). MI：個性を生かす多重知能の理論．新曜社．

9) ダニエル・ゴールマン，土屋京子訳 (1996). EQ ―こころの知能指数．講談社．

10) ウォルター・ミシェル，柴田裕之訳 (2015). マシュマロ・テスト―成功する子・しない子．早川書房．

11) Premack, D., & Woodruff, G. (1978). Does the chimpanzee have a theory of mind? *Behavioral and Brain Sciences*, **1(4)**, 55-526.

12) Wimmer, H., & Perner, J. (1983). Beliefs about beliefs: Representation and constraining function of wrong beliefs in young children's understanding of deception. *Cognition*, **13(1)**, 103-128.

13) Baron-Cohen, S., Leslie, A., & Frith, U. (1985). Does the autistic child have a "theory of mind"? *Cognition*, **21(1)**, 37-46.

14) Piaget, J. (1932). *Le jugement moral chez l'enfant*. Paris: Presses Universitaires de France.

15) 多田富雄 (1993). 免疫の意味論. 青土社.

16) Gallup, G. G., Jr. (1970). Chimpanzees: Self recognition. *Science*, **167(3914)**, 86-87.

17) Amsterdam, B. (1972). Mirror image reactions before age two. *Developmental Psychobiology*, **5(4)**, 297-305.

18) 電通ダイバーシティ・ラボ「LGBT 調査 2018」:
http://www.dentsu.co.jp/news/release/2019/0110-009728.html
http://www.dentsu.co.jp/news/release/pdf-cms/2019002-0110.pdf

19) Pietromonaco, P. R., & Barrett, L. F. (2000). The internal working models concept: What do we really know about the self in relation to others? *Review of General Psychology*, **4(2)**, 155-175.

20) 安藤寿康 (2017). 「心は遺伝する」とどうして言えるのか―ふたご研究のロジックとその先へ. 創元社.

21) ビョークランド, A. D. ペレグリーニ, 無藤隆監訳, 松井愛奈・松井由佳訳 (2008). 進化発達心理学―ヒトの本性の起源. 新曜社.

22) Roseboom, T. J., van der Meulen, J. H. P., Ravelli, A. C. J., Osmond, C., Barker, D. J. P., & Bleker, O. P. (2001). Prenatal exposure to the Dutch famine and disease in later life: An overview. *Molecular and Cellular Endocrinology*, **185**, 93-98.

23) UNICEF (2018). Every child alive: *The urgent need to end newborn deaths*.
https://www.unicef.org/publications/files/Every_Child_Alive_The_urgent_need_to_end_newborn_deaths.pdf

24) 厚生労働省 (2018). 平成 30 年 我が国の人口動態―平成 28 年までの動向.
https://www.mhlw.go.jp/english/database/db-hw/dl/81-1a2en.pdf

25) Erikson, E. H. (1950). *Childhood and society*. New York: W. W. Norton & Co.

26) エリク・H・エリクソン, 西平直・中島由恵訳 (2011). アイデンティティとライフサイクル. 誠信書房.

27) American Psychiatric Association, 高橋三郎監訳 (2016). ≪DSM-5 セレクションズ≫ 神経発達症群. 医学書院.

28) ジョン・R・ウィルモス, 石井太訳 (2010). 人間の寿命伸長:過去・現在・未来. 人口問題研究, **66(3)**, 32-39.

29) 厚生労働省「主な年齢の平均余命」:
https://www.mhlw.go.jp/toukei/saikin/hw/life/life17/dl/life17-02.pdf

30) 厚生労働省「平均余命の年次推移」:
https://www.mhlw.go.jp/toukei/saikin/hw/life/life10/sankou02.html

31) 国立感染症研究所・感染症情報センター「インフルエンザ・パンデミックに関する Q&A」:
http://idsc.nih.go.jp/disease/influenza/pandemic/QA02.html

32) 厚生労働省「平均寿命と健康寿命をみる」:
https://www.mhlw.go.jp/bunya/kenkou/dl/chiiki-gyousei_03_02.pdf

33) 土居洋文 (1991). 老化―DNA のたくらみ. 岩波書店.

34) 厚生労働省「日常生活動作(ADL)の指標 FIM の概要」:
https://www.mhlw.go.jp/file/05-Shingikai-12404000...Iryouka/0000184198.pdf

35) Antonucci, T. C., Ajrouch, K. J., & Birditt, K. S. (2014). The convoy model: Explaining social relations from a multidisciplinary perspective. *The Gerontologist*, **54(1)**, 82-92.

36) Havighurst, R. J. (1961). Successful aging. *The Gerontologist*. **1(1)**, 8-13.

37) エリザベス・キューブラー・ロス, 川口正吉訳 (1971). 死ぬ瞬間―死にゆく人々との対話. 読売新聞社. (鈴木晶訳, 中公文庫, 2001 年)

第10章

障害者（児）の心理学

10.1

身体障害，知的障害及び精神障害

10.1.1

障害の国際的分類

国際疾病分類（ICD）

病気と死因の国際比較が可能になるように作成された国際疾病分類は，正式には疾病及び関連保健問題の国際統計分類（International Statistical Classification of Diseases and Related Health Problems; ICD）」という名称であり，その淵源はナイチンゲールが1860年の国際統計会議で病院のデータの統計を整備するように提案したことであるとされる。当初は死因についての分類基準であったが，第7版からは世界保健機関（WHO）が作成に関与し，病気の分類基準が加わった。現行は1990年に採択された第10回改訂版（ICD-10）であるが，2018年6月にWHOが第11回改訂版（ICD-11）を公表し，各国はその適用の準備を進めている。

精神疾患の診断・統計マニュアル（DSM）

精神疾患に関する用語は，アメリカ精神医学会が作成する精神疾患の診断・統計マニュアル（Diagnostic and Statistical Manual of Mental Disorders; DSM）が基準となっている。1952年に第1版が刊行され，現在は2013年刊行の第5版（DSM-5）が用いられている。DSM-5の日本語訳は2014年に刊行された[1]。なお，第4版（DSM-IV）までは版数がローマ数字であらわされたが，第5版からは算用数字に変えられた。

ICDはすべての病気の分類基準なので精神医学分野の病気も当然含まれるが，当初はICDとDSMの分類基準は必ずしも整合しなかった。しかし，1980年の第3版（DSM-III）以後は，ICDとDSMの内容を近づける努力が行われてきた。

国際障害分類（ICIDH）

　障害に関する国際的な分類として，WHO が 1980 年に ICD の補助として機能障害・能力障害・社会的不利の国際分類（International Classification of Impairments, Disabilities and Handicaps; ICIDH），通称国際障害分類を発表した。これは疾病等によって生じた機能障害（インペアーメント）が生活上の制約となる能力障害（ディサビリティ）を引き起こし，その結果として社会的不利（ハンディキャップ）をもたらすというモデルに基づき，各要因の具体的な内容を分類したものである。たとえば，眼の水晶体の調節機能に障害があれば，遠くのものを見る能力が低下するが，眼鏡等で視力を矯正できれば日常生活に支障はない。しかし，パイロットなどの職種に就くにはハンディキャップとなる。

　国際障害分類が定められた翌 1981 年は，国連が定めた国際障害者年であり，1983 年～1992 年は「国連障害者のための 10 年」として啓発活動と具体的な取り組みが行われた。

国際生活機能分類（ICF）

　WHO は，2001 年に ICIDH の改訂版の国際生活機能分類（International Classification of Functioning, Disability and Health; ICF）を採択した。ICIDH は発表された時には先進的な面もあったが，用語が障害のマイナス面を強調しているように受け取られかねなかったので，ICF ではプラス面を強調するように次のように表現が変更された[2]。「疾病」は病気の他に傷害と変調を含めた「健康状態」に，「機能障害」は「心身機能・構造」に，「能力障害」は「活動」に，「社会的不利」は「参加」にそれぞれ変更された。上位概念の「生活機能」は心身機能・構造，活動，参加のすべてを含むものである。障害には，機能障害・構造障害，活動制限，参加制約が含まれる。以上に加えて，背景因子として「個人因子」と「環境因子」が含められた。ICIDH から ICF への変更は，単なる用語の変更ではなく，障害の状態だけを分類するのではなく，広く健康状態を分類するものとなった。

10. 1. 2

障害に関わる国内法規

　障害に関わる国内の法規は数多くあるが，特に重要と思われるものを以下に示す。

障害者基本法

　1970 年制定の「障害者対策基本法」が 1993 年に障害者基本法に名称変更された。この法律の目的は，第 1 条に「全ての国民が，障害の有無にかかわらず，等しく基本的人権を享有するかけがえのない個人として尊重されるものであるとの理念にのっとり，全ての国民が，障害の有無によって分け隔てられることなく，相互に人格と個性を尊重し合いながら共生する社会を実現するため，障害者の自立及び社会参加の支援等のための施策に関し，基本原則を定め，及び国，地方公共団体等の責務を明らかにするとともに，障害者の自立及び社会参加の支援等のための施策の基本となる事項を定めること等により，障害者の自立及び社会参

加の支援等のための施策を総合的かつ計画的に推進することを目的とする」とある。また，障害の定義は，第2条に「身体障害，知的障害，精神障害（発達障害を含む）その他の心身の機能の障害」があり，「障害及び社会的障壁により継続的に日常生活又は社会生活に相当な制限を受ける状態にあるもの」と規定されている。

障害者総合支援法

2005年に制定された「障害者自立支援法」が2012年に「障害者の日常生活及び社会生活を総合的に支援するための法律」（略称障害者総合支援法）に名称変更された。その第1条には「障害者及び障害児が基本的人権を享有する個人としての尊厳にふさわしい日常生活又は社会生活を営むことができるよう，必要な障害福祉サービスに係る給付，地域生活支援事業その他の支援を総合的に行い，もって障害者及び障害児の福祉の増進を図るとともに，障害の有無にかかわらず国民が相互に人格と個性を尊重し安心して暮らすことのできる地域社会の実現に寄与することを目的とする」と規定されている。法改正にあたって，障害者の範囲に難病等が付け加えられた。

発達障害者支援法

2004年に制定された発達障害者支援法は，第1条に「発達障害者の心理機能の適正な発達及び円滑な社会生活の促進のために発達障害の症状の発現後できるだけ早期に発達支援を行うことが特に重要であることにかんがみ，発達障害を早期に発見し，発達支援を行うことに関する国及び地方公共団体の責務を明らかにするとともに，学校教育における発達障害者への支援，発達障害者の就労の支援，発達障害者支援センターの指定等について定めることにより，発達障害者の自立及び社会参加に資するようその生活全般にわたる支援を図り，もってその福祉の増進に寄与することを目的とする」と規定している。

この法律では発達障害は「自閉症，アスペルガー症候群その他の広汎性発達障害，学習障害，注意欠陥多動性障害その他これに類する脳機能の障害であってその症状が通常低年齢において発現するもの」規定されている。この定義は，DSM-IV に準拠したものであり，DSM-5 にはまだ対応していない。

10. 1. 3

アセスメント

アセスメントは，一般的には「査定」という意味であり，環境アセスメントやリスクアセスメントというように具体的なテーマに即して用いられるが，ここでは心理アセスメントの省略形として用いる。アセスメントは，公認心理師の職務の重要な柱の一つである。公認心理師法の第2条において，公認心理師は「公認心理師の名称を用いて…（中略）…心理学に関する専門的知識及び技術をもって，次に掲げる行為を行うことを業とする者をいう」と規定されている。それは，次の四行為である。

一　心理に関する支援を要する者の心理状態を観察し，その結果を分析すること。

二　心理に関する支援を要する者に対し，その心理に関する相談に応じ，助言，指導その他の援助を行うこと。

三　心理に関する支援を要する者の関係者に対し，その相談に応じ，助言，指導その他の援助を行うこと。

四　心の健康に関する知識の普及を図るための教育及び情報の提供を行うこと。

これを簡潔にまとめると，「アセスメント，心理支援，関係者支援，心の健康教育」の四行為であり，アセスメントが重要な柱の一つであることが示されている。

「公認心理師試験出題基準」では，アセスメントは大項目14「心理状態の観察及び結果の分析」で詳しく取り扱われるテーマであるが，概略を以下に示す。

障害の状態を理解するためには，対象者の成育歴，家族の状況，生活環境などの基本的情報をまずおさえることが不可欠である。そのうえで各種の心理検査などを用いたアセスメントを行うのであるが，知能検査による知能のアセスメント，パーソナリティ検査によるパーソナリティのアセスメント，神経心理学的検査による脳機能のアセスメントなどを必要に応じて実施していくことになる。実施する心理検査の組み合せは，テストバッテリーと呼ばれる。

アセスメントは，対象者の支援につながるものでなければならない。アセスメントの実施に当たっては，文書によるインフォームド・コンセント（説明と同意）を得なければならないが，子どもや障害の程度によっては本人から直接得られないこともあり，その場合は保護者や関係者から得る必要がある。インフォームド・コンセントの条項の一つとして，アセスメントの途中であっても，いつでもやめてよいことが示されなければならない。アセスメントの結果について対象者や関係者から情報開示を求められた場合は，それに応えなければならない。個人のアセスメントの結果については，守秘義務があり，他にもらしてはならない。

10.2

障害者(児)の心理社会的課題と必要な支援

10.2.1

障害者権利条約

2006年に国連総会で採択され，2014年にわが国の批准が国連で承認された障害者の権利に関する条約（略称障害者権利条約）は，「全ての障害者によるあらゆる人権及び基本的自由の完全かつ平等な享有を促進し，保護し，及び確保すること並びに障害者の固有の尊厳の尊重を促進することを目的とする」（第1条）ものであり，わが国の障害者に関する法律に対して一般的優位性を有している。したがって，下記の概念は，この条約の規定と定義を前提として理解する必要がある。

合理的配慮

条約第2条において，合理的配慮は「障害者が他の者との平等を基礎として全ての人権及び基本的自由を享有し，又は行使することを確保するための必要かつ適当な変更及び調整であって，特定の場合において必要とされるものであり，かつ，均衡を失した又は過度の負担を課さないものをいう」と定義されている。

ユニバーサルデザイン

同じく第2条において，ユニバーサルデザインは「調整又は特別な設計を必要とすることなく，最大限可能な範囲で全ての人が使用することのできる製品，環境，計画及びサービスの設計をいう。ユニバーサルデザインは，特定の障害者の集団のための補装具が必要な場合には，これを排除するものではない」と定義されている。

ハビリテーションとリハビリテーション

同じく第26条において，「障害者が，最大限の自立並びに十分な身体的，精神的，社会的及び職業的な能力を達成し，及び維持し，並びに生活のあらゆる側面への完全な包容及び参加を達成し，及び維持することを可能とするための効果的かつ適当な措置」をとるために「ハビリテーション及びリハビリテーションについての包括的なサービス及びプログラムを企画し，強化し，及び拡張する」という規定がある。条文中にハビリテーションについては「適応のための技能の習得」という説明があるが，リハビリテーションについては条約には特に説明が書かれていない。リハビリテーションの一般的な定義は，障害者の能力低下の状態を改善し社会的統合を達成するために，障害者が環境に適応するための訓練を行い，環境や社

会に対しても改善をはかること，という意味になる。

10. 2. 2

特別支援教育

2006 年に可決した学校教育法の改正において，特殊教育が特別支援教育に改められた[3]。それまでの特殊教育が対象とした障害は，「視覚障害，聴覚障害，知的障害，肢体不自由，病弱及びその他の障害」に限定され，「その他の障害」は，学校教育法施行規則で情緒障害と言語障害があげられるに留まっていた。特別支援教育では，子どもたち一人ひとりの教育的ニーズを把握し，特別なニーズをもつ子どもたち（children with special needs）への配慮が重視され，器質的な障害（視覚障害，聴覚障害，運動機能障害，知的障害等）に加え，LD（☞ p.86），AD／HD，高機能自閉症等も特別支援教育の対象に定められた。また，盲・聾・養護学校は，複数の障害種別を受け入れることができる特別支援学校に再編された。

10. 2. 3

必要な支援のあり方

療育

1947 年に成立した児童福祉法では，病気や障害を持ち長期の療養を行わなければならない児童（18 歳までの子ども）に対して，医療と教育のバランスを保ちながら並行して進めることのできる療育のための施設と公費給付に関する規定があり，これに基づき指定療育施設が各自治体に設置されている。児童福祉法の制定当初は，結核が国民病の時代であったので，結核児童への対応が重きを占めていた。

TEACCH

アメリカ南東部のノースカロライナ大学で 1972 年に創設された TEACCH® （Treatment and Education of Autistic and Related Communication-handicapped Children）は，日本語では「ティーチ」と読まれるが，英語では「ティーク」とも発音し，その意味は「自閉症及び関連するコミュニケーション障害児の療育」である。TEACCH は，自閉症者が生涯にわたって在宅で高度の支援を受けられることを目標とし，自閉症者の受け入れ，コンサルテーション，診断・評価，ならびに家族のコンサルテーションと支援グループ，就労支援などの臨床的サービスを行うプログラムである[4]。

以上のように，TEACCH は療育プログラム全体の名称であるが，空間と時間の構造化（場所とスケジュールの限定），視覚的手がかりの重視など，自閉症者に対して独自の具体的な指導法を行っており，その指導法が TEACCH であると誤解されやすい。

ペアレント・トレーニング

ペアレント・トレーニングは，応用行動分析（☞ p.15）の技法の展開として，発達障害，素行障害，反抗挑戦性障害などの子どもの行動を変える方法の一つとして，子どもの行動に対する強化の仕方などについて，親の思考と行動を変えるようにトレーニングを行い，子どもの衝動的，秩序破壊的行動を抑え，親自身の精神健康を改善する効果を期待するものである。DSM-5 では，素行障害は人及び動物に対する攻撃性，所有物の破壊，虚偽性や窃盗，重大な規則違反などの反復・持続を特徴とする障害，反抗挑戦性障害は怒りっぽく／易怒的な気分，口論好き／挑発的行動，執念深さなどの持続を特徴とする障害と規定されている。

ソーシャルスキル・トレーニング（SST）

ソーシャルスキルは，対人的コミュニケーションにおいて適切な言語的および非言語的行動をとる技能をいい，ソーシャルスキル・トレーニング（social skills training; SST）は，対人行動の障害の原因の一つをソーシャルスキルの不足ととらえ，必要な社会的スキルを学習させることによって対人行動の障害を改善しようとする認知行動療法（☞ p.15）の治療技法である。人と仲良くなるスキル，正当な要求を主張するスキル，やんわりと断るスキル，葛藤を解決するスキルなどの獲得が目標となる。

就労支援

厚生労働省は，2005 年に成立した障害者自立支援法にのっとり，障害者に対する就労支援の施策として障害福祉サービスを実施している。そのうちの就労移行支援事業は，就労を希望する 65 歳未満の障害者で通常の事業所に雇用されることが可能と見込まれる者に対して，①生産活動，職場体験等の活動の機会の提供その他の就労に必要な知識及び能力の向上のために必要な訓練，②求職活動に関する支援，③その適性に応じた職場の開拓，④就職後における職場への定着のために必要な相談等の支援を行うとしている[5]。この他，就労に必要な知識及び能力の向上のために必要な訓練等の支援事業も行っている。厚生労働省の統計では，2014 年 3 月に特別支援学校を卒業した 19,576 人の進路は，就職 5,557 人（28.4％），進学 799 人（4.1％），障害福祉サービス 12,070 人（61.7％）となっている。

文献

1) American Psychiatric Association，日本精神神経学会日本語版用語監修，高橋三郎・大野裕監訳，染矢俊幸・神庭重信・尾崎紀夫・三村將・村井俊哉訳 (2014). DSM-5 精神疾患の診断・統計マニュアル．医学書院．

2) 厚生労働省社会・援護局障害保健福祉部企画課「国際生活機能分類—国際障害分類改訂版—（日本語版）」: https://www.mhlw.go.jp/houdou/2002/08/h0805-1.html

3) 文部科学省「特別支援教育について」: http://www.mext.go.jp/a_menu/shotou/tokubetu/001.htm

4) TEACCH® Autism Program のホームページ: https://teacch.com/about-us/

5) 厚生労働省「障害者の就労支援について」:
https://www.mhlw.go.jp/file/05-Shingikai-12601000-Seisakutoukatsukan-Sanjikanshitsu_Shakaihoshoutantou/0000091254.pdf

第11章

教育に関する心理学

11.1
教育現場において生じる問題とその背景

11.1.1

教育に関わる基本法規

教育基本法

1947年に制定された**教育基本法**は，第二次世界大戦後の新しい教育理念を提示したが，2006年に改正され，生涯学習の理念，大学，私立学校，家庭教育，幼児期の教育，学校・家庭および地域住民等の相互の連携協力，教育振興基本計画などの規定が新設された。

教育の目的を示す第1条は「教育は，人格の完成を目指し，平和で民主的な国家及び社会の形成者として必要な資質を備えた心身ともに健康な国民の育成を期して行われなければならない」とされ，改正前よりも文面が短くはなっているが，「人格の完成」と「心身ともに健康な国民の育成」という核の部分は変更されていない。

学校教育法

1947年に教育基本法と同時に公布された**学校教育法**は，学校種を規定するものであり，現行の第1条は「この法律で，学校とは，幼稚園，小学校，中学校，義務教育学校，高等学校，中等教育学校，特別支援学校，大学及び高等専門学校とする」と規定している。義務教育学校は小中一貫教育を行う学校（2016年の改正から），中等教育学校は中高一貫教育を行う学校（1998年の改正から）である。**特別支援学校**は，p.152を参照のこと。

学校教育法第1条に記載された学校種は「一条校」と呼ばれるが，それ以外に専修学校（専門学校，高等専修学校）と各種学校がある。また，文部科学省が管轄する学校以外に，各省庁の管轄する法律の定めによる省庁大学校がある。防衛大学校，防衛医科大学校，国立看護大学校，航空大学校，水産大学校，海上保安大学校，気象大学校などが省庁大学校であり，その学位（学士，修士，博士）は大学改革支援・学位授与機構が認定する。

教育職員免許法

1949 年に公布された教育職員免許法は，前記の一条校及び「幼保連携型認定こども園」（2015 年開始）の教育職員の免許に関する基準を定めるものである。教育職員免許状の取得の方法に関しては，別に定める教育職員免許法施行規則に大学における認定課程の条件，「教科に関する科目」と「教職に関する科目」の各科目の最低修得単位数が規定されている。養護教諭ならびに栄養教諭に必要な単位の取得方法についても同施行規則に規定されている。

いじめ防止対策推進法

いじめとそれが原因となる自殺事件が社会問題化したことを受けて，2013 年にいじめの防止等のための対策を総合的かつ効果的に推進することを目的として，いじめ防止対策推進法が制定された。この法律の第 2 条に規定されたいじめの定義は「児童等に対して，当該児童等が在籍する学校に在籍している等当該児童等と一定の人的関係にある他の児童等が行う心理的又は物理的な影響を与える行為（インターネットを通じて行われるものを含む）であって，当該行為の対象となった児童等が心身の苦痛を感じているものをいう」とされている。この定義の「児童等」は，「在籍する学校」が「小学校，中学校，高等学校，中等教育学校及び特別支援学校（幼稚部を除く）」と規定されており，児童と生徒の両方が含まれる。

いじめの防止対策としては，第 3 条に「全ての児童等がいじめを行わず，及び他の児童等に対して行われるいじめを認識しながらこれを放置することがないようにするため，いじめが児童等の心身に及ぼす影響その他のいじめの問題に関する児童等の理解を深めること」ならびに「いじめを受けた児童等の生命及び心身を保護することが特に重要であることを認識しつつ，国，地方公共団体，学校，地域住民，家庭その他の関係者の連携の下，いじめの問題を克服することを目指して行われなければならない」と規定されている。

11. 1. 2

学校病理現象

学校で発生するさまざまな問題のうち心理学が最も直接に関連するのは，いわゆる学校病理現象である[1]。この用語が適切かどうかに関する議論もあるが，校内暴力，いじめ，不登校，学級崩壊，教師による体罰などが個人の心理的問題としてだけでなく，学校の教育体制，ひいては教育制度の問題として語られる時によく使われる言葉である。しかし，このような現象は，決してわが国固有のものではなく，世界的な宿痾である。そのことを確認するために，対応する英語を整理して以下にあげる。

school violence	校内暴力（対人傷害）	school refusal	登校拒否；学校恐怖
school vandalism	校内暴力（器物破損）	truancy	怠学；ずるやすみ
school shooting	校内銃乱射	*hikikomori*	引きこもり
bullying	いじめ	classroom collapse	学級崩壊
cyberbullying	ネットいじめ	corporal punishment	体罰

なお，スクール・シューティング（校内銃乱射事件）は，アメリカ（1999年，コロンバイン高校銃乱射事件；2012年，サンディフック小学校銃乱射事件ほか），ドイツ（2002年，エアフルト事件；2009年，ヴィネンデン銃乱射事件），フィンランド（2007年，ヨケラ中学校銃乱射事件；2008年，カウハヨキ銃乱射事件）など，銃規制の緩やかな欧米で間歇的に発生している。他方，引きこもりと学級崩壊は，英語圏では日本的現象と受け止められているようである。

11.1.3

自尊心を高める教育

　学校病理現象の原因は，事例ごとに様相を異にし，複雑多岐にわたるものであるが，学校教育の観点から見れば，基本的に子どもの自尊心（セルフ・エスティーム）を育てることに失敗しているのである。自尊心を育てるためには，バンデューラが示した「自身の行為が望ましい結果を生み出しうる確信」という意味の自己効力感（☞ p.86）の形成が重要であり，反対にセリグマンの示した学習性無力感（☞ p.85）は，何をしても望ましい結果が得られない状態の持続または反復により，自尊心を大きく毀損するものである。

　学校病理現象に直結するのは，子どもか大人かにかかわらず，何かあるとすぐに逆上する（俗にいう「キレる」）傾向の強いパーソナリティである。p.131の社会性の発達で述べた不必要に感情的にならない（感情制御），自身の考えや意図が正しく伝わるように表現する（自己呈示），必要なことはきちんと相手に伝える（自己主張）などの社会的スキルに加えて，状況から得られる手がかりを社会的に適切な方向に導くように自己観察と自己制御を行うセルフモニタリングのスキルが重要となる[2]。

　教育によって直接に自尊心を高めることは難しいので，まずは学習者の学習意欲を引き出す教育が目標となる。そのためには，賞または罰を与える外発的動機づけだけでなく，学習者自身の知的好奇心に根ざした内発的動機づけが大切である。しかし，この二つを二者択一のものとして捉えてはならない。どちらの動機づけであっても，「やればできる」という自己効力感を高めることを通じて学習者の自尊心を高めていくのが本筋である。その反対に，学習者の家庭環境に問題があったり，心身の不調があったり，適切な学習指導が受けられなかったりして，学習上の失敗経験が続いて賞が与えられず罰ばかりを受ける状態になり自己効力感が低下すると，学習意欲が減退して学業不振の原因となる。

11. 2
教育現場における心理社会的課題と必要な支援

11. 2. 1

スクールカウンセリングと学生相談

　教育現場における心理社会的課題とは，学校という社会環境あるいはその中の社会関係において，児童・生徒・学生，その保護者，ならびに教職員が抱える心理学的諸問題のことである。

スクールカウンセリング
　わが国のスクールカウンセリング制度の歴史は，1995年に文部科学省がいじめや不登校の対策として小・中・高校に試行的にスクールカウンセラーを配置したことに始まり，2001年からは補助事業として，特に中学校を中心に拡大していった[3]。非常勤職としてのスクールカウンセラーの資格は臨床心理士，精神科医，その他の臨床心理の専門的知識と経験を有する者であり，その役割は児童・生徒へのカウンセリング，教職員に対する助言・指導，保護者に対する助言・援助，専門機関との調整と連携などである。公認心理師がスクールカウンセラーに任用される可能性が高まっているが，学校制度や児童・生徒に関する基本的な理解を得たうえで職務に就くことが求められている。さらに，保護者や教職員に対する面接とカウンセリング，教育関係者へのコンサルテーションもスクールカウンセラーが担うべき重要な職務である。コンサルテーションは，ケースについての見方，取り扱い方，関わり方などを検討し，適格なコメントやアドバイスなどを行うものであり，カウンセリングよりもより指示的な意味合いが強く，何らかの見方，意見，コメントなどを提示しなければならない[4]。

学生相談
　大学生の心理社会的問題は，学業，研究，生活，進路，人間関係などの多岐にわたるが，各大学に設置されている学生相談室やカウンセリング・センターなどの名称の学生相談機関において学生相談活動として対応が行われている。学生相談は，さまざまな心理社会的問題を抱える学生に対するカウンセリングを第一とするが，予防活動と予防教育，教職員に対するコンサルテーションなどの心理学的援助を行うものであり，その経験を教職員に伝えることによって，ファカルティ・デベロップメント（FD）やスタッフ・デベロップメント（SD）にも貢献している[5]。

11. 2. 2

チーム学校

公認心理師法の第 42 条第 1 項には「公認心理師は，その業務を行うに当たっては，その担当する者に対し，保健医療，福祉，教育等が密接な連携の下で総合的かつ適切に提供されるよう，これらを提供する者その他の関係者等との連携を保たなければならない」と規定され，職務上の多職種連携が重視されている。

保健医療分野では，医師，看護師，薬剤師，管理栄養士，各種の技師と療法士など，大勢の専門職が連携して患者の治療とケアにあたることをチーム医療と呼んでいる。2009 年にはチーム医療推進協議会が発足し，19 の職能団体が参加している[6]。病院など医療機関に勤務する公認心理師もチーム医療の一翼を担うことになる。

長く教員中心で進んできた学校においても，さまざまな専門職が連携して教育活動に当たるべきであるという考え方から，2015 年に中央教育審議会答申「チームとしての学校の在り方と今後の改善方策について」が出され，チーム学校の考え方が生まれた[7]。多様化・複雑化する子どもの状況への対応には，教員の専門性だけでは対応が困難になっており，教員の専門性の向上を図るとともに，教員に加えて多様な専門スタッフを配置し，さまざまな業務を連携・分担してチームとして職務を担う体制を整備することが求められている。

文献

1) 樋田大二郎 (2013)．学校病理研究の動向—非行，いじめ，不登校の研究の学校化と多様化—．犯罪社会学研究，**38**, 314-319.

2) Snyder, M. (1974). Self-monitoring of expressive behavior. *Journal of Personality and Social Psychology*, **30(4)**, 526-537.

3) 藤平敦 (2009)．初等中等教育現場に配置されている心理専門家の役割，養成課程等の日米比較における考察—スクールカウンセラーと教員のコンサルテーション．国立教育政策研究所紀要，**138**, 169-182.

4) 文部科学省「スクールカウンセラーの業務」chttp://www.mext.go.jp/b_menu/shingi/chousa/shotou/066/shiryo/attach/1369901.htm

5) 日本学生相談学会「学生相談機関ガイドライン (ver.1.1)」：http://www.gakuseisodan.com/wp-content/uploads/public/Guideline-20130325.pdf

6) チーム医療推進協議会ホームページ：https://www.team-med.jp/specialists

7) 文部科学省「チームとしての学校の在り方と今後の改善方策について（答申）【骨子】」：http://www.mext.go.jp/b_menu/shingi/chukyo/chukyo0/toushin/attach/1366271.htm

第12章

司法・犯罪に関する心理学

12.1
犯罪, 非行, 犯罪被害及び家事事件に関する基本的事項

12.1.1

司法制度

法の支配

近代国家は, **法の支配**の原則に基づき運営されなければならない。ここで**法**は最上位概念であり, わが国の最高法規である憲法, 国家間の合意である条約, 国会で定める**法律**, 内閣が定める政令, 各省が定める省令, 地方公共団体の議会が定める条例などが含まれる。

法の支配が成り立つには, 犯罪を処罰するためには犯罪行為の内容とそれに対応する刑罰が法によって明確に規定されていなければならないとする**罪刑法定主義**, 有罪が確定するまでは無罪と推定される権利を有するとする**推定無罪の原則**, 実行時に適法であった行為を過去に遡って違法として処罰することを禁止する法の**不遡及の原則**, 判決が確定すれば同じ罪状で再度審理にかけられることはないとする**一事不再理の原則**が不可欠とされる。ちなみに後二者については, 日本国憲法第39条が「何人も, 実行の時に適法であつた行為又は既に無罪とされた行為については, 刑事上の責任を問はれない。又, 同一の犯罪について, 重ねて刑事上の責任を問はれない」と規定している。

憲法, 民法, 商法, 刑法, 民事訴訟法, 刑事訴訟法をまとめて六法という。このうち刑法は, 1880年に最初の法律(旧刑法)が制定されたが, その後大幅な改正が行われ, 1907年に現在の刑法が成立し, 1947年には日本国憲法の精神に合うようにさらに改正された。犯罪に対する刑の種類は, 重い順から「死刑, 懲役, 禁錮, 罰金, 拘留及び科料を主刑とし, 没収を付加刑とする」(第9条)と規定され, 罰金の額は1万円以上(第15条), 拘留は1日以上30日未満(第16条), 科料は千円以上1万円未満(第17条)である。

刑事罰は, 刑法だけに規定されているのではなく, たとえば国家公務員法, 道路交通法, 所得税法などの法律の中にもさまざまな罰則規定が設けられている。**公認心理師法**では, 第5章の第46条から第50条に各種の罰則が規定され, たとえば「公認心理師は, 正当な理由が

なく，その業務に関して知り得た人の秘密を漏らしてはならない」（第41条）に違反すると1年以下の懲役または30万円以下の罰金，「公認心理師でない者は，公認心理師という名称を使用してはならない」（第44条）に違反すると30万円以下の罰金と定められている。

裁判所

日本国憲法第76条は，「すべて司法権は，最高裁判所及び法律の定めるところにより設置する下級裁判所に属する」と規定しており，三権の一つの司法権を体現するのは裁判所である。この条文にある下級裁判所は，「下級裁判所の設立及び管轄区域に関する法律」により，高等裁判所（東京，大阪，名古屋，広島，福岡，仙台，札幌，高松の8庁），地方裁判所（全国に50庁），家庭裁判所（全国に50庁），簡易裁判所（全国に438庁）が設置されている。地方裁判所と家庭裁判所は，各都道府県庁所在地ならびに函館市，旭川市，釧路市の合計50か所に本庁が設けられている。

裁判所の裁判官が法に基づき権限を行使して，事実認定と法の適用の判断を行うことを裁判とよぶ。裁判の対象となるのは，私人間の紛争を解決する民事訴訟，検察官が犯罪行為に関して起訴する刑事訴訟，行政機関の行為の適法性を争う行政訴訟に大別される。

裁判員裁判

2004年に「裁判員の参加する刑事裁判に関する法律」が成立し，2009年から裁判員制度が開始された。裁判員裁判は，裁判官3人と一般市民から選ばれた裁判員6人が共同で公判に立ち会い，事実認定と評決を行う。対象となる事件は，殺人，強盗致死傷，傷害致死，危険運転致死，身の代金目的誘拐，保護責任者遺棄致死，覚せい剤取締法違反などの重大事件である[1]。英国とアメリカの陪審制は，事件ごとに選ばれる複数の陪審員が事実認定を行い，有罪か無罪かを評決し，有罪の場合の量刑は裁判官が行う制度である。他方，フランス・ドイツ・イタリアなどヨーロッパの国ぐにで行われている参審制は，裁判官と民間から選ばれた参審員（任期制）が協同して審理し評決を行う制度である。日本の裁判員制度は，心理の進め方は参審制に近いが，事件ごとに選任される点は陪審員に似ている。

12.1.2

少年事件

少年非行

1953年に制定された少年法の目的は，第1条に「少年の健全な育成を期し，非行のある少年に対して性格の矯正及び環境の調整に関する保護処分を行うとともに，少年の刑事事件について特別の措置を講ずること」と規定されている。少年の定義は，第2条で20歳に満たない者とされ，性別は問われない。なお，民法の改正により，父母の親権に服さなくなり，一人で契約をすることができる年齢である成年年齢を2022年4月から18歳に引き下げることが決まっているが，少年の年齢引き下げに関する少年法の改正はまだ行われていない。

法によって禁じられ，違反すると刑罰の対象となる違法行為を行うと，成人では犯罪とされるが，未成年では少年非行となる。少年法第3条では，家庭裁判所の審判に付すべき非行少年を次のように規定している。
　一　罪を犯した少年
　二　14歳に満たないで刑罰法令に触れる行為をした少年
　三　次に掲げる事由があつて，その性格又は環境に照して，将来，罪を犯し，又は刑罰法令に触れる行為をする虞のある少年
　　　イ　保護者の正当な監督に服しない性癖のあること。
　　　ロ　正当な理由がなく家庭に寄り附かないこと。
　　　ハ　犯罪性のある人若しくは不道徳な人と交際し，又はいかがわしい場所に出入すること。
　　　ニ　自己又は他人の徳性を害する行為をする性癖のあること。
　上記の一（直接書かれていないが14歳以上20歳未満の者）を犯罪少年，二を触法少年，三を虞犯少年という。

少年事件の流れ

　捜査機関は，法に触れる行為をした嫌疑のある少年すべてを家庭裁判所に送致しなければならず，このことを全件送致主義という（例外は道路交通法違反）。家庭裁判所送致以後は図40の流れとなる[2]。

　観護措置は，送致された少年の審判を円滑に進め，少年の処分を適切に決めるための検査を行うことが必要な場合，少年鑑別所に送致し，一定期間そこに収容することをいう。

　少年鑑別所は，2014年に制定された少年鑑別所法に基づき運営される鑑別と観護処遇などを行う施設であり，鑑別は医学，心理学，教育学，社会学その他の専門的知識及び技術に基づき，

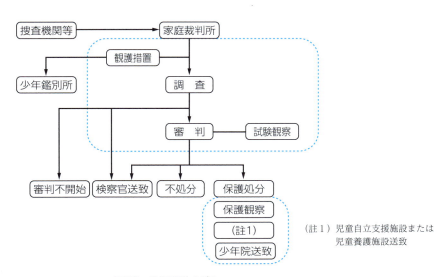

図40　少年事件の流れ
（法務省「家庭裁判所における少年審判手続について」：www.moj.go.jp/content/001228067.pdf より）

鑑別対象者の非行または犯罪に影響を及ぼした資質上及び環境上問題となる事情を明らかにした上，その事情の改善に寄与するため，処遇に資する適切な指針を示すものとされる（第16条）。鑑別にあたっては，性格，経歴，心身の状況及び発達の程度，非行の状況，家庭環境，交友関係などの調査を行うが，その際必要に応じて少年，保護者，その他参考人との面接，心理検査その他の検査行う。

　図40の「調査」は，家庭裁判所調査官（☞ p.166）が少年の性格，行動，生育歴，環境などについて心理学，教育学，社会学などの専門知識・技法を活用して行う。医師の診断を受けさせて調査を行う場合もある。この調査の結果，非行事実が軽微であったり相当しなかったりした場合は審判不開始となるが，14歳以上の少年に関して死刑，懲役，禁錮に当たる刑の事件が対象となる場合は検察官送致となる。ただし，調査の結果，刑事処分以外の措置が相当と認められれば，少年院送致処分とする場合もある。

　審判不開始と検察官送致以外は，次に裁判官による審判が行われる。審判で言い渡される処分は，試験観察処分，検察官送致，不処分決定，保護処分である。

　試験観察処分は，直ちに少年の処分を決めることが難しい場合，数か月程度にわたって少年を家庭裁判所調査官の試験観察に付し，調査官の助言や指導によって少年が自分の問題点を改善していこうとしているかどうかの観察結果をもとに，最終的処分が決められる。

　不処分決定は，裁判官による審判は行われるが，非行の事実が確認できない場合や少年の更生が認められる場合に下される。

　保護処分は，少年を更生させるための処分である。保護観察官や保護司の指導・監督を受ければ社会の中でも更生できると判断された場合には保護観察に付されるが，施設に入所しての更生が必要と判断されれば，児童自立支援施設送致，児童養護施設送致，少年院送致のいずれかが行われる。

　少年院は，1948年に制定された旧少年院法が2015年に廃止され，同年に新たに施行された少年院法に基づく施設であり，保護処分在院者ならびに懲役刑または禁錮刑の執行を受ける受刑在院者を収容する。少年院には，次の四種類がある。

　第一種：保護処分の執行を受ける者であって，心身に著しい障害がないおおむね12歳以上23歳未満のもの。

　第二種：保護処分の執行を受ける者であって，心身に著しい障害がない犯罪的傾向が進んだおおむね16歳以上23歳未満のもの。

　第三種：保護処分の執行を受ける者であって，心身に著しい障害があるおおむね12歳以上26歳未満のもの。

　第四種：少年院において刑の執行を受ける者。

12. 1. 3

医療観察制度

医療観察制度は，心神喪失または心神耗弱の状態で重大な他害行為（殺人，放火，強姦，強制わいせつ，強盗，重い傷害）を行った者の社会復帰を促進することを目的とした制度であり，2003年に成立した「心神喪失等の状態で重大な他害行為を行った者の医療及び観察等に関する法律」（医療観察法）に基づき，適切な処遇を決定するための審判手続が設けられ，入院決定を受けると厚生労働省所管の指定入院医療機関による専門的な医療が提供され，退院後の生活環境の調整が行われ，入院によらない通院決定を受けた場合や退院を許可された場合は，原則として3年間，厚生労働省所管の指定通院医療機関による医療が提供されるほか，保護観察所による精神保健観察に付され，必要な医療と援助の確保が図られる[3, 4]。

精神鑑定

法律家が法的な判断をするとき，精神障害に関する専門知識と経験を補うため，参考資料の作成と報告を精神科医に依頼する精神鑑定が行われる[5]。刑事事件の被告人に責任能力があるのかを判断するための刑事責任能力鑑定，精神障害のため財産の管理を後見人に任せるほうがよいかどうかを判断する成年後見鑑定，心神喪失など医療観察法の専門的な医療が必要かどうかを判断する医療観察法鑑定がある。医療観察法鑑定の鑑定事項は次の五点である。

1. 対象者が精神障害者であるか。

2. 対象者が精神障害者である場合，その精神障害は，対象行為を行った際の心神喪失または心神耗弱の状態の原因となった精神障害と同様のものであるか。

3. 対象者が対象行為を行った際の原因となったものと同様の精神障害を有している場合，その精神障害は治療可能性のあるものか。

4. 対象者の精神障害について治療可能性が認められる場合，本法による医療を受けさせなければ，その精神障害のために同様の行為を行う具体的・現実的な可能性があるか。

5. 以上をふまえ，対象行為を行った際の精神障害を改善し，これに伴って同様の行為を行うことなく，社会に復帰することを促進するためにこの法律による医療を受けさせる必要があるか否か。仮に医療を受けさせる必要がある場合，入院処遇又は通院処遇のいずれが適当であるか。

12. 1. 4

犯罪被害者支援制度

犯罪の被害者及びその家族は，事件後も十分な支援を受けられず，社会から孤立しがちであるとの声の高まりを受け，2004年に犯罪被害者等基本法が制定された。この法律で「犯罪被害者等」は，第2条で「犯罪等により害を被った者及びその家族又は遺族」と規定され，「犯罪等」には「犯罪及びこれに準ずる心身に有害な影響を及ぼす行為」が含められ，そのうえで「犯罪被害者等が，その受けた被害を回復し，又は軽減し，再び平穏な生活を営むことができるよう支援し，及び犯罪被害者等がその被害に係る刑事に関する手続に適切に関与することが

できるようにする」ため，国，地方公共団体，国民の責務を明らかにし，その施策を推進することがこの法律の目的となっている。

犯罪被害者支援の内容は，経済的支援，医療的支援，法的支援の三本柱になっている。

経済的支援は，1974 年の三菱重工ビル爆破事件（死者 8 人，負傷者多数の時限爆弾によるテロ事件）が契機となり，犯罪の被害者（遺族を含む）に対して給付金を支給することを定めた「犯罪被害者等給付金支給法」が 1980 年に制定された。2008 年の法改正により，「犯罪被害者等給付金の支給等による犯罪被害者等の支援に関する法律」（犯罪被害者給付金支給法）に名称が変更された。

医療的支援も上記法律に基づき，負傷又は疾病にかかった日から 3 年間の保険診療医療費が給付される重傷病給付金，身体上の障害が残った場合に与えられる障害給付金がある。

法的支援は，2000 年に制定された「犯罪被害者等の権利利益の保護を図るための刑事手続に付随する措置に関する法律」（犯罪被害者保護法）により，犯罪被害者の刑事手続における負担の軽減がはかられ，刑事裁判の傍聴への配慮，刑事記録の閲覧及び謄写，被害者参加旅費等の支給，被害者参加弁護士選定の請求などが定められている。

犯罪被害者に対する心理的支援については，p.168 で取り上げる。

12. 1. 5

家事事件

家事事件とは，家庭内の夫婦や親子などが関わる紛争であり，家庭裁判所の所管となる。家庭裁判所は，家庭に関する事件の審判（家事審判）及び調停（家事調停），少年の保護事件の審判（少年審判）などを行う裁判所である。家事審判の対象となる事件は，2011 年に成立した家事事件手続法（旧家事審判法）に多くの事項が定められている。具体的には，未成年後見，成年後見と補佐，失踪の宣告，婚姻，親子，相続と遺産分割，遺言，戸籍，性同一性障害者，生活保護，精神障害者福祉，破産などの家事審判事件がある。家事調停の事件は，夫婦関係の調整（円満調整または離婚），養育費を求める調停，子との面会交流，遺産の分割などである。離婚については協議離婚が約 8 割，調停離婚が約 1 割，裁判離婚は数パーセントとされる。面会交流は，離婚後に子どもを養育・監護していない方の親による子どもとの面会及び交流のことである。民法 766 条第 1 項には「父母が協議上の離婚をするときは，子の監護をすべき者，父又は母と子との面会及びその他の交流，子の監護に要する費用の分担その他の子の監護について必要な事項は，その協議で定める。この場合においては，子の利益を最も優先して考慮しなければならない」と規定されている。同条第 2 項では，この協議がととのわないときや協議ができないときは，家庭裁判所が行うと定められている。

家事審判，家事調停，非行少年についての処分決定に際して，離婚などの紛争の当事者から紛争の原因を聞き取り，家庭裁判所に送致された少年とその保護者を対象に非行の動機，生育歴，生活環境等の調査を担当するのが家庭裁判所調査官である。家庭裁判所調査官補として採用された後，裁判所職員総合研修所で約 2 年間の研修を受け，家庭裁判所調査官に就任する手順となっている。

12. 2

司法・犯罪分野における問題に対して必要な
心理的支援

12. 2. 1

犯罪学

犯罪学は，犯罪統計や裁判記録を根拠資料とし，犯罪の種類と手口，犯罪者の特性，犯罪の発生環境などについて分析を行い，犯罪予防に資する学問領域である。19世紀に活躍したイタリアの精神医学者ロンブローゾは，犯罪人類学を創始し「犯罪学の父」と呼ばれているが，生来的に犯罪をおかしやすい人間がいると考える生来犯罪人説はその後批判を受けた。

犯罪の種類と手口

警察庁は，犯罪の統計的分析を行うために，犯罪の種類を6種類に分類している[6]。すなわち，①凶悪犯（殺人，強盗，放火，強姦，略取・誘拐，人身売買，強制わいせつ），②粗暴犯（暴行，傷害，脅迫，恐喝，凶器準備集合），③窃盗犯（侵入窃盗，自動車盗，ひったくり，すり），④知能犯（詐欺，横領，偽造，汚職，背任，あっせん利得），⑤風俗犯（賭博，わいせつ），⑥その他（公務執行妨害，住居侵入，逮捕監禁，器物損壊等，占有離脱物横領など）の6種類である。

犯罪者のパーソナリティ特性

精神医学（DSM-5）では，反社会性パーソナリティ障害というカテゴリーがある（表3，p.96）。その診断基準の要点は，15歳以前に素行障害（☞ p.153）を発症した証拠があり，他人の権利を無視し侵害する行動が15歳以上で起こり，①社会的規範に不適合な行動，②虚偽性，③衝動性，④攻撃性，⑤無謀さ，⑥無責任，⑦良心の呵責の欠如のうち三つ以上が見られる18歳以上の者，ということになる。反社会性パーソナリティ障害があると，貧困，犯罪，ホームレスなどの問題が生じやすく，アルコール依存や薬物依存を含む物質依存が関与すると，その危険性がさらに高まるとされる。

犯罪プロファイリング

犯罪が行われた場所，時間，手口，遺留品，被害者の特徴などの情報分析から，加害者の性別，年代，学歴，職業，居住地域，パーソナリティなどについて推定し，犯行の動機を含む犯人像を絞り込み，容疑者を特定していく技法を犯罪プロファイリングあるいは単にプロファイリングという。特定の地域で殺人事件，テロ事件，放火事件などが連続して発生すると，犯人の活動範囲や次の犯行が生じやすい場所などを割り出す可能性が高まる。

犯罪の発生環境

　暗い夜道や人気（ひとけ）の少ない場所，きちんと施錠が行われていない家屋・自動車など無警戒，無防備な状態は，犯罪が発生しやすい環境となる。**割れ窓理論**は，建物の窓が壊れたまま放置すると，さらに壊されるリスクが増大するということから，軽微な犯罪も徹底的に取り締まることにより，凶悪犯罪を含む犯罪の抑止力が高まるとする考え方である。

12. 2. 2

被害者学

　犯罪学は，基本的に犯罪捜査と犯罪予防の観点に立ち，加害者の特徴や心理を分析するものとして発展してきた。もちろん，被害に会いやすいパーソナリティ特性や，被害者と加害者の人間関係などについての分析なども行われてきたが，犯罪被害を受けた後の被害者保護の観点が不足気味であったことは否めない。それを補うのが**被害者学**であり，マスメディアによる被害者のプライバシーの侵害や二次被害の防止，捜査や裁判の過程における被害者の人権保護，被害者の心理的ケアなどの問題の研究が進み，上述の各種の犯罪被害者支援制度の発展にも寄与してきた。

　1998年には公益社団法人**全国被害者支援ネットワーク**が設立され，2009年には全国47都道府県すべてに設置された民間被害者支援団体が加盟する名実ともに全国的な組織となっている[7]。この団体の目的は，犯罪被害者とその家族・遺族に対する支援活動を行う団体及び法人間の連携と相互協力を通じて，被害者等支援事業の効果的推進，社会全体の被害者支援意識の高揚により，被害者等の被害の回復と軽減に資することである。1999年には，**犯罪被害者の権利宣言**として，以下の七つの権利が唱えられた[8]。

　1．公正な処遇を受ける権利：犯罪被害者（犯罪によって害を被った者及びその家族をいう。以下同じ）は，公正で，かつ個人の尊厳に配慮した処遇を受けるべきである。

　2．情報を提供される権利：犯罪被害者は，被害を受けた事件の刑事司法手続きおよび保護手続きに関する情報，ならびに被害の回復のために利用できる諸制度に関する情報の提供を受けることができる。

　3．被害回復の権利：犯罪被害者は，受けた被害について迅速かつ適切な回復を求めることができる。

　4．意見を述べる権利：犯罪被害者は，刑事司法手続きおよび保護手続きの中で，意見を述べることができる。

　5．支援を受ける権利：犯罪被害者は，医療的，経済的，精神的及びその他の社会生活上の支援を受けることができる。

　6．再被害からまもられる権利：犯罪被害者は，再被害の脅威からまもられるべきである。

　7．平穏かつ安全に生活する権利：犯罪被害者は被害を受けたことからおこるプライバシーの侵害からまもられ，平穏かつ安全な生活を保障されるべきである。

12. 2. 3

矯正教育と更生保護

再犯と累犯

一般的には罪を再び犯すことを再犯，何度も犯すことを累犯というが，刑法の規定はより限定的であり，再犯は刑法第56条に「懲役に処せられた者がその執行を終わった日又はその執行の免除を得た日から5年以内に更に罪を犯した場合において，その者を有期懲役に処するときは，再犯とする」と規定され，再犯者は懲役刑が二倍以下に加重される（第57条）。刑法第59条では，三犯以後を累犯と定義しているが，法律上の扱いは再犯と同じである。

累犯者は，暴行・傷害，強盗，窃盗，放火，性犯罪など同種の犯罪を繰り返す傾向が強いとされ，同種累犯事件の防止策が必要とされる。また，累犯者の中には身体障害，精神障害，知的障害などの者も少なくはなく，刑期を終えて出所しても，身元を引き受ける引受人や福祉施設がないと職に就いて生活基盤を確保することができず，結局犯罪を重ねることになるのであり，このような累犯障害者を保護する福祉対策が強く求められている[9]。

矯正教育

矯正とは，罪を犯して矯正施設に収容された犯罪者，非行少年，触法少年に対して矯正教育を行うものである。法務省所管の矯正施設には，刑務所，少年刑務所，拘置所，少年院，少年鑑別所，婦人補導院がある。

少年院（☞ p.164）は，少年院法第1条に「在院者の人権を尊重しつつ，その特性に応じた適切な矯正教育その他の在院者の健全な育成に資する処遇を行うことにより，在院者の改善更生及び円滑な社会復帰を図ることを目的とする」とあるように，そもそも矯正教育を中心にする施設である。矯正教育の目的は，少年法第23条に「在院者の犯罪的傾向を矯正し，並びに在院者に対し，健全な心身を培わせ，社会生活に適応するのに必要な知識及び能力を習得させることを目的とする」と規定されている。矯正教育の具体的内容としては，少年法第24条から第29条に生活指導，職業指導，教科指導，体育指導，特別活動指導などが示されている。生活指導において特に重要とされるのは，入院者がおかした犯罪の被害者，その家族と遺族の心情を理解しようとする意識が低いことに留意し，被害者の視点を取り入れた教育を行う点である。

被害者の視点を取り入れた教育は，少年院では1997年から，刑務所では2006年から正式に開始され，刑務所の場合の具体的な指導項目は，①命の尊さの認識，②被害者（その遺族等）の実情の理解，③罪の重さの認識，④謝罪及び弁償についての責任の自覚，⑤具体的な謝罪方法，⑥加害を繰り返さない決意の六項目から成るものである[10]。

矯正施設は法務省所管以外にも，厚生労働省所管あるいは都道府県立の児童自立支援施設，民間団体の運営による犯罪者更生施設がある。児童自立支援施設（☞ p.164）の歴史的経緯は，1900年に感化院が創設され，1933年に少年教護院，1947年に教護院となり，1988年から現在の名称になっている。感化，教護，矯正の概念は，懲罰ではない教育的方法で少年の立ち直りを目指す点で共通している。

アルコール依存や薬物依存などの物質依存やギャンブル依存などの問題を抱える矯正施設収容者には，動機づけ面接が有効とされる。動機づけ面接法は，依存から脱する方向への変化に対する動機づけとコミットメント（約束）を強めるため，変わりたいという気持ちと変わりたくないという気持ちの両価性を引き出しつつ，自らが問題点に気づき改善する行動につながるプロセスを支える来談者中心的要素に方向指向的要素を加えた面接法である[11]。

更生保護

　刑務所からの仮釈放者や保護観察付きの執行猶予者，少年院からの仮退院者，家庭裁判所から保護観察処分を受けた少年などが社会生活を通じてうまく社会復帰ができるように行われるのが更生保護である。

　2007年に従来の犯罪者予防更生法と執行猶予者保護観察法を統合した更生保護法が成立したが，その目的は第1条に，犯罪者や非行少年に対し「社会内において適切な処遇を行うことにより，再び犯罪をすることを防ぎ，又はその非行をなくし，これらの者が善良な社会の一員として自立し，改善更生することを助けるとともに，恩赦の適正な運用を図るほか，犯罪予防の活動の促進等を行い，もって，社会を保護し，個人及び公共の福祉を増進することを目的とする。」と書かれている。

　犯罪者と非行少年の更生保護にあたるのは，地方更生保護委員会事務局あるいは保護観察所に勤務し，医学，心理学，教育学，社会学などの専門的知識に基づき，保護観察，調査，生活環境の調整ならびに犯罪予防に関する事務に従事する保護観察官（国家公務員）と，保護観察官で十分でないところを補う役割を担う保護司（任期2年，無給の国家公務員）である。

文献

1) 最高裁判所「裁判員制度」：http://www.saibanin.courts.go.jp/introduction/index.html
2) 法務省「家庭裁判所における少年審判手続について」：www.moj.go.jp/content/001228067.pdf
3) 法務省「医療観察制度」：http://www.moj.go.jp/hogo1/soumu/hogo_hogo11.html
4) 国立精神・神経医療センター精神保健研究所「心神喪失者等医療観察法の制度について」：https://www.ncnp.go.jp/nimh/shihou/information.html
5) 国立精神・神経医療センター精神保健研究所「精神鑑定について」：https://www.ncnp.go.jp/nimh/shihou/information.html#information-kantei
6) 警察庁「平成29年の犯罪情勢」：https://www.npa.go.jp/toukei/seianki/h28hanzaizyousei.pdf
7) 警察庁「公益社団法人全国被害者支援ネットワーク」：https://www.npa.go.jp/higaisya/renkei/zenkoku.html
8) 警察庁「コラム2　全国被害者支援ネットワークとは；犯罪被害者の権利宣言」：https://www.npa.go.jp/hanzaihigai/whitepaper/w-2015/html/zenbun/part1/s1_1_1c02.html
9) 山本譲司 (2005). 累犯障害者—獄の中の不条理. 新潮社.（2009年に『累犯障害者』のタイトルで新潮文庫所収）.
10) 緑川徹 (2009). 被害者の視点を取り入れた教育 (1)—刑務所・少年院における贖罪教育の現状と課題. 比較法制研究（国士舘大学），**32**, 59-76.
11) 日本保健医療行動科学会「動機づけ面接法」：www.jahbs.info/TB2017/TB2017%201-6-1.pdf

第13章

産業・組織に関する心理学

13. 1

職場における問題に対して必要な心理的支援

13. 1. 1

労働三権と労働三法

　日本国憲法第 28 条に「勤労者の団結する権利及び団体交渉その他の団体行動をする権利は，これを保障する」と規定され，労働組合を結成する団結権，労働者と使用者が交渉する団体交渉権，ストライキなど争議行為を行う団体行動権は，労働三権として憲法上も認められている。これに対応する労働組合法，労働関係調整法，ならびに労働基準法を労働三法という。

　労働組合法は，1945 年に制定され，1949 年に全面改正された。第 1 条にその目的として「労働者が使用者との交渉において対等の立場に立つことを促進することにより労働者の地位を向上させること，労働者がその労働条件について交渉するために自ら代表者を選出することその他の団体行動を行うために自主的に労働組合を組織し，団結することを擁護すること並びに使用者と労働者との関係を規制する労働協約を締結するための団体交渉をすること及びその手続を助成すること」を掲げている。なお，「いかなる場合においても，暴力の行使は，労働組合の正当な行為と解釈されてはならない」という但し書きが第 1 条についているのは，第二次世界大戦後の連合国軍占領下の労働争議の激しさ（武装警官に加えて駐留アメリカ軍の飛行機や戦車までが鎮圧に出動し「来なかったのは軍艦だけ」と言われた東宝争議が代表）を今に伝えるものである。

　労働関係調整法は，1946 年に制定され，第 1 条に「労働組合法と相俟つて，労働関係の公正な調整を図り，労働争議を予防し，又は解決して，産業の平和を維持し，もつて経済の興隆に寄与することを目的とする」と規定している。労働争議（争議行為）とは，同盟罷業（ストライキ），怠業（サボタージュ），作業所閉鎖などをいい（第 7 条），争議が発生した時は，当事者が誠意をもって自主的に解決をするように努力しなければならない（第 2 条）が，主張が一致しない場合は政府が自主的調整に対し助力を与えなければならない（第 3 条）とされる。労働争議の調整手続としては，斡旋，調停，仲裁，緊急調整の四種類がある。

労働基準法は，1947 年に制定され，第 1 条に「労働条件は，労働者が人たるに値する生活を営むための必要を充たすべきものでなければならない。この法律で定める労働条件の基準は最低のものであるから，労働関係の当事者は，この基準を理由として労働条件を低下させてはならないことはもとより，その向上を図るように努めなければならない」とうたっている。総則では，国籍・信条・社会的身分による差別を禁ずる均等待遇，男女同一賃金の原則，強制労働の禁止，中間搾取の排除，選挙など公民権行使の保障などが規定されている。労働基準法の各章には労働契約，就業規則，賃金，労働時間，安全・衛生，年少労働，妊産婦，災害補償などについて多くの規定があるが，より具体的な最低賃金法，男女雇用機会均等法，育児・介護休業法，労働安全衛生法，労働者災害補償保険法などが発展的に制定されている。

36 協定

労働基準法第 32 条は，労働者に対し休憩時間を除き 1 日 8 時間，1 週間に 40 時間を超えて労働をさせてはならないことを使用者に命じている。この法定労働時間を超えて労働時間の延長（いわゆる残業）または休日の労働をさせる場合は，労働基準法第 36 条に基づき，事業場の過半数で組織される労働組合または過半数代表者と文書で協定を締結し，所轄官庁（労働基準監督署）への届出が必要となる。この労使協定を労働基準法第 36 条にちなんで 36 協定という。

13. 1. 2

職場における労働者の安全と健康

職場における労働者の安全と健康を確保し，快適な職場環境の形成を促進することを目的とする労働安全衛生法は，1972 年に労働基準法から独立して制定された。この法律の第 3 章（第 10 条から第 19 条）と対応する労働安全衛生法施行令において，職場の安全衛生管理体制が事業場の規模ごとに細かに定められている。常時 50 人以上の労働者を使用する事業場では，産業医，安全管理者，衛生管理者を置くこと，常時 300 人以上になると安全管理者と衛生管理者を指揮する総括安全衛生管理者も置くことが定められている。

産業医

常時 50 人以上の労働者を使用する事業場では，医師のうちから労働者の健康管理に必要な医学的知識を備えた産業医を選任し，労働者の健康管理などを行わせることが義務づけられている（労働安全衛生法第 13 条）。産業医は，労働者の健康を確保するため必要があると認めるときは，事業者に対し労働者の健康管理等について必要な勧告をする権限を持っていることも第 13 条第 3 項で規定されている。

ストレスチェック制度

職場において心の健康を阻害する問題は，職務の加重，長時間労働，ハラスメントなどの人間関係など多々あり，バーンアウト，うつ病，過労死，自死などの問題は深刻である。この問題に対処する一つの方法として，労働安全衛生法第66条に事業者は労働者に対し医師，保健師その他の厚生労働省令で定める者による「心理的な負担の程度を把握するための検査」を行わなければならないと定めている。これがストレスチェック制度の規定である。労働安全衛生規則第52条によると，常時50人以上の労働者を使用する事業者は，一年以内ごとに一回，定期検査結果等報告書を所轄労働基準監督署長に提出しなければならない。2018年8月の改正により，医師，保健師，必要な研修を修了した歯科医師，看護師に加えて，精神保健福祉士，公認心理師も研修の修了を前提に検査を担当できることになった。

13. 1. 3

職場のメンタルヘルスへの支援

職場のストレス要因

厚生労働省は，心の不調や不安に悩む労働者とその家族，職場のメンタルヘルス対策に取り組む事業者に対して役立つ情報を提供するインターネット上のポータルサイトこころの耳を運営している[1]。以下，このポータルサイトの記事などから職場のストレス要因の要点をまとめる。

職場のストレス要因となる職場環境には，温度・湿度・照明・騒音のような物理化学的要因，作業スペースや作業姿勢のような人間工学的要因，仕事の自由度と裁量権の要因，仕事の負荷（質，量）の要因，人間関係の要因などがあるが，厚生労働省が5年毎に行う労働者健康状況調査の結果では，職場で最も多くの人が感じるストレスは人間関係の要因であることが明らかになっている。

ハラスメント

職場の人間関係を悪くする原因に各種のハラスメントがある（以下，厚生労働省の定義）。

パワーハラスメントは，同じ職場で働く者に対して，職務上の地位や人間関係などの職場内での優位性を背景に，業務の適正な範囲を超えて，精神的・身体的苦痛を与えたり，職場環境を悪化させたりする行為をいう。

セクシャルハラスメントは，(1) 職場において，労働者の意に反する性的な言動が行われ，それを拒否したことで解雇，降格，減給などの不利益を受けること（対価型セクシャルハラスメント），及び，(2) 職場の環境が不快なものとなったため，労働者が就業する上で見過ごすことができない程度の支障が生じること（環境型セクシャルハラスメント）をいう。事業主，上司，同僚に限らず，取引先，顧客，患者及び学校における生徒等もセクシュアルハラスメントの加害者になり得る。また，男女ともに，加害者にも被害者にもなりうる。

2017年から，上司・同僚からの妊娠・出産等に関する言動により妊娠・出産等をした女性労働者の就業環境を害すること（男女雇用機会均等法第11条），上司・同僚からの育児・介護休業等に関する言動により育児・介護休業者等の就業環境を害すること（育児・介護休業法第25条）がハラスメントになり，事業主がその防止策を講ずることが義務化された。

過重労働

過重労働とメンタルヘルスの不調などの健康障害との間には密接な関連があり，長時間の残業や深夜業務など過重な労働が続くと，睡眠時間の減少や睡眠の不調により，脳疾患や心臓疾患の発症リスクが高まり，業務による心理的負荷によってうつ病を発症しやすくなる。意にそまない仕事を強制された場合でなくても，過重労働による心身の極度の疲労によってバーンアウト（燃え尽き症候群）の状態となり，うつ病が生ずることもある[2]。

過労死は英語でそのまま *karoshi* として通用するわが国の不名誉な労働慣行の状態があり，2014年に過労死等防止対策推進法が制定された。その第2条において，過労死は「業務における過重な負荷による脳血管疾患若しくは心臓疾患を原因とする死亡若しくは業務における強い心理的負荷による精神障害を原因とする自殺による死亡」と定義されている。この法律は，過労死だけでなく，死亡には至らない過重な負荷による脳血管疾患，心臓疾患，精神障害の防止も目的としている。

従業員支援プログラム

従業員支援プログラム（employee assistance program; EAP）は，1930年代のアメリカで従業員のアルコール依存症の対策から始まり，1980年代の金融危機の時期に従業員の広範なメンタルヘルスケアのプログラムとして，従業員が健康の問題，職場の問題，家庭の問題などを相談できる体制として整備された。企業内にEAPを用意する余力がない場合は，外部EAPサービスを提供する会社と契約する方法がとられる。

キャリアコンサルティング

キャリアコンサルティングは，労働者の職業の選択，職業生活設計や職業能力の開発・向上に関する相談に応じ，助言及び指導を行うことをいう。キャリアコンサルタントは，キャリアコンサルティングを行う専門家であり，職業能力開発促進法に基づき2016年に創設された名称独占の国家資格（5年更新制）である[3]。キャリアコンサルタントになるためには，その養成講習の受講または所定の年数の実務経験に基づき受験資格を得て，国家試験を受験し，合格すれば登録される。上記の外部EAPサービスに勤務するキャリアコンサルタントがこれから増えていくと考えられる。

職場復帰支援

メンタルヘルスの不調などの健康障害に限らず，病気休職の労働者の職場復帰は慎重に行われなければならない。なお，職場復帰という意味でリワークが用いられるが return to work をもとにした和製英語である。この名称を冠したうつ病リワーク研究会が2008年に発

足し，2018年に一般社団法人日本うつ病リワーク協会に改組した。

職場復帰支援については，厚生労働省が「心の健康問題により休業した労働者の職場復帰支援の手引き」[4]において，以下のような復職までの五ステップを示している。

第1ステップ：病気休業開始及び休業中のケア。病気休暇届と診断書が提出される。

第2ステップ：主治医による職場復帰可能の診断。産業医面談，復職プログラム受講。

第3ステップ：職場復帰の可否を判断及び職場復帰プランの作成。上司，人事担当者，産業医と面談。

第4ステップ：最終的な職場復帰の決定。

第5ステップ：職場復帰後のフォローアップ。段階的職場復帰。

13. 1. 4

調和のある職場

職場のメンタルヘルスの改善・向上のためには，さまざまな意味で調和のとれた職場を目指した意識改革が求められる。

ワーク・ライフ・バランス

2007年に「仕事と生活の調和（ワーク・ライフ・バランス）憲章」が策定され，「誰もがやりがいや充実感を感じながら働き，仕事上の責任を果たす一方で，子育て・介護の時間や，家庭，地域，自己啓発等にかかる個人の時間を持てる健康で豊かな生活ができるよう，今こそ，社会全体で仕事と生活の双方の調和の実現を希求していかなければならない」という宣言が行われた[5]。

ワーク・ライフ・バランスの大きな柱は，仕事と家庭の両立支援である。勤労世帯の過半数が共働き世帯となっており，男性の子育てや介護への関わりの促進と女性の能力発揮の促進とを併せて進めることに対する支援が重要となっている。

両立支援のもう一つの重要な柱は治療と仕事の両立支援である。企業の労務管理担当者や産業保健スタッフは言うまでもなく，労働者全体が病気を抱えながら就労する同僚に対して理解と支援をしていくことが大切である。

ダイバーシティ

ダイバーシティは，「多様性」という意味の一般的な単語であるが，職場環境においては，労働者の年齢，性別，学歴，職歴，パーソナリティ特性などの多様性を受け入れ，有能な人材の登用，社会の多様なニーズへの対応などにより，労働者のウェルビーイングを向上させ，ひいては企業の価値を高めようとするマネジメントの必要性をあらわす言葉である。

障害者の就労支援は，1960年に制定された「障害者の雇用の促進等に関する法律」（障害者雇用促進法）の第1条において「障害者の雇用義務等に基づく雇用の促進等のための措置，雇用の分野における障害者と障害者でない者との均等な機会及び待遇の確保並びに障害者が

その有する能力を有効に発揮することができるようにするための措置，職業リハビリテーションの措置その他障害者がその能力に適合する職業に就くこと等を通じてその職業生活において自立することを促進するための措置を総合的に講じ，もつて障害者の職業の安定を図ることを目的とする」と規定され，これに基づいて，障害者雇用率制度が実施されている。障害者の法定雇用率は，2018年からは民間企業2.2%，国・地方公共団体等2.5%，都道府県等の教育委員会2.4%と定められており（対象は従業員45.5人以上），2021年4月までに更に0.1%の引き上げが予定されている。

ポジティブ心理学

　セリグマンのポジティブ心理学の考え方（☞ p.85）は，2011年以後ウェルビーイングのPERMA（Positive emotion, Engagement, Relationships, Meaning and Accomplishment）モデルとして知られるようになった。「ポジティブ感情，没入，人間関係，意味，達成」の五つの要因が幸福感につながるというモデルである。ただし，それぞれの要因について具体的にどのような介入あるいは支援活動が有効かについての研究は，まだ揺籃期にあるとセリグマン自身も考えている[6]。

176
第13章｜産業・組織に関する心理学

13. 2

組織における人の行動

13. 2. 1

組織の階層性

　組織（オーガナイゼーション）とは，一般に複数の人間が共通の目標を持って協働する制度のことをいうが，ここでは主として官庁などの行政組織と企業などの産業組織のことを指すものとする。

　近代組織のプロトタイプは，軍隊組織にあると言ってよい。軍隊は，専門性に応じて兵種・兵科に分かれ，人数の規模別編成として，軍の下に師団，旅団，連隊，大隊，中隊，小隊，班などが置かれ，それぞれに長と部下が配置される。所属組織に対応する階級が定められ，ラインとスタッフ（実行役と指示役）が区別され，上の命令に応じて下が実行する上意下達の命令系統となっている。作戦（オペレーション）の内容によっては，その目的に応じて，平時の組織の枠を超えた有事の編成であるタスクフォースが構成される。

　官庁組織では，たとえば「厚生労働省 社会・援護局 障害保健福祉部 精神・障害保健課 公認心理師制度推進室」のように省・局・部・課・室のヒエラルキーと対応する職階が設けられ，会社組織であれば本社 / 本店と支社 / 支店のそれぞれに部・課・係などの階層的組織と職階が設けられる。大学組織であれば，学部，大学院，センターなどの部局に教員組織と事務組織が置かれ，教員組織では学部長 / 研究科長 / センター長，教授，准教授，講師，助教などの職階が区別され，事務組織では部長，課長，係長，主任などの下に一般職員が配置される。

13. 2. 2

トップマネジメント

　組織を率いる者のリーダーシップについては，p.114 で述べたが，いわゆる最高首脳部のトップマネジメントが果たす役割は，組織の興亡にとって極めて大きい。

　会社は，資本を提供する株主が所有するものであり，株主総会が株式会社の最高決定機関であるが，会社の経営は専門知識を持った専門家に委ねるという所有と経営の分離が現代企業の基本原則となっており，人事刷新，組織改革，新規事業展開など多くのことがらは取締役会の決定に委ねられている。

　旧法を統合して 2005 年に成立した会社法の第 362 条において，取締役会はすべての取締役で組織し，業務執行の決定，取締役の職務の執行の監督，代表取締役の選定及び解職の職務を行うと規定されている。同法第 349 条では，取締役は株式会社を代表し，代表取締役は

「株式会社の業務に関する一切の裁判上または裁判外の行為をする権限を有する」とされる。多くの会社で決められている会長，社長，専務といった職階は，会社法の規定には含まれていない。なお，会社法では，株式会社の社員とは株主のことであり，一般に言う社員は従業員と呼ぶのが正しい。

2003年に施行された委員会設置会社制度により，取締役とは別に会社の業務を執行する執行役／執行役員を置けるようになり，アメリカの企業のように最高経営責任者（chief executive officer; CEO），最高執行責任者（chief operating officer; COO），最高財務責任者（chief finacial officer; CFO）などの名称の役員が日本企業でも増えたが，いずれもその会社の内部的職制の名称であり，法的権限は取締役ならびに取締役会にある。

所有と経営の分離は，株主と経営陣（取締役会や執行役）との考え方の違いや，両者の間の情報の非対称性がさまざまな軋轢を時として生みだしているが，経営の失敗や不祥事による企業価値の毀損は株主にとって大問題であり，経営陣のコーポレート・ガバナンス（企業統治）が厳しく問われることになる。

13.2.3

ワークモチベーション

トップマネジメントの重要な役割の一つは，人事制度改革，労働環境の改善などを通じて，従業員の職務に対する動機づけであるワークモチベーションをいかにして維持し高めるかという問題に取り組むことである。

企業活動における初期の動機づけ理論は，アメリカの心理学者マクレランドの達成動機づけの理論である。マクレランドは，曖昧で多義的な人物像を描いた図版を用いて，語られる物語の内容を分析する主題統覚検査（Thematic Apperception Test; TAT）により，個人の達成動機，親和動機，権力動機を測定し，社会経済的状況や国民性と達成動機の関係について研究した[7]。

達成動機づけは，わが国の高度成長期の経済活動を支えた企業戦士にとって重要なワークモチベーションであったかもしれないが，ワーク・ライフ・バランスが重要となっている今日の状況においては，自己決定理論の重要性が高くなっている。自己決定理論では，行為の結果をコントロールできると感ずる有能感，自分の生き方を自分自身できめる自律性，他者とつながりお互いが気づかい合う関係性などが重要となる。

13.2.4

組織風土と文化

一口に組織と言っても，軍隊，役所，企業，大学では，意思決定の仕方，運営の仕方，構成員の思考様式や行動様式などが大きく異なる。このことを組織風土と文化の違いと呼ぶことがある。会社の場合は，創設者が考えた経営理念である社是や社訓がある企業も多く，社

内教育や社内環境の影響を通じて社風が形成される。

たとえば，日本赤十字社の場合は，「わたしたちは，苦しんでいる人を救いたいという思いを結集し，いかなる状況下でも，人間のいのちと健康，尊厳を守ります」という使命（ミッション・ステートメント），及び「人道・公平・中立・独立・奉仕・単一・世界性」という七つの基本原則を掲げている[8]。なお，「単一」とは，1952 年に制定された日本赤十字社法に定められた法人である日本赤十字社は，日本国内で唯一の赤十字社として，すべての人に開かれた活動を進めることを示している。

社是，社訓，ミッション・ステートメントなどは，企業からステークホルダーに向けて発せられるものである。**ステークホルダー**（利害関係者）は，株式会社の場合，狭義には出資者や株主をあらわすものとされるが，広く顧客，消費者，従業員，関係先企業，さらには地域社会までをも含むものである。ステークホルダーの利益を常に念頭に置き，法令を遵守し，良い商品やサービスを提供し，従業員の福祉を考慮し，社会の一層の発展に貢献することを**企業の社会的責任**（corporate social responsibility; CSR）という。

「法令遵守」を意味する**コンプライアンス**は，コーポレート・ガバナンスの基本原理の一つでもあり，上記のように CSR と密接に関連する。コンプライアンス違反をした企業は，損害賠償訴訟などによる法的責任や，信用失墜による企業業績の悪化や株価の下落などのかたちで社会的責任を負うことになる。

13. 2. 5

安全文化とリスクマネジメント

安全管理とリスクマネジメントは，すべての企業にとって最重要の課題の一つである。

組織の中で安全を最優先するという価値観が共有されている状態を**安全文化**という。この言葉は，1986 年の旧ソビエト連邦（現ウクライナ）で起こったチェルノブイリ原発事故を契機に，国際原子力機関が提唱して広まったとされる。わが国では，列車事故により死者 107 人，負傷者 562 人の大惨事となった 2005 年の JR 福知山線脱線事故が契機となり，企業の安全文化の重要性がさらに広く認識されるようになった。

組織というものはおしなべて，その目的達成の成否や時期を不確かにするさまざまな要因の影響力に直面するものであり，不確かさが組織の目的に与えるマイナスの影響を**リスク**という。組織は，リスクを特定してその影響力の大きさを分析するリスクアセスメントを実施し，リスク対応方針を立てて，リスク要因を事前に修正したり，リスクに備えたりする**リスクマネジメント**を行わなければならない[9]。

企業を取り巻くリスクには，自然災害，火災，事故，犯罪（被害と加害），テロ，サイバー攻撃，金融危機，敵対的企業買収，風評被害，従業員の不祥事など数限りなくある。リスクに対する備えの一つは保険への加入である。災害保険制度は，海上輸送における船体と積荷の被害を補償する海上保険に始まり，英国では保険会社ロイズ・オブ・ロンドンに発展し，1666 年のロンドン大火を契機に火災保険が登場したとされる。同じ頃，ハレーが保険数理学の基礎

を築き，近代的な生命保険制度が始まった（☞ p.42）。明治時代初期のわが国に保険制度を紹介したのは，福沢諭吉であるとされる。保険制度は重要であるが，リスクには保険でカバーできるリスクとできないリスクがある。保険でカバーできないリスクは，予防することが最重要課題になる。心の問題に関連する企業のリスクの予防に対して，公認心理師が果たす役割への期待は今後大きくなっていくであろう。

文献

1) 厚生労働省「こころの耳」：http://kokoro.mhlw.go.jp/
2) 先崎学 (2018)．うつ病九段―プロ棋士が将棋を失くした一年間．文藝春秋.
3) 厚生労働省「キャリアコンサルティング・キャリアコンサルタント」：
   https://www.mhlw.go.jp/stf/seisakunitsuite/bunya/koyou_roudou/jinzaikaihatsu/
   career_consulting.html
4) 厚生労働省「心の健康問題により休業した労働者の職場復帰支援の手引き～メンタルヘルス対策における職場復帰支援～」（平成 21 年 3 月改訂）：
   https://www.mhlw.go.jp/new-info/kobetu/roudou/gyousei/anzen/dl/101004-1.pdf
5) 内閣府「「仕事と生活の調和」推進サイト―ワーク・ライフ・バランスの実現に向けて」：http://wwwa.cao.go.jp/wlb/government/20barrier_html/20html/charter.html
6) Seligman, M. (2018). PERMA and the building blocks of well-being, *The Journal of Positive Psychology*, DOI: 10.1080/17439760.2018.1437466.
7) ディビッド・C. マクレランド, 林保訳 (1971)．達成動機―企業と経済発展におよぼす影響．産業能率短期大学出版部.
8) 日本赤十字社「使命（Mission statement）」：http://www.jrc.or.jp/about/jrc/
9) 日本工業規格 JIS Q31000: 2010「リスクマネジメント―原則及び指針」：
   http://kikakurui.com/q/Q31000-2010-01.html

人名索引

あ行

アイゼンク（Hans Jurgen Eysenck, 1916-1997）：ドイツ出身で英国で活躍した心理学者。学習理論によって神経症やアルコール依存症を治療することを提唱した。　　**14, 17, 99**

アスペルガー（Hans Asperger, 1906-1980）：オーストリアの小児科医。興味のある事柄を非常に詳細に語る4人の男児の症例（アスペルガー症候群）を1944年に報告した。　　**40, 41**

アッシュ（Solomon Eliot Asch, 1907-1996）：ポーランドに生まれ，アメリカで活躍した心理学者。印象形成や同調性などの社会心理学のテーマで実験的研究を行った。　　**19, 118**

アドラー（Alfred Adler, 1870-1937）：オーストリアの医師。無意識の支配よりも身体の弱さ（器官劣等性）を補償的に克服して強みに変える力を重視する個人心理学を提唱した。　　**11**

アルツハイマー（Alois Alzheimer, 1864-1915）：ドイツの精神医学者。1906年に嫉妬妄想と記憶力低下を主訴とする女性の症例（後のアルツハイマー病）を報告した。　　**8**

アルンハイム（Rudolf Arnheim, 1904-2007）：ドイツの心理学者でアメリカに移住。ゲシュタルト心理学を学び，絵画，映画，建築など視覚芸術の心理学的研究分野を開拓した。　　**19, 67**

池田菊苗（いけだきくなえ，1864-1936）：化学者，東京帝国大学教授。昆布の煮汁からL-グルタミン酸ナトリウムを抽出して1908年に特許を取り，うま味の発見者となった。　　**71**

ヴィゴツキー（Lev Semyonovich Vygotsky, 1896-1934）：ロシア，ソ連の時代に活躍し37歳で夭折した心理学者。発達の最近接領域，外言から内言への発達などを提唱した。　　**129**

ウェクスラー（David Wechsler, 1896-1981）：ルーマニア生まれのアメリカの心理学者。年齢別に構成され臨床的診断に使えるWAIS, WISC, WPPSIの各知能検査を開発した。　　**130**

ヴェサリウス（Andreas Vesalius, 1514-1564）：ベルギー出身の解剖学者。『人体の構造について』を1543年に刊行後，ドイツ皇帝やスペイン皇太子の侍医としても活躍した。　　**4**

ウェーバー（Ernst Heinrich Weber, 1795-1878）：ドイツの医学者。ライプツィヒ大学で1821年に解剖学教授，1840年に生理学教授も兼任。「ウェーバーの法則」に名を残す。　　**4**

ウェルトハイマー（Max Wertheimer, 1880-1943）：オーストリア・ハンガリー帝国時代のプラハに生まれアメリカに移住。仮現運動などの知覚研究，生産的思考の研究を行った。　　**17, 18, 19**

ウェルニッケ（Carl Wernicke, 1848-1905）：ドイツの医師。大脳の上側頭回後部に言語を理解する働きをする感覚性言語中枢（ウェルニッケ野）があることを発見した。　　**8**

ウォーフ（Benjamin Lee Whorf, 1897-1941）：アメリカの文化人類学者。大学で化学を学んだ後，火災保険会社に勤務した時の経験をサピア・ウォーフ仮説に結びつけた。　　**25**

ウォルピ（Joseph Wolpe, 1915-1997）：南アフリカ出身でアメリカで活躍した精神科医。恐怖症や不安症の行動療法として系統的脱感作法やエクスポージャー法を開発した。　　**15**

ヴント（Wilhelm Wundt, 1832-1920）：ドイツの心理学者。ライプツィヒ大学に世界最初の心理学実験室を創設。内観法により意識を実験的に研究，民族心理学も展開した。　　**5, 7, 24**

エアーズ（Anna Jean Ayres, 1920-1988）：アメリカの女性の作業療法家。発達障害や脳性麻痺の子どもの治療のため，感覚統合療法を開発し実践した。　　**74**

エクマン（Paul Ekman, 1934-）：アメリカの心理学者。表情を分析する顔動作記述システム（FACS）を考案し，表情は文化依存的ではなく，人類に普遍的であることを証明した。　　**91, 95**

エビングハウス（Hermann Ebbinghaus, 1850-1909）：ドイツの心理学者。記憶の忘却の研究で知られる。1908年に「心理学の過去は長いが歴史は短い」ということばを残した。　　**3, 40**

エリクソン（Erik Homburger Erikson, 1902-1994）：ドイツ生まれのアメリカの心理学者。自分自身の生き方から，アイデンティティとライフサイクルの理論を樹立した。　　**11, 137**

エンゲル (George Libman Engel, 1913-1999)：アメリカの精神科医。ジョンズ・ホプキンズ大学で医学を修め，ロチェスター大学教授の時に生物心理社会モデルを提唱した。　　　**27**

オーズベル (David Ausubel, 1918-2008)：アメリカの心理学者。有意味受容学習を提案し，学習単元や各回の授業の前に要約的情報提示を行う先行オーガナイザーの技法を考案した。　　　**86**

オルポート (Floyd Henry Allport, 1890-1979)：アメリカの心理学者。実験社会心理学を創始し，他者の存在は課題の成績を向上させるとする社会的促進の概念を提唱した。　　　**117**

か行

ガーゲン (Kenneth Gergen, 1934-)：アメリカの心理学者。初期の自己概念の実験心理学的検討から離れて，社会構成主義の立場から様ざまな問題を検討している。　　　**26**

ガスリー (Edwin Ray Guthrie, 1886-1959)：アメリカの心理学者。学習は刺激と反応の近接性が重要であり，条件によっては一試行でも学習が成立すると主張した。　　　**12, 14**

ガードナー (Howard Earl Gardner, 1943-)：アメリカの心理学者。脳損傷患者の認知機能の研究と芸術教育プロジェクトを推進した経験から多重知能理論を提唱した。　　　**130**

カナー (Leo Kanner, 1894-1981)：オーストリア出身のアメリカの精神科医。1943 年に 11 人の児童の症例を報告し，早期幼児自閉症の病名を与え，自閉症研究が始まった。　　　**40, 41**

ガーフィンケル (Harold Garfinkel, 1917-2011)：アメリカの社会学者。社会構成主義の立場に立ち，その具体的な研究法の一つとしてエスノメソドロジーを提唱した。　　　**26**

ガルシア (John Garcia, 1917-2012)：アメリカの心理学者。ラットを被験体として味覚嫌悪学習が成立する条件を実験的に検討し，後にガルシア効果と呼ばれる知見を得た。　　　**71, 85**

キャッテル (Raymond Bernard Cattell, 1905-1998)：英国出身のアメリカの心理学者。流動性知能と結晶性知能を区別し，文化的影響の少ない知能検査の作成を提唱した。　　　**51, 98, 143**

キャノン (Walter Bradford Cannon, 1871-1945)：アメリカの生理学者。情動の中枢起源説（キャノン・バード説），闘争−逃走反応，ホメオスタシスの概念を提唱した。　　　**94, 95, 106**

ギャラップ (George Horace Gallup, 1901-1984)：世論調査の抽出調査法を開発したアメリカの調査実務家。1936 年の大統領選でルーズベルト候補の再選を正しく予測した。　　　**43**

キューブラー＝ロス (Elisabeth Kübler-Ross, 1926-2004)：スイス生まれのアメリカの女性の精神科医。『死ぬ瞬間』（1969 年）で死の受容の五段階を提唱した。　　　**145**

グッドイナフ (Florence Laura Goodenough, 1886-1959)：アメリカの女性の心理学者。ターマンの優秀児研究に協力し，後にグッドイナフ人物画知能検査を開発した。　　　**60**

クライン (Melanie Klein, 1882-1930)：オーストリア出身の分析家。うつ病に苦しむ中で精神分析に出会い，英国に移住して児童精神分析と対象関係論を体系化した。　　　**10**

グリージンガー (Wilhelm Griesinger, 1817-1868)：ドイツの精神科医。『精神病の病理と治療』を著し，精神病院を辺地でなく都市部に設置することを主張した。　　　**7**

クレッチマー (Ernst Kretschmer, 1888-1964)：ドイツの精神科医。体型と気質の関連性を調べ，細長型は分裂気質，肥満型は循環気質，闘士型は粘着気質と類型化した。　　　**98**

クレペリン (Emil Kraepelin, 1856-1926)：ドイツの精神医学者。ヴントに心理学を学ぶ。精神病の教科書を書き，早発性痴呆と躁うつ病の二大分類を行った。　　　**5, 8**

ケトレー (Lambert Adolphe Jacques Quételet, 1796-1874)：ベルギーの天文学者で統計学者。結婚率，自殺率，犯罪率などの分析を行い，「近代統計学の父」と言われる。　　　**42**

ケーラー (Wolfgang Köhler, 1887-1967)：ドイツの心理学者でアメリカに移住。チンパンジーの洞察による問題解決の研究を行い，心理物理同型説を主張した。　　　**17, 18, 19, 20, 21, 84**

コッホ (Karl Koch, 1906-1958)：スイスの心理学者。機械工として働いた後，心理学を学び，紙と黒鉛筆を用いどこでも簡単に実施できるバウムテストを 1949 年に開発した。　　　**60**

コフカ（Kurt Koffka, 1886-1941）：ドイツの心理学者でアメリカに移住。知覚をはじめ多くの研究領域に対しゲシュタルト理論から考察を試み，行動的環境の概念を提唱した。　　　***17, 18, 19***

ゴールドバーグ（Lewis R. Goldberg, 1932-）：アメリカの心理学者。語彙アプローチによりパーソナリティの研究を行い，ビッグ・ファイブ理論（五因子モデル）を提唱した。　　　***99***

ゴールトン（Francis Galton, 1822-1911）：英国の遺伝学者。ダーウィンの従弟。統計手法を開発して個人差の測定を行い，『遺伝的天才』を著して優生学を提唱した。　　　***2, 24, 42, 45***

コールバーグ（Lawrence Kohlberg, 1927-1987）：アメリカの心理学者。ピアジェの道徳性の発達の研究を受けて，3水準6段階からなる道徳発達理論を展開した。　　　***131***

さ行

ザイアンス（Robert Bolesław Zajonc, 1923-2008）：ポーランド出身のアメリカの心理学者。社会的促進効果や刺激反復提示が好みを高める単純接触効果の実験的研究を行った。　　　***117***

サイモン（Herbert Alexander Simon, 1916-2001）：アメリカの心理学者。人工知能の研究を行う一方，組織における意思決定の研究で 1978 年にノーベル経済学賞を受賞した。　　　***20***

サーストン（Louis Leon Thurstone, 1887-1955）：アメリカの心理学者。知能尺度の因子分析により多因子説を提唱した。態度尺度の構成法（サーストン法）も考案した。　　　***51***

サピア（Edward Sapir, 1884-1939）：ドイツ出身のアメリカの文化人類学者。アメリカインディアンの言語と生活の研究を行い，サピア・ウォーフ仮説の基礎を築いた。　　　***25***

ジェームズ（William James, 1842-1910）：アメリカの心理学者。『心理学原理』を刊行。「意識の流れ」は文学作品にも影響を与え，プラグマティズム哲学を発展させた。　　　***5, 6, 93, 134***

シェリントン（Charles Scott Sherrington, 1857-1952）：英国の神経生理学者。シナプスの命名を行い、1932 年にニューロンの機能の研究でノーベル生理学・医学賞を受賞した。　　　***22***

シャクター（Stanley Schachter, 1922-1997）：アメリカの心理学者。情動は生理的覚醒と認知的ラベルの両方の要因が関与すると説明する情動の二要因説を唱えた。　　　***94***

シャコウ（David Shakow, 1901-1981）：アメリカの臨床心理学者。統合失調症の研究を専門とした。1949 年に策定された科学者－実践家モデルの原案を考えた。　　　***28***

ジャネ（Pierre-Marie-Felix Janet, 1859-1947）：フランスの精神科医。トラウマと解離の関係について考察し，フロイトよりも先に無意識（下意識）の重要性を指摘した。　　　***10***

シャルコー（Jean-Martin Charcot, 1825-1893）：フランスの神経科医。ヒステリー患者の治療のためサルペトリエール病院で催眠の研究を行い，大勢の研究者が集った。　　　***9, 10***

シュテルン（Ludwig Wilhelm Stern, 1871-1938）：ドイツの心理学者。「知能指数＝精神年齢／生活年齢×100」で表わされる知能指数（IQ）の概念を提唱した。　　　***129***

シュトゥンプ（Carl Stumpf, 1848-1936）：ドイツの心理学者。ベルリン大学教授としてウェルトハイマー，コフカ，ケーラー，レヴィンら，後のゲシュタルト心理学者を指導した。　　　***17, 37***

ジンバルドー（Philip Zimbardo, 1933-）：アメリカの心理学者。虐待などを行う人間の負の感情について関心を持ち，1971 年のスタンフォード監獄実験で有名になった。　　　***115***

スキナー（Burrhus Frederic Skinner, 1904-1990）：アメリカの心理学者。スキナー箱を考案してネズミやハトのオペラント条件づけの研究や，プログラム学習の研究を行った。***13, 14, 60, 84, 86***

スティーヴンス（Stanley Smith Stevens, 1906-1973）：アメリカの心理学者。マグニチュード推定法を開発し，名義，順序，間隔，比率の四尺度を分類した。　　　***43***

ストラットン（George Malcolm Stratton, 1865-1957）：アメリカの心理学者。ヴントから実験心理学を学び，視知覚の実験的研究を行い，逆さめがねの研究を開始した。　　　***5, 60***

スピアマン（Charles Edward Spearman, 1863-1945）：英国の心理学者。知能の因子分析的研究を創始し一般因子（g 因子）と特殊因子に分類した。順位相関係数も考案した。　　　***5, 45, 50, 51***

スペリー（Roger Wolcott Sperry, 1913-1994）アメリカの神経心理学者。てんかんの外科治療による分離脳患者の認知を研究し，1981 年にノーベル生理学・医学賞を受賞した。　　**23**

セリグマン（Martin Seligman, 1942-）：アメリカの心理学者。電流から回避不能の状態に置かれた動物が示す学習性無力感の実験を行い，後年にはポジティブ心理学を提唱した。　　**85, 157, 176**

ソスュール（Ferdinand de Saussure, 1857-1913）：スイスの言語学者。「近代言語学の父」といわれる。ラング／パロール，能記／所記，通時／共時などの対概念を提唱した。　　**87**

ソーンダイク（Edward Lee Thorndike, 1874-1949）：アメリカの心理学者。ネコが問題箱から脱出する様子を試行錯誤と表現し，学習の原理としての効果の法則を提唱した。　　**12, 14, 84**

た行

ダーウィン（Charles Robert Darwin, 1809-1882）：英国の生物学者。『種の起原』により進化論を唱えるが，子どもの発達や人間の表情など心理学的なテーマの著作もある。　　**1, 24, 35, 93**

ダウン（John Langdon Down, 1828-1896）：英国の内科医。知的障害の子どもの治療にあたり，蒙古症（現在ではダウン症）とサヴァン症候群の症例を報告した。　　**40**

ターマン（Lewis Madison Terman, 1877-1956）：アメリカの心理学者。スタンフォード＝ビネー知能検査を開発して IQ を実用化し，優秀知能児の大規模追跡研究も行った。　　**129**

タルヴィング（Endel Tulving, 1927-）：エストニア生まれのカナダの心理学者。記憶を個人の体験のエピソード記憶と一般的知識としての意味記憶に分けるなどの研究を行った。　　**21**

チェリー（Edward Colin Cherry, 1914-1979）：英国の電子工学者。人間のコミュニケーションにも関心を持ち，聴覚の選択的注意についてカクテルパーティー効果を研究した。　　**75**

チョムスキー（Avram Noam Chomsky, 1928-）：アメリカの言語学者。変形生成文法の理論を提唱し，幼児の言語学習能力の背後にある普遍文法と言語獲得装置について論じた。　　**87, 88**

塚原仲晃（つかはらなかあきら, 1933-1985）：大脳生理学者。記憶における脳の可塑性の研究の第一人者であったが，日本航空 123 便墜落事故により御巣鷹山で亡くなった。　　**74**

ティンバーゲン（Nikolaas Tinbergen, 1907-1988）：オランダ出身で英国で活躍した比較行動学者。本能の解発機構を研究し，1973 年にノーベル生理学・医学賞を受賞した。　　**2**

トマセロ（Michael Tomasello, 1950-）：アメリカの心理学者。乳幼児の言語獲得における共同注意の役割を重視し，三項関係が成立する時期を「9 か月革命」と規定した。　　**89**

トールマン（Edward Chace Tolman, 1886-1959）：アメリカの心理学者。ネズミの迷路学習の研究において認知地図の形成と潜在学習の証拠を示した。　　**13, 14, 20, 21, 84**

ドンデルス（Franciscus Cornelius Donders, 1818-1889）：オランダの眼科医，生理学者。ミリ秒単位の計測器を用いて心理学における反応時間研究の基礎を築いた。　　**4**

な行

ナイサー（Ulric Neisser, 1928-2012）：ドイツ生まれのアメリカの心理学者。1967 年に『認知心理学』を出版した。生態学的妥当性という観点から記憶研究を行った。　　**21**

ナイチンゲール（Florence Nightingale, 1820-1910）：英国で看護師として活躍。クリミア戦争に看護師として従軍し，傷病兵の死亡率を下げる統計学的研究を行った。　　**42, 147**

は行

ハイダー（Fritz Heider, 1896-1988）：オーストリアの心理学者でアメリカに移住。社会的認知研究にゲシュタルト心理学を導入し，帰属理論や P-O-X モデルを展開した。　　**18, 19, 120**

ハヴィガースト（Robert James Havighurst, 1900-1991）：アメリカの化学者，教育学者。発達課題の概念を提唱し，サクセスフル・エイジングの活動理論の考え方を深めた。　　**107**

パヴロフ (Ivan Petrovich Pavlov, 1849-1936)：ロシア・ソ連の生理学者。消化管の研究で 1904 年にノーベル生理学・医学賞受賞。条件反射や実験神経症の研究を行った。　*6, 11, 12, 13, 14, 84*

パーキンソン (James Parkinson, 1755-1824)：英国の外科医。手足が振えたり動きが硬くなったりする症例（パーキンソン病）を最初に報告。精神病者の人権擁護に尽力した。　*7*

パース (Charles Sanders Peirce, 1839-1914)：アメリカの哲学者。米国沿岸測量局で長年勤務。プラグマティズム哲学の創始者で，ジェームズに大きな影響を与えた。　*6*

バデリー (Alan David Baddeley, 1934-)：英国の心理学者。広く記憶の認知心理学的研究と応用心理学的研究を行い，ワーキングメモリーのモデルを提唱した。　*79*

バビンスキー (Joseph Jules François Félix Babinski, 1857-1932)：フランスの神経科医（仏語でババンスキ）。足底の刺激に足指をそらせるバビンスキー反射を発見した。　*9*

ハーベイ (William Harvey, 1578-1657)：英国の医師。1628 年に『動物の心臓ならびに血液の循環に関する解剖学的研究』で血液循環説を唱えた。　*4*

ハル (Clark Leonard Hull, 1884-1952)：アメリカの心理学者。数学的モデルを用いて仮説演繹的な学習理論の体系を構築し，学習成立の要因として動因低減説を主張した。　*12, 14, 20, 84*

バルテス (Paul Baltes, 1939-2006)：ドイツの心理学者。実証的な生涯発達研究を進め，高齢者が獲得と喪失の問題に補償を伴う選択的最適化で対応する大切さを示した。　*144*

ハレー (Edmond Halley, 1656-1742)：英国の天文学者で「ハレー彗星」に名を残す。数学分野でも活躍し，死亡統計の解析を行い，保険数理学の発展の基礎を築いた。　*42, 179*

ハーロウ (Harry Frederick Harlow, 1905-1981)：アメリカの心理学者。子ザルにとっての安全基地としての母親の役割について，代理母親を用いた実験で示した。　*3, 15, 60*

バーンステイン (Basil Bernstein, 1924-2000)：英国の社会学者。精密コードと限定コードを区別する言語コード論に基づき，社会階層の違いによる言語の差異を明らかにした。　*88*

バンデューラ (Albert Bandura, 1925-)：アメリカで活躍するカナダ出身の心理学者。他者の行動の観察によって成立する学習の側面を強調する社会的学習理論を提唱した。　*86, 157*

ピアジェ (Jean Piaget, 1896-1980)：スイスの科学者。認識の系統発生（科学史）と個体発生（認知発達）を研究する発生的認識論を提唱し，認知発達の実証研究を行った。　*20, 128*

ピアソン (Karl Pearson, 1857-1936)：英国の生物統計学者。カイ二乗検定，標準偏差，積率相関係数（ピアソンの r）など，心理学でも用いる統計の概念や技法を考案した。　*2, 45, 48*

ビネー (Alfred Binet, 1857-1911)：フランスの心理学者。思考発達の個人差に関心を持ち，知的障害の水準測定のため，1905 年にシモンと共に世界最初の知能検査を開発した。　*129*

ピネル (Philippe Pinel, 1745-1826)：フランスの精神科医。パリのサルペトリエール病院において精神病患者を閉鎖棟と鎖から解放し，「近代精神医学の父」と呼ばれる。　*7*

フィッシャー (Ronald Aylmer Fisher, 1890-1962)：英国の遺伝統計学者。農事試験場に勤務し，実験計画法と分散分析など，心理学でも用いる統計の概念や技法を考案した。　*2, 42, 48, 57*

フェスティンガー (Leon Festinger, 1919-1989)：アメリカの心理学者。認知的不協和理論と社会的比較理論という社会心理学で重要な二つの理論を提唱した。　*120*

フェヒナー (Gustav Theodor Fechner, 1801-1887)：ドイツの物理学者，哲学者。ライプツィヒ大学で医学を学び，1834 年から同大学の物理学の教授。精神物理学を確立した。　*4*

フォン＝エーレンフェルス (Christian von Ehrenfels, 1859-1932)：ドイツの哲学者。1890 年に書いた「形態質について」という論文がゲシュタルト心理学の先駆けとなった。　*17*

フォン＝フライ (Maximilian Ruppert Franz von Frey, 1852-1932)：オーストリアに生まれドイツで活躍した生理学者。動物の細い毛などを用いて皮膚表面の圧覚や痛覚を研究した。　*72*

フォン＝フリッシュ (Karl von Frisch, 1886-1982)：オーストリア出身でドイツで活躍した比較行動学者。ミツバチの「言語」の研究で 1973 年にノーベル生理学・医学賞を受賞。　*2*

ブルーナー（Jerome Seymour Bruner, 1915-2016）：アメリカの心理学者。ダイナミック知覚，発見学習，共同注意，ナラティブなど教育と発達に関する幅広い研究を行った。**21, 23, 86, 88, 129**

フロイト（Anna freud, 1895-1982）：S. フロイトの末子で一家が英国に移住後，戦争孤児の施設などで働き，プレイセラピー（遊戯療法）を用いた児童精神分析を行った。**10, 11, 17**

フロイト（Sigmund Freud, 1856-1939）：オーストリアのウィーンで活躍した精神科医。神経症の治療の方法として自由連想法や夢分析を開発し，精神分析を創始した。**6, 10, 12, 14, 17, 94, 134**

ブロイラー（Eugen Bleuler, 1857-1939）：スイスの精神医学者。クレペリンの早発性痴呆概念を見直し，スキツォフレニア（統合失調症）と定義しなおした。**8**

ブローカ（Pierre Paul Broca, 1824-1880）：フランスの医師。言葉を産出できなくなった失語症患者の死後解剖により大脳左半球に運動性言語中枢（ブローカ野）を特定した。**8**

ブロードベント（Donald Eric Broadbent, 1926-1993）：英国の心理学者。左右の耳に別の音を聞かせる両耳分離聴法を用いた実験により，注意のフィルターモデルを提唱した。**21, 22**

ブロードマン（Korbinian Brodmann, 1868-1918）：ドイツの神経学者。大脳皮質の神経細胞を染色し，組織構造が均一な部分に分け，1 から 52 までの番号をつけて脳地図を作成した。**22**

ブロンフェンブレンナー（Urie Bronfenbrenner, 1917-2005）：旧ソビエト連邦出身のアメリカの心理学者。子どもの発達に関する生態学的システム理論を提唱した。**123**

ベイズ（Thomas Bayes, 1702-1761）：英国の長老派協会（プロテスタント）の牧師。数学の研究を行い，ベイズの定理を発見し，没後その正しさが証明された。**42**

ベイトソン（Gregory Bateson, 1904-1980）：英国出身のアメリカの文化人類学者。統合失調症の研究を行い，「ダブルバインド」という概念を用いて解釈を行った。**25**

ベック（Aaron Temkin Beck, 1921-）：アメリカの精神科医。うつ病の治療に認知療法を開発した。その功績により，2006 年のラスカー賞（臨床医学研究賞）を受賞した。**15**

ヘッブ（Donald Olding Hebb, 1904-1985）：カナダの心理学者。隣接するニューロン同士がシナプスを介して結びつきを増強させるヘッブの法則と細胞集成体の概念を提唱した。**23, 83**

ペティ（William Petty, 1632-1687）：英国の医師で経済学者。『政治算術』を著し，英国の人口と経済の実態をオランダ，フランスと定量的に比較して国政に役立てた。**42**

ベネディクト（Ruth Fulton Benedict, 1887-1948）：アメリカの女性の文化人類学者。第二次世界大戦中に日本の文化と行動様式を研究し『菊と刀』（1946 年）を著した。**25, 124**

ベルナール（Claude Bernard, 1813-1878）：フランスの生理学者。膵臓や肝臓の機能を解明する実験的研究を行った。「実験とは惹起された観察である」と規定した。**36**

ヘルムホルツ（Hermann Ludwig Ferdinand von Helmholtz, 1821-1894）：ドイツの生理学者，物理学者。ハイデルベルク大学で生理学，ベルリン大学で物理学教授を歴任。**4**

ペンフィールド（Wilder Graves Penfield, 1891-1976）：アメリカ生まれのカナダの脳神経外科医。てんかんなどの開頭手術中の脳の電気刺激により脳の機能地図を作成した。**22, 23**

ボアズ（Franz Boas, 1858-1942）：ドイツ生まれだが，「アメリカ文化人類学の父」と言われる。北米インディアンの実地調査を行い，多くのすぐれた文化人類学者を育てた。**25**

ホヴランド（Carl Iver Hovland, 1912-1961）：アメリカの心理学者。説得の有効性の研究を行い，説得内容の真価は遅延して現れるとするスリーパー効果を見出した。**116**

ボウルビィ（John Bowlby, 1907-1990）：英国の小児科医。戦争孤児の調査報告書において，精神発達に遅れが生ずる原因をアタッチメント（愛着）の不足で説明した。**3, 135**

ホール（Edward Twitchell Hall, Jr., 1914-2009）：アメリカの文化人類学者。対人距離（パーソナル・スペース）の研究を行い，ボディ・ランゲージの概念を提唱した。**5, 119**

ポルトマン（Adolf Portmann, 1897-1982）：スイスの動物学者。就巣性と離巣性の違いに着目し，人間が矛盾した存在であることを生理的早産説として問題提起をした。**3, 121**

ま行

マウラー（Orval Hobart Mowrer, 1907-1982）：アメリカの心理学者。回避学習を古典的条件づけとオペラント条件づけの二段階からなる「学習の二過程説」で説明した。 **85**

マクドゥーガル（William McDougall, 1871-1938）：英国の医師，心理学者。第一次世界大戦では軍医として戦争神経症の治療にあたる。アメリカの大学で社会心理学を教えた。 **6**

マクリーン（Paul Donald MacLean, 1913-2007）：アメリカの大脳生理学者。爬虫類脳（脳幹），旧哺乳類脳（辺縁系），新哺乳類脳（新皮質）に分ける三位一体脳説を提唱した。 **93**

マクレランド（David Clarence McClelland, 1917-1998）：アメリカの心理学者。達成動機の測定法を開発し，社会経済的状況や国民性と達成動機の関係について研究した。 **178**

マーストン（William Moulton Marston, 1893-1947）：アメリカの心理学者でコミック作家。ポリグラフの開発者であり，コミック『ワンダーウーマン』の原作者でもあった。 **60**

マズロー（Abraham Harold Maslow, 1908-1970）：アメリカの心理学者。人間性心理学の主唱者。人間の欲求の階層を考え，その最上位に自己実現の欲求を置いた。 **15, 16**

松本亦太郎（まつもとまたたろう, 1865-1943）：イェール大学で博士号を取得し，ヴントの指導も受けた後，京都帝国大学の初代心理学教授，東京帝国大学教授を歴任した。 **5, 7**

マリノフスキー（Bronisław Kasper Malinowski, 1884-1942）：ポーランド出身の英国の社会人類学者。調査地域で長期間生活して情報を得るフィールドワークの手法で研究を行った。 **5, 24, 25, 35**

マレー（Henry Alexander Murray, 1893-1988）：アメリカの心理学者。欲求と圧力から構成されるパーソナリティ理論を提唱し，主題統覚検査（TAT）を開発した。 **60**

ミシェル（Walter Mischel, 1930-2018）：オーストリア出身のアメリカの心理学者。満足の遅延実験を行ったほか，パーソナリティ特性について人間－状況論争を起こした。 **99, 130**

ミード（George Herbert Mead, 1863-1931）：アメリカの社会心理学者。ジェームズの影響のもとにプラグマティズム哲学と自我の理論を発展させた。 **6, 120, 134**

ミード（Margaret Mead, 1901-1978）：アメリカの女性の文化人類学者。南太平洋などの地域でフィールドワークを行い，1928年に『サモアの思春期』を著した。 **25**

ミラー（George Armitage Miller, 1920-2012）：アメリカの心理学者。1956年に記憶容量の限界を示す論文「不思議な数7±2」を発表して認知心理学研究の先駆けとなった。 **21, 78**

ミルグラム（Stanley Milgram, 1933-1984）：アメリカの心理学者。ナチスによりユダヤ人大量虐殺が起きたメカニズムを理解するために権威への服従の研究を行った。 **115, 116**

ミルナー（Brenda Milner, 1918-）：英国出身でカナダで活躍した女性の神経心理学者。H. M. という記憶障害の患者を長期間研究し，記憶システムの解明に貢献した。 **40**

メッツガー（Wolfgang Metzger, 1899-1979）：ドイツの心理学者。ゲシュタルト心理学を学び，『視覚の法則』を著したほか，アドラー心理学の普及にも尽力した。 **18, 19**

メルザック（Ronald Melzack, 1929-）：カナダの心理学者。痛みの研究を行い，ゲート・コントロール理論を提唱し，痛みの評価を行う「マギル痛み質問表」を考案した。 **73**

元良勇次郎（もとらゆうじろう, 1858-1912）：ジョンズ・ホプキンズ大学で博士号を取得し，帝国大学文科大学（現在の東京大学文学部）の初代心理学教授となった。 **7**

モレノ（Jacob Levy Moreno, 1892-1976）：ルーマニア生れのアメリカの精神科医。サイコドラマ（心理劇）を用いる集団療法を創始し，ソシオメトリーの手法を開発した。 **116**

や行

ユング（Carl Gustav Jung, 1875-1961）：スイスの精神科医。フロイトから離れて分析心理学を樹立し，集合的無意識，コンプレックス，外向性－内向性などの概念を提唱した。 **8, 11, 94**

ら行

ラカン（Jacques-Marie-Émile Lacan, 1901-1981）：フランスの精神科医。フロイトの精神分析理論を独自に発展させ，生後6か月から18か月の時期を鏡像段階と呼んだ。　**134**

ラタネ（Bibb Latané, 1937-）：アメリカの心理学者。キティ・ジェノヴィーズ殺人事件を契機に傍観者効果の実験的研究を行うなど，実験社会心理学の発展に尽くした。　**117**

ラドクリフ＝ブラウン（Alfred Reginald Radcliffe-Brown, 1881-1955）：英の社会人類学者。シドニー大学，シカゴ大学で活躍。社会構造の分析の理論的基礎を築いた。　**24**

ラモン＝イ＝カハール（Santiago Ramón y Cajal, 1852-1934）：スペインの神経学者。神経細胞同士が離れていることを主張した。1906年にノーベル生理学・医学賞を受賞した。　**22, 83**

リヴァーズ（William Halse Rivers Rivers, 1864-1922）：英国の神経生理学者。精神医学（戦争神経症の治療），心理学，社会人類学（トレス海峡ほかの探検）の分野でも活躍した。　**6, 7, 24**

リゾラッティ（Giacomo Rizzolatti, 1937-）：ウクライナ生まれのイタリアの神経生理学者。つかむ行為だけでなく，つかむ行為を観察しても反応するミラーニューロンを発見した。　**23**

リッカート（Rensis Likert, 1903-1981）：アメリカの心理学者。質問紙調査において定番となっているリッカート法を開発し，社会のさまざまな分野で各種の調査研究を行った。　**37**

レヴィ＝ストロース（Claude Lévi-Strauss, 1908-2009）：フランスの社会人類学者。社会構造に含まれる暗黙の記号体系を明らかにする構造主義人類学を展開した。　**24**

レヴィン（Kurt Lewin, 1890-1947）：ドイツの心理学者でアメリカに移住。場の理論の提唱，グループダイナミックス分野の開拓とアクションリサーチ手法の創始で知られる。　**18, 19, 118**

レビー（Friedrich Heinrich Lewy, 1885-1950）：ドイツに生まれアメリカで活躍した神経学者。認知症の原因となる神経細胞内部の異常（レビー小体）を発見した。　**8**

ロジャーズ（Carl Ransom Rogers, 1902-1987）：アメリカの臨床心理学者。非指示的カウンセリングによる来談者中心療法を創始した。　**16**

ロバース（Ole Ivar Løvaas, 1927-2010）：ノルウェー出身でアメリカで活躍した心理学者。自閉症の行動修正などのための応用行動分析の技法を洗練し，多くの弟子を育てた。　**15**

ロールシャッハ（Hermann Rorschach, 1884-1922）：スイスの精神科医。37歳で早世したが，前年の1921年に刊行した『精神診断学』でロールシャッハ・テストを公表した。　**60**

ローレンツ（Konrad Zacharias Lorenz, 1903-1989）：オーストリアの比較行動学者。刷り込みや臨界期の概念を提唱し，1973年にノーベル生理学・医学賞を受賞した。　**2, 84**

ロンブローゾ（Cesare Lombroso, 1835-1909）：イタリアの精神医学者。1876年に『犯罪人』を書き「犯罪学の父」と呼ばれるが，生来の犯罪人という考え方は批判されている。　**167**

わ行

ワトソン（John Broadus Watson, 1878-1958）：アメリカの心理学者。1913年に行動主義宣言となる論文を書き，「アルバート坊やの実験」で具体的に研究を展開した。　**12, 14, 85**

日本語索引

あ

愛着	3, 135
愛着障害	137
アイデンティティ	138
アクションリサーチ	18
悪味症	72
アスペルガー障害	139
アスペルガー症候群	40
アセスメント	149
アセチルコリン	104
アタッチメント	3, 135
アタッチメント障害	137
アダルト・アタッチメント	135
アドレナリン	104
アナロジー推理	81
アニミズム	128
アブストラクト	56
誤った信念課題	131
アルゴリズム	81
アルツハイマー型認知症	8, 143
アルバート坊やの実験	12, 85
安全基地	3
安全文化	179

い

家制度	121
育児	121
育児幸福感	121
意識	5, 76, 105
意識混濁	76
意識障害	76
意識清明	76
意識変容	77
いじめ	156
いじめ防止対策推進法	156
偉人論	114
異性関係	135
痛み	72
一語期	89
一試行学習	12
一事不再理の原則	161
一貫性論争	99
遺伝	2, 136
遺伝子型	136
遺伝要因	97
遺伝率	136

イド	134
意味記憶	21, 79
異味症	72
意味の生成	23
意味論	87
医療観察制度	165
医療観察法	165
医療分野	26
因子分析	37, 50
印象形成	19, 118
インフォーマント	24
インフォームド・コンセント	34, 150

う

ウィスコンシン一般検査装置	60
ウェーバーの法則	4
ウェルニッケ野	8
ウェルビーイング	144
うつ病	174
運動視	67
運動症群 / 運動障害群	140
運動性失語症	8

え

エイジング	142
エイジング・パラドクス	144
叡智	144
エクスポージャー法	15
エス	134
エスノグラフィー	24
エスノメソドロジー	26
エソロジー	2
エピジェネティクス	136
エピソード記憶	21, 79
エビデンス・ベースド・メディスン	26
演繹推理	80
援助行動	119
延髄	103
延滞模倣	128
エンドルフィン	104

お

応用行動分析	15, 153
オージオメータ	69

奥行き知覚	67
オピオイド類	104
オペラント条件づけ	13, 84
親としての発達	138
オランダ飢餓の冬	136
折れ線グラフ	63
音圧	69
音韻論	87
音声学	87
温度感覚	72

か

回帰直線	45
回帰分析	45
外言から内言へ	129
外見の要因	119
介護	143
外耳	69
下意識	10
解釈と評価	64
会社法	177
カイ二乗検定	2, 46
海馬	102
外発的動機づけ	157
回避学習	85
解剖学	4
解離	10, 78
解離性味覚障害	72
顔動作記述システム	91
科学者－実践家モデル	28
学業不振	157
拡散的思考	80
学習	83, 127
学習意欲	157
学習解除	83
学習障害	86
学習心理学	12
学習性無力感	85, 157
学習の生物学的基礎	83
学習の二過程説	85
学生相談	158
カクテルパーティー効果	75
獲得と喪失	144
確率分布	42
学力検査	38
仮現運動	17, 67
賢いハンス	37

189

日本語索引

家事事件.....................166	感情と社会・文化.................95	教育職員免許法施行規則.......156
家事事件手続法.............166	感情と心身の健康.................96	強化.....................12, 84
過重労働.....................174	感情と認知.........................95	共感覚...........................73
過剰拡張.......................90	感情と表出行動.....................95	共感性.........................131
仮説...........................56	感情の発達.........................95	共感的理解.......................16
仮説検定.......................46	観測...............................34	教示.............................60
家族.........................121	桿体...............................67	矯正...........................169
家族形成.....................138	間脳.............................102	矯正教育.......................169
家族システム論.............123	鑑別.............................163	鏡像自己認知...................134
家族の病理...................122	関連要因の発見.................129	鏡像段階.......................134
家族療法.....................123		協調性.........................131
可塑性.....................3, 74	**き**	協同...........................119
課題...........................59		共同注意.....................21, 89
学校教育法...............152, 155	記憶.........................21, 77	強迫観念.........................76
学校病理現象.................156	記憶障害.....................79, 111	強迫行為.........................76
葛藤.........................118	幾何平均.........................62	強迫性障害.......................76
活動理論.....................144	企業の社会的責任.............179	恐怖症...........................85
家庭裁判所...................166	記号的機能.....................128	恐怖条件づけ.................12, 85
家庭裁判所調査官.......164, 166	気質...............................97	共分散構造分析...................52
家庭内暴力...................122	器質性成長障害.................137	共有地の悲劇...................118
ガルシア効果.............72, 85	気質と環境.....................135	局所脳血流変化.................108
加齢.........................142	記述統計.........................43	記録.............................34
加齢による心身機能の変化....142	帰属...............................18	キーワード.......................56
加齢のメカニズム.............142	帰属理論.......................120	均衡化.........................128
過労死.......................174	キティ・ジェノヴィーズ事件 117	近赤外線分光法.................109
過労死等防止対策推進法.......174	気導検査.........................69	近接性の要因...................119
感音性難聴.....................70	機能局在.......................107	筋電計.........................107
感覚.......................4, 65	帰納推理.........................80	
感覚－運動期.................128	機能的磁気共鳴画像法.........108	**く**
感覚記憶.......................78	規範意識.......................131	
間隔尺度.................44, 62	ギフト・オーサーシップ.........56	クーイング.......................89
感覚性失語症....................8	気分...............................91	空間知覚.........................67
感覚統合療法...................74	気分障害.........................96	空間分解能.....................108
感覚鈍麻.......................72	基本感情論.......................91	区間推定.........................46
感覚麻痺.......................72	基本統計量.......................44	具体的操作期...................128
感覚モダリティ...............110	帰無仮説.........................46	グッドイナフ人物画知能検査 ..60
眼球運動測定装置...............60	肌理の勾配.......................67	虞犯少年.......................163
環境.........................136	客我.................6, 120, 134	グリア細胞.....................101
環境要因.......................97	虐待.............................137	グリーフケア...................144
間歇強化.......................13	逆行性健忘.....................79, 111	クリューバー＝ビュシー症候群
観護措置.....................163	キャノン＝バード説.......94, 106	106
観察...........................34	キャリアコンサルタント.......174	グルタミン酸...................104
観察学習.......................86	キャリアコンサルティング....174	グループダイナミックス.........18
観察記録法.....................35	嗅覚...............................70	クロンバックの α.................53
観察研究........................1	嗅覚障害.........................71	群衆...........................113
観察者効果.....................35	9か月革命.......................89	群衆心理.......................113
観察法.........................34	嗅球...............................70	
感情...........................91	嗅細胞...........................70	**け**
感情コントロール.............106	橋...............................103	
感情制御...............131, 157	教育基本法.....................155	形式的操作期...................128
干渉説.........................78	教育職員免許法.................156	形質...........................136

計測................................ 107
形態論.............................. 87
系統的脱感作法................. 15, 85
系列位置効果....................... 78
ゲシュタルト....................... 17
ゲシュタルト心理学................ 17
血液脳関門........................ 101
結果............................. 56, 64
結婚.............................. 138
結晶性知能..................... 51, 143
決定係数............................ 46
欠乏欲求............................ 16
ゲート・コントロール理論...... 73
権威への服従..................... 115
嫌悪条件づけ....................... 85
言外の意味......................... 88
研究参加者......................... 58
限局性学習症 / 限局性学習障害
.... 140
健康寿命.......................... 142
健康長寿.......................... 144
言語獲得過程....................... 88
言語獲得支援システム............ 88
言語獲得装置....................... 88
言語コード論....................... 88
言語障害............................ 90
言語聴覚士.......................... 90
言語の習得における機序........ 87
言語連想検査....................... 94
言語連想法......................... 11
検察官送致........................ 163
減算法............................... 4
幻肢............................. 66, 133
幻肢痛............................ 133
減衰説.............................. 78
限定コード......................... 88
健忘症.............................. 79

こ

語彙アプローチ..................... 99
語彙論.............................. 87
五因子モデル....................... 99
高音部難聴......................... 70
効果器......................... 29, 101
光覚弁.............................. 68
効果の法則..................... 12, 84
効果量.............................. 50
光感受性発作....................... 68
交感神経....................... 61, 102
攻撃行動.......................... 119

広告.............................. 116
交互作用........................... 48
虹彩............................... 66
考察............................ 56, 64
高次神経回路....................... 95
高次脳機能障害........ 30, 39, 110
高次脳機能障害者................ 110
向社会的行動..................... 131
公衆距離.......................... 119
恒常性............................. 67
構成主義........................... 20
構成主義理論....................... 92
更生保護.......................... 170
更生保護法........................ 170
構造化面接......................... 39
構造方程式モデリング............ 52
行動遺伝学........................ 136
行動形成........................... 13
行動主義........................... 11
行動主義宣言....................... 12
行動的環境......................... 17
行動目録法......................... 35
行動療法....................... 15, 85
公認心理師
.... 149, 158, 159, 173, 180
公認心理師法......... 149, 159, 161
広汎性発達障害................... 139
広報.............................. 116
項目............................... 37
項目反応理論....................... 53
交絡............................... 36
合理的配慮....................... 151
高齢化社会........................ 142
高齢社会.......................... 142
高齢者就労........................ 144
口話法............................. 70
五感............................ 29, 65
刻印づけ........................ 2, 84
国際家族年........................ 121
国際疾病分類..................... 147
国際障害分類..................... 148
国際生活機能分類................ 148
黒質............................. 102
互恵性............................ 119
こころの耳........................ 173
心の理論.......................... 131
心の理論の発達................... 131
個人過程.......................... 113
個人差...................... 2, 29, 98
個人主義.......................... 124
個人心理学......................... 11

個人面接........................... 39
個性化............................ 135
個体距離.......................... 119
骨導検査........................... 69
古典的条件づけ................ 14, 84
古典的テスト理論................. 52
誤答数............................. 61
コーパス........................... 87
個別の感情......................... 92
互酬性............................ 119
コーホート研究.................... 97
コーポレート・ガバナンス.... 178
コミュニケーション.............. 116
コミュニケーション症群 / コミュ
ニケーション障害群.......... 139
語用論............................. 88
コルサコフ症候群................. 79
コレスポンディング・オーサー 56
婚姻............................. 121
コンサルテーション............ 158
コンピュータ化適応型テスト .. 53
コンピュータ断層撮影.......... 107
コンプライアンス................ 179
コンフリクト..................... 118
コンプレックス.............. 11, 94

さ

罪刑法定主義..................... 161
再構成............................. 78
サイコドラマ..................... 116
再生............................... 78
再認............................... 78
再犯............................. 169
裁判............................. 162
裁判員裁判........................ 162
裁判員制度........................ 162
裁判所........................... 162
再犯と累犯........................ 169
最頻値............................. 44
細胞集成体......................... 23
催眠................................ 9
材料............................... 59
サヴァン症候群.................... 40
逆さめがね......................... 60
サーカディアンリズム.......... 102
作業検査法......................... 38
錯誤相関........................... 80
錯視............................... 67
錯視図形........................... 60
サクセスフル・エイジング.... 144

サクラ.........19, 58, 94, 115, 118
サッケード...........................75
サピア＝ウォーフ仮説...........25
サブリミナル効果................67
36協定.............................172
サルペトリエール病院............7
参加観察法..........................35
参加者間計画.......................57
参加者内計画.......................57
産業医.............................172
三項随伴性.....................14, 84
算術平均............................62
参審制.............................162
散布度...............................44
サンプル............................43
三位一体脳説.......................93

し

シェマ.........................20, 128
ジェームズ＝ランゲ説...........93
ジェンダー........................135
自我...............................134
視覚失認.....................106, 110
視覚的思考...................19, 67
自我同一性........................134
時間分解能........................108
時間見本法..........................35
色覚障害..............................4
磁気共鳴画像法..................108
色聴...................................73
刺激...........................11, 59
刺激閾...............................67
刺激間隔............................59
刺激提示時間.......................59
試験観察処分.....................163
次元論...............................92
自己意識............................134
思考...................................80
試行錯誤.....................12, 84
思考障害............................81
自己概念............................134
自己過程............................120
自己決定理論.....................178
自己効力感..................86, 157
自己実現の欲求....................16
自己臭症............................71
自己主張...................131, 157
自己受容感覚.......................66
自己制御............................131
自己中心性........................128

自己呈示...................131, 157
仕事と家庭の両立支援.........175
自己免疫疾患.....................133
自己理解............................133
自己をめぐる概念..............134
思春期.............................128
視床...........................94, 102
視床下部...............94, 95, 102
事象関連電位.....................108
事象見本法..........................35
視神経乳頭..........................68
指数弁...............................68
自然人類学..........................24
視線の追従..........................89
持続時間............................61
自尊心.............................157
親しいパートナーからの暴力...122
実験...................................36
実験科学............................36
実験計画の立案....................55
実験計画法......................2, 57
実験参加者..........................58
実験神経症......................6, 84
失語.................................110
失行.................................110
実行機能............................111
実践的関与............................3
質的研究............................41
失認.................................110
疾病及び関連保健問題の国際統計
　分類.............................147
質問紙法.......................37, 38
児童期.......................128, 138
児童虐待............................122
児童自立支援施設..............169
児童精神分析.......................10
児童福祉法........................152
シナプス...................22, 101
死の三徴候........................107
死の受容............................145
紙筆検査............................60
自閉症...............................40
自閉スペクトラム症 / 自閉症スペ
　クトラム障害..................139
社員.................................178
社会化.............................135
社会環境............................135
社会距離............................119
社会経済地位.......................58
社会言語学..........................88
社会構成主義.......................26

社会構築主義.......................26
社会人類学..........................24
社会性.............................131
社会的アイデンティティ.......115
社会的影響........................116
社会的学習..........................86
社会的感情........................120
社会的行動..........................22
社会的行動障害...................111
社会的サポート...................144
社会的参加........................144
社会的参照..........................89
社会的自己........................120
社会的ジレンマ...................118
社会的推論........................120
社会的スキル...............116, 131
社会的性格..........................97
社会的相互作用...................118
社会的促進........................117
社会的手抜き......................117
社会的動機........................120
社会的ネットワーク.............116
社会的比較理論...................120
社会的抑制........................117
社会的離脱........................144
尺度...................................37
尺度水準............................43
尺度得点............................61
謝辞...................................64
シャーデンフロイデ..............92
シャトル箱..........................85
ジャパン・コーマ・スケール......76
遮蔽...................................67
重回帰分析..........................46
習慣強度............................13
従業員.............................178
従業員支援プログラム..........174
集合的無意識.......................11
周産期.............................137
周産期の環境.....................137
重相関係数..........................46
就巣性..................................3
従属変数.................36, 59, 61
集団.................................113
集団過程............................113
集団規範............................113
集団思考............................113
集団主義............................124
集団面接............................39
集中的思考..........................80
自由連想法..........................10

就労移行支援	111	
就労支援	153	
16PF 質問紙	98	
主我	6, 120, 134	
主効果	48	
主題統覚検査	60, 178	
手段的 ADL	143	
出生前期	127	
手動弁	68	
寿命	141	
受容器	29, 101	
手話	70	
順位相関係数	45	
馴化	86	
馴化−脱馴化法	85	
循環反応	128	
順序尺度	44, 62	
障害者基本法	148	
障害者権利条約	151	
障害者雇用促進法	175	
障害者雇用率制度	176	
障害者自立支援法	153	
障害者総合支援法	149	
障害者の権利に関する条約	151	
障害者の就労支援	175	
障害福祉サービス	153	
松果体	102	
消去	12, 84	
状況論	99, 114	
情動	91	
常同運動症／常同運動障害	140	
情動知能	130	
情動の末梢起源説	5	
少年	162	
少年院	164	
少年鑑別所	163	
少年非行	162, 163	
少年法	162	
小脳	103	
情報処理容量	21	
剰余変数	36	
初期学習	2, 84	
触圧覚	72	
職業意識	138	
職場のストレス要因	173	
職場復帰	174	
職場復帰支援	174, 175	
触法少年	163	
初語	89	
触覚	72	
触覚過敏	72	

触覚失認	110
初頭効果	78
所有と経営の分離	177
自律神経	102
事例研究	40
人格検査	38
進化と遺伝	1
進化発達心理学	136
進化論	1
新近性効果	78
神経心理学的検査	39
神経生理学	22
神経伝達物質	104
神経発達症群／神経発達障害群	139
人口オーナス	141
人工知能	20
人口転換	141
新行動主義	13
人口ボーナス	141
心身相関	30
新生児期	127, 137
新生児死亡率	137
新生児反射	128
身体的虐待	122
心的外傷後ストレス障害	15
心電計	107
シーンの知覚	67
審判	163
審判不開始	163
信頼性	38
心理アセスメント	98, 149
心理学	1
心理学における研究倫理	33
心理学における実証的研究法	33
心理学分野	23
心理検査	38, 150
心理社会的モラトリアム	138
心理的虐待	123
心理物理学	4, 65
心理物理同型説	18
人類学	23
人類学分野	23

す

図	63
遂行機能障害	111
水晶体	66
推測統計	43
錐体	67

錐体外路	103
錐体路	103
推定無罪の原則	161
睡眠	105
睡眠障害	105
推理	80
スキナー箱	13, 60
スキャフォールディング	21, 129
スクール・シューティング	157
スクールカウンセラー	158
スクールカウンセリング	158
スタッフ	177
スタンフォード＝ビネー知能検査	129
スタンフォード監獄実験	115
ステークホルダー	179
ストレスチェック制度	173
スモールワールド	116
スリーパー効果	116

せ

成育歴	150
成員	113
性格	97
正確な記述	64
生活訓練	111
生活の質	144
晴眼者	68
性行動	102
性自認	135
成熟	127
成熟前傾	127
正書法	87
精神鑑定	165
成人期	128
成人後期	138
精神疾患の診断・統計マニュアル	147
成人前期	138
精神年齢	38, 129
精神物理学	4, 65
精神分析	10
精神力動アプローチ	9
精神力動論	94
生成継承性	138
生成文法	87
生態学的システム理論	123
生態学的妥当性	21
成長	127
成長加速	127

成長障害......................137
成長欲求.......................16
性的虐待......................122
性的指向......................135
性同一性......................135
正答数........................61
生得的解発刺激..................2
青年期....................128, 138
成年年齢......................162
生物学的アプローチ................9
生物心理社会モデル...............27
生物測定学......................2
精密コード......................88
生命体........................36
生理学.........................4
生理的指標.....................61
生理的早産説................3, 121
脊髄.........................103
脊髄後根......................103
脊髄神経......................103
脊髄前根......................103
積率相関係数.................2, 45
セクシャルハラスメント..........173
接近の法則.....................12
摂食行動......................102
絶対閾........................67
説得.........................116
セルフ・エスティーム...........157
セルフモニタリング.............157
セロトニン....................104
全件送致主義...................163
宣言的記憶.....................79
先行オーガナイザー..............86
前向性健忘...........40, 79, 111
全国被害者支援ネットワーク......168
潜在学習...................13, 84
潜時.........................61
前操作期.....................128
戦争神経症......................6
選択的注意.....................75
先天性無痛症...................73
前頭前野腹内側部..........95, 106
前頭葉前部腹側部................73
全脳死.......................102
せん妄........................77

そ

相関係数......................45
双極性障害......................8
総合考察......................64

相互規定的作用モデル...........135
相互協調的自己観..............124
相互作用論.....................99
相互独立的自己観..............124
操作.........................128
早産.........................137
喪失と悲嘆....................144
創造的思考.....................80
装置.........................59
相貌失認.....................110
相補性の要因..................119
測定.........................107
素行障害..................153, 167
ソシオグラム..................116
ソシオメトリー................116
組織.........................177
組織風土と文化................178
ソーシャル・コンボイ..........144
ソーシャルスキル・トレーニング
　　　　.....................153
素朴理論.....................129

た

第一印象.....................119
第一言語......................88
第一種の誤り...................46
体温.........................107
胎児.........................133
対象関係論.....................11
対象物の永続性................128
対人関係.....................119
対人距離.....................119
対人行動.....................119
対人心理学...................118
対人認知.....................118
対人魅力.....................119
体性感覚......................66
態度.........................120
態度変容.....................120
タイトル......................55
ダイナミック知覚...............21
第二種の誤り...................46
大脳.........................102
大脳基底核...................105
大脳皮質.....................102
大脳辺縁系...................102
ダイバーシティ................175
対比.........................67
代表値........................44
代表取締役...................177

代理強化......................86
代理母.........................3
多因子説......................51
ダウン症......................40
多感覚統合....................74
タキストスコープ...............59
多語期........................89
他者の存在の影響..............117
他者理解.....................133
多重共線性....................46
多重知能理論..................130
多職種連携...................159
脱馴化........................86
妥当性........................38
ダートマス会議.................20
ダブルバインド.................25
多変量解析....................50
多変量データ分析...............50
ダミー項目....................63
ターミナルケア................145
単回帰分析....................46
短期記憶......................78
探求の方法......................3
団結権.......................171
団体交渉権...................171
団体行動権...................171

ち

知覚.........................65
知覚障害......................72
知覚の可塑性...................74
知情意........................97
チック症群 / チック障害群 ... 140
知的能力障害..................139
知的能力障害群................139
知能検査......................38
知能指数.............38, 44, 129
チーム医療...................159
チーム学校...................159
チャンク......................78
注意......................21, 75
注意欠如・多動症 / 注意欠如・多
　　動性障害..................139
注意欠如・多動性障害...........75
注意障害..................75, 111
注意のフィルターモデル.........21
注意分割......................75
中央値........................44
中耳.........................69
中心窩........................75

中枢起源説.............................. 94
中枢神経.............................. 101
中枢神経系.............................. 29
中年期.............................. 128
中年期危機.............................. 138
中脳.............................. 102
聴覚.............................. 69
聴覚失認.............................. 110
長期記憶.............................. 78
長期増強.............................. 83
超高齢社会.............................. 142
調査的面接.............................. 39
超自我.............................. 134
調節.............................. 20, 128
丁度可知差異.............................. 67
長命リスク.............................. 142
聴力の病気と障害.............................. 69
著者.............................. 56
治療と仕事の両立支援......... 175

つ

追試可能.............................. 56
対提示教化.............................. 14, 84
痛覚.............................. 72
痛覚の異常.............................. 73

て

定型発達.............................. 139
低次神経回路.............................. 95
低出生体重児.............................. 137
ディスレクシア............. 86, 140
ティーチング・マシン........... 13
テキスト・マイニング........... 63
適性−処遇交互作用............. 49
デシベル.............................. 70
テストバッテリー................ 150
テスト理論.............................. 52
データ.............................. 62
データ・クレンジング........... 62
データ・マイニング............. 63
データ・リダクション........... 63
手続的記憶.............................. 79
デブリーフィング............. 61
デモグラフィック変数........... 58
伝音性難聴.............................. 69
てんかん.... 22, 23, 105, 108, 118
点字.............................. 68
点推定.............................. 46
転導推理.............................. 81

展望論文.............................. 57

と

動因.............................. 12
動因低減説.............................. 13, 84
投影法.............................. 39
投影法検査.............................. 60
同化.............................. 20, 128
動機づけ.............................. 12, 91
動機づけ面接法............. 170
動機づけ理論............. 178
道具的条件づけ.............................. 14
統計学.............................. 42
瞳孔.............................. 66
統合失調症.............................. 8, 81
統語論.............................. 87
洞察.............................. 18
洞察学習.............................. 84
動作能力診断法.............................. 39
闘争−逃走反応.......... 94, 102
同調.............................. 19, 116
道徳性.............................. 131
逃避学習.............................. 85
島皮質.............................. 95
動物行動学.............................. 2
動物の学習.............................. 84
読字障害.............................. 86, 140
特性論.............................. 98, 99
特別支援学校.............152, 155
特別支援教育..30, 68, 70, 86, 152
独立変数.............................. 36, 59
度数分布.............................. 44
独居・孤独.............................. 144
突発性難聴.............................. 70
トップマネジメント............. 177
ドーパミン.............................. 104
ドメスティック・バイオレンス
.... 122
トラウマ.............................. 10
取締役会.............................. 177

な

内観.............................. 5
内耳.............................. 69
内集団バイアス............. 115
内集団びいき............. 115
内臓感覚.............................. 66
内的作業モデル............. 135
内発的動機づけ............. 157

仲間関係.............................. 135
泣き声.............................. 89
ナラティブ.............................. 23
ナラティブアプローチ........... 23
ナラティブ・ベースト・メディスン
.... 27
喃語.............................. 89

に

二語期.............................. 89
日常生活動作.............................. 39, 143
日誌法.............................. 35
二変量の関係.............................. 45
乳児期.............................127, 138
乳児死亡率.............................. 137
ニュールック心理学............. 21
ニューロイメージング ..23, 92, 107
ニューロン.............................. 22, 101
二要因説.............................. 94
人間−状況論争............. 99
人間性心理学............. 15
人間の学習.............................. 85
認知.............................. 75
認知意味論.............................. 88
認知革命.............................. 20
認知機能診断法.............................. 39
認知言語学.............................. 88
認知行動アプローチ............. 14
認知行動療法............. 15, 153
認知主義.............................. 20
認知症.............................. 79, 143
認知情報処理.............................. 29
認知神経科学.............................. 22
認知説.............................. 13
認知地図.............................. 13
認知的制約.............................. 89
認知的評価理論............. 94
認知的不協和理論............. 120
認知療法.............................. 15

ね

ネグレクト.............................. 122

の

脳.............................. 101
脳下垂体.............................. 102
脳画像診断法.............................. 39
脳幹.............................. 101

脳幹死	102	
脳幹網様体	105	
脳機能計測技術	75	
脳機能マッピング	107	
脳死	101	
脳磁図	108	
脳神経	103	
脳神経系	101	
脳脊髄液	103	
脳波	107, 108	
脳梁	23, 102	
能力検査	38	
ノルアドレナリン	104	
ノンパラメトリック検定	46	
ノンレム睡眠	105	

は

配偶者暴力防止法	122
陪審制	162
バイタルサイン	107
バウムテスト	60
パーキンソン病	7, 102
白内障	68
パーソナリティ	97
パーソナリティ検査	38, 98
パーソナリティ障害	96
パーソナル・スペース	119
罰	12
発育不全	137
発見学習	21, 86
発生的認識論	20, 128
発達	29, 127
発達加速現象	127
発達課題	137, 144
発達検査	38
発達障害	149
発達障害者支援法	149
発達性協調運動症／発達性協調運動障害	140
発達の最近接領域	129
発達理論	128, 129
場の理論	18
ハビリテーション	151
バビンスキー反射	10
バブリング	89
速さと正確さのトレードオフ	59
ハラスメント	173
パラメトリック検定	46
バランス理論	18
パワーハラスメント	173

バーンアウト	174
般化	84
半構造化面接	39
反抗挑戦性障害	153
万国式試視力表	68
犯罪	163
犯罪学	167
犯罪者のパーソナリティ特性	167
犯罪少年	163
犯罪の種類と手口	167
犯罪の発生環境	168
犯罪被害者給付金支給法	166
犯罪被害者支援	166
犯罪被害者等基本法	165
犯罪被害者の権利宣言	168
犯罪被害者保護法	166
犯罪プロファイリング	167
反社会性パーソナリティ障害	167
半側空間無視	110
パンデミック	142
反応	11
反応時間	61
反応ポテンシャル	13
反復	57

ひ

被害者学	168
被害者の視点を取り入れた教育	169
比較文化心理学	123
非器質性成長障害	137
被検者	58
被験者	58
被験体	58
非行少年	163
非行少年	163
非構造化面接	39
非参加観察	35
非指示的カウンセリング	16
尾状核	93
ビジランス	75
ヒステリー	9
ビッグ・ファイブ	99
非定型発達	139
非定型発達に対する介入及び支援	140
人を対象とする医学系研究に関する倫理指針	34
皮肉	88
ビネー＝シモン知能尺度	129

皮膚電位計	107
非プログラム説	142
比喩	88
ヒューリスティックス	81
表	63
表現型	136
表示規則	95
標準化	38
標準偏差	2, 44
表象	128
表情	1
評定尺度法	35
比率尺度	44, 62
比例概念	129
敏感期	84

ふ

ファースト・オーサー	56
ファイ係数	47
フィールドワーク	23
夫婦関係	121
夫婦間暴力	122
フェースシート	58
フェヒナーの法則	4
フェロモン	70
フォン・フライの毛	72
副交感神経	102
符号化特定性原理	21
不処分決定	164
不遡及の原則	161
物質依存	167
物体知覚	67
不適切な養育	122
普遍文法	88
プラグマティズム	6
プラグマティズムの格率	6
ブリコラージュ	25
不良設定問題	81
フリン効果	127
ブルクヘルツリ精神病院	7
プレイセラピー	11
プレグナンツ	17
ブローカ野	8
ブロードマンの脳地図	22
附録	64
プログラム学習	13, 86
プログラム説	142
プロパガンダ	116
プロファイリング	167
分化	84

文化	123
文化心理学	123
文化人類学	25
文化的自己観	124
文献	64
文献研究	57
分散	44
分散分析	2, 48
分析家	10
分析心理学	11
紛争	118
分離脳	23

へ

ペアレント・トレーニング	153
平衡感覚	66
平均寿命	141
平均値	44
平均への回帰	2
ベイズの定理	42
ヘッブの法則	23, 83
ベビースキーマ	2
ベル＝マジャンディの法則	103
ヘルツ	69
ベルナール	36
辺縁系	93
変化盲	68
偏見	120
偏差値	44
偏差知能指数	44
変数	45
変動係数	62
扁桃体	95, 102
弁別	84
弁別閾	4, 67
弁別素成	87
返報性	119
変量	45

ほ

法	161
妨害課題	59
傍観者効果	117
忘却	78
棒グラフ	63
報酬	12
法の支配	161
方法	56
法律	161

方略	21
ボウルダー・モデル	28
補完	67
母語	88
保護観察	164
保護観察官	170
保護司	170
保護処分	164
ポジティブ心理学	85, 176
ポジトロン断層法	108
母集団	43
補償を伴う選択的最適化	144
ホスピス	145
保存性	128
ポリグラフ	60, 107

ま

マインドワンダリング	76
マガーク効果	74
マギル痛み質問表	73
マグニチュード推定法	43
魔術的思考	80, 128
マシュマロ・テスト	130
マスキング効果	69
末梢起源説	93
末梢神経	101
マルチレベル分析	52
満足の遅延	130

み

味覚	71
味覚嫌悪学習	71
味覚障害	72
味覚消失	72
密接距離	119
ミネソタ多面人格目録	98
味盲	72
味蕾	71
ミラー・テスト	134
ミラーニューロン	23
ミルグラム実験	115
民族心理学	5

む

無意識	10
無作為抽出	58
無作為割り当て	58

め

名義尺度	43, 62
迷走神経	102
命題の組合せ	128
メタ分析	50, 92
眼の病気と障害	68
メラトニン	102
免疫	133
面会交流	166
面接	39
メンタライゼーション	131

も

妄想	81
盲点	68
盲導犬	68
網膜	66
網膜剥離	68
目的	56
文字論	87
モーズレイ人格目録	14, 98
モーズレイ病院	14
モデリング	86
問題	56
問題解決	81
モントリオール神経科学研究所	22

や

矢田部・ギルフォード性格検査	99

ゆ

有意差	46
有意味受学習	86
誘因	13
友人関係	135
優生学	2
ユニバーサルデザイン	151
指さし	89
夢分析	10

よ

養育信念	121
要因配置	57
用具	60
幼児期	127
幼児後期	138

幼児前期.........................138
欲求の階層性.....................15
四分位偏差.......................62

ら

来談者...........................16
来談者中心療法...................16
ライフコースの選択.............138
ライフサイクル論...............137
ライプツィヒ大学.................5
ライン.........................177
ラポート・トーク...............116
ランダム化.......................57
ランダム化比較試験...............27
ランドルト環.....................68
ランナーズハイ.................104

り

利益相反.........................33
リカレント教育.................144
離婚...........................166
リスク.........................179
リスクマネジメント.............179
離巣性............................3
リーダーシップ.................114
リッカート法.....................37

リハビリテーション.......*111, 151*
リポート・トーク...............116
流動性知能.................*51, 143*
療育...........................152
両眼視差.........................67
両耳分離聴法.....................21
良設定問題.......................81
量的研究.........................41
緑内障...........................68
リワーク.......................174
臨界期.......................*2, 84*
リンゲルマン効果...............117
臨床的面接.......................39

る

類型論...........................98
類似性の要因...................119
累犯...........................169
ルージュ・テスト...............134

れ

レヴュー論文.....................57
レシプロシティ.................119
レスポンデント条件づけ.........13
レビー小体型認知症..........*8, 143*
レム睡眠.......................105

恋愛...........................138
連合主義.........................20
連続性と変化.....................97

ろ

老化...........................142
老人性難聴.................*70, 143*
労働安全衛生法.................172
労働関係調整法.................171
労働基準法.....................172
労働組合法.....................171
労働三権.......................171
労働三法.......................171
老年期.....................*128, 138*
六次の隔たり...................116
ロー・データへの復元性.........63
ロールシャッハ・テスト.........60

わ

和解...........................118
ワーキングメモリー........*79, 143*
ワークモチベーション.........178
ワーク・ライフ・バランス....175
割れ窓理論.....................168
われわれ意識...................115
ワンウェイ・ミラー.............35

外国語索引

γ-アミノ酪酸 104
φ係数 47
χ² 検定 46

AD／HD (attention-deficit
　hyperactivity disorder) ... 139
ADL (activities of daily living)
　.. 143
ANOVA (analysis of variance)
　.. 48
ASD (autism spectrum disorder)
　.. 139

CAT (computerized adaptive
　test) 53
C-H-C 理論 (Cattell-Horn-
　Carroll theory) 51
CSR (corporate social
　responsibility) 179
CT (computed tomography)
　.. 107

DCD (developmental
　coordination disorder) 140
DOHaD (developmental origins
　of health and disease) ... 136
DSM-5 .... 96, 139, 147
DSM (Diagnostic and Statistical
　Manual of Mental Disorders)
　.. 147
DV (domestic violence) 122

EAP (employee assistance
　program) 174
EBM (evidence baced
　medicine) 26
EEG (electroencephalography)
　.. 108

F 検定 2, 48
fMRI (functional magnetic
　resonance imaging) 108
FTT (failure to thrive) 137

g 因子説 51
GABA (gamma-aminobutyric
　acid) 104

H. M. 40, 105

ICD (International Statistical
　Classification of Diseases and
　Related Health Problems) 147
ICD-10 147
ICD-11 147
ICF (International Classification
　of Functioning, Disability and
　Health) 148
ICIDH (International Classifica-
　tion of Impairments, Disabilit-
　ies and Handicaps) 148
IMRAD (Introduction, Method,
　Results and Discussion) 55
IPV (intimate partner violence)
　.. 122
IQ (intelligence quotient)
　..................................... 44, 129
IRT (item response theory) 53

LASS (language acquisition
　support system) 88
LD (learning disability) .. 86, 152
LGBT 135

MA (mental age) 129
MEG (magnetoencephalogra-
　phy) 108
MMPI (Minnesota Multiphasic
　Personal Inventory) 98
MPI (Maudsley Personality
　Inventory) 14, 98, 99
MRI (magnetic resonance
　imaging) 59, 108

NIRS (near-infrared
　spectroscopy) 109

PDD (pervasive developmental
　disorders) 139
PET (positron emission
　tomography) 108
PM 理論 114
P-O-X モデル 18
PTSD (post-traumatic stress
　disorder) 15

QOL (quality of life) 144

REM (rapid eye movement)
　.. 105
RT (response time) 61

SES (socio-economic status) ... 58
S-O-R 理論 14
S-R 理論 11
SST (social skills training) 153
ST (speech-language-hearing
　therapist) 90

t 検定 48
TAT (Thematic Apperception
　Test) 60, 178
TEACCH® (Treatment and
　Education of Autistic and
　Related Communication-
　handicapped Children) ... 152
TOEFL iBT (Test of English as
　a Foreign Language, Internet-
　based test) 53

WAIS (Wechsler Adult
　Intelligence Scale) 130
WHO 憲章 27
WISC (Wechsler Intelligence
　Scale for Children) 130
WPPSI (Wechsler Preschool
　and Primary Scale of
　Intelligence) 130

Y-G 検査 99

著者紹介

子安 増生（こやす ますお）

甲南大学文学部特任教授　京都大学名誉教授　博士（教育学）
Psychologia Society 会長　日本心理学会理事　日本心理研修センター理事
日本心理学会認定心理士　臨床発達心理士

経　歴

1950 年　京都市生まれ
1973 年　京都大学教育学部 卒業
1975 年　京都大学大学院教育学研究科修士課程 修了
1977 年　京都大学大学院教育学研究科博士課程 退学
1977 年　愛知教育大学助手　同助教授を経て
1988 年　京都大学教育学部助教授　同教授を経て
1998 年　京都大学大学院教育学研究科教授
2016 年　京都大学定年退職　京都大学名誉教授　甲南大学文学部特任教授
　　　　 現在に至る

著　作

幼児期の他者理解の発達（単著，京都大学学術出版会，1999）
心の理論—心を読む心の科学（単著，岩波書店，2000）
芸術心理学の新しいかたち（編著，誠信書房，2005）
経済心理学のすすめ（共編著，有斐閣，2007）
ミラーニューロンと〈心の理論〉（共編著，新曜社，2011）
発達心理学Ⅰ・Ⅱ（共編著，東京大学出版会，2011，2013）
心が育つ環境をつくる—発達心理学からの提言（共編著，新曜社，2014）
「心の理論」から学ぶ発達の基礎—教育・保育・自閉症理解への道（編著，ミネルヴァ書房，2016）
心の理論—第 2 世代の研究へ（共編著，新曜社，2016）
教育認知心理学の展望（共編著，ナカニシヤ出版，2016）
アカデミック・ナビ　心理学（編著，勁草書房，2016）
公認心理師エッセンシャルズ 第 2 版（共編著，有斐閣，2019）ほか

出題基準対応　公認心理師のための基礎心理学

2019 年 6 月 10 日　第 1 版第 1 刷 ©

著　　　者　　子安増生　KOYASU, Masuo
発 行 者　　宇山閑文
発 行 所　　株式会社金芳堂
　　　　　　〒 606-8425 京都市左京区鹿ヶ谷西寺ノ前町 34 番地
　　　　　　振替　01030-1-15605
　　　　　　電話　075-751-1111（代）
　　　　　　http://www.kinpodo-pub.co.jp/
組　　　版　　HATA
印刷・製本　　株式会社サンエムカラー

落丁・乱丁本は直接小社へお送りください．お取替え致します．

Printed in Japan
ISBN978-4-7653-1788-7

JCOPY ＜（社）出版者著作権管理機構　委託出版物＞
本書の無断複写は著作権法上での例外を除き禁じられています．複写される
場合は，そのつど事前に，（社）出版者著作権管理機構（電話 03-5244-5088，
FAX 03-5244-5089，e-mail : info@jcopy.or.jp）の許諾を得てください．

●本書のコピー，スキャン，デジタル化等の無断複製は著作権法上での例外
を除き禁じられています．本書を代行業者等の第三者に依頼してスキャンや
デジタル化することは，たとえ個人や家庭内の利用でも著作権法違反です．